国家卫生健康委员会"十三五"规划教材

全国高等学历继续教育（专科）规划教材

供临床、预防、口腔、护理、检验、影像等专业用

U0658843

生 理 学

第 4 版

主　编　肖中举　杜友爱
副主编　苏莉芬　王爱梅　李玉明

人民卫生出版社

图书在版编目(CIP)数据

生理学 / 肖中举,杜友爱主编. —4 版. —北京:
人民卫生出版社,2018

全国高等学历继续教育"十三五"(临床专科)规划
教材

ISBN 978-7-117-27083-0

Ⅰ. ①生… Ⅱ. ①肖…②杜… Ⅲ. ①人体生理学—
成人高等教育—教材 Ⅳ. ①R33

中国版本图书馆 CIP 数据核字(2018)第 222805 号

人卫智网	www.ipmph.com	医学教育、学术、考试、健康,
		购书智慧智能综合服务平台
人卫官网	www.pmph.com	人卫官方资讯发布平台

生 理 学

第 4 版

主　　编:肖中举　杜友爱

出版发行:人民卫生出版社(中继线 010-59780011)

地　　址:北京市朝阳区潘家园南里 19 号

邮　　编:100021

E - mail: pmph @ pmph.com

购书热线:010-59787592　010-59787584　010-65264830

印　　刷:三河市君旺印务有限公司

经　　销:新华书店

开　　本:850×1168　1/16　印张:16

字　　数:472 千字

版　　次:2000 年 7 月第 1 版　2018 年 12 月第 4 版
　　　　　2024 年 2 月第 4 版第 6 次印刷(总第35次印刷)

标准书号:ISBN 978-7-117-27083-0

定　　价:40.00 元

数字负责人　殷盛明　曾　艳

编　者（以姓氏笔画为序）

王宁黔 / 南方医科大学　　　　　　肖中举 / 南方医科大学

王爱梅 / 锦州医科大学　　　　　　张燕辉 / 云南省曲靖医学高等专科学校

朱大诚 / 江西中医药大学　　　　　陈慧勤 / 泉州医学高等专科学校

刘　燕 / 长治医学院　　　　　　　范晓梅 / 内蒙古医科大学

刘海霞 / 湖北中医药高等专科学校　金宏波 / 哈尔滨医科大学

苏莉芬 / 大庆医学高等专科学校　　殷盛明 / 大连医科大学

杜友爱 / 浙江东方职业技术学院　　曾　艳 / 贵州省黔西南民族职业技术学院

李玉明 / 首都医科大学

编写秘书　王宁黔 / 南方医科大学

数字秘书　殷盛明 / 大连医科大学

曾　艳 / 贵州省黔西南民族职业技术学院

第四轮修订说明

随着我国医疗卫生体制改革和医学教育改革的深入推进,我国高等学历继续教育迎来了前所未有的发展和机遇。为了全面贯彻党的十九大报告中提到的"健康中国战略""人才强国战略"和中共中央、国务院发布的《"健康中国 2030"规划纲要》,深入实施《国家中长期教育改革和发展规划纲要(2010—2020 年)》《中共中央国务院关于深化医药卫生体制改革的意见》,贯彻教育部等六部门联合印发《关于医教协同深化临床医学人才培养改革的意见》等相关文件精神,推进高等学历继续教育的专业课程体系及教材体系的改革和创新,探索高等学历继续教育教材建设新模式,经全国高等学历继续教育规划教材评审委员会、人民卫生出版社共同决定,于 2017 年 3 月正式启动本套教材临床医学专业(专科)第四轮修订工作,确定修订原则和要求。

为了深入解读《国家教育事业发展"十三五"规划》中"大力发展继续教育"的精神,创新教学课程、教材编写方法,并贯彻教育部印发《高等学历继续教育专业设置管理办法》文件,经评审委员会讨论决定,将"成人学历教育"的名称更替为"高等学历继续教育",并且就相关联盟的更新和定位、多渠道教学模式、融合教材的具体制作和实施等重要问题进行探讨并达成共识。

本次修订和编写的特点如下:

1. 坚持国家级规划教材顶层设计、全程规划、全程质控和"三基、五性、三特定"的编写原则。

2. 教材体现了高等学历继续教育的专业培养目标和专业特点。坚持了高等学历继续教育的非零起点性、学历需求性、职业需求性、模式多样性的特点,教材的编写贴近了高等学历继续教育的教学实际,适应了高等学历继续教育的社会需要,满足了高等学历继续教育的岗位胜任力需求,达到了教师好教、学生好学、实践好用的"三好"教材目标。

3. 本轮教材从内容和形式上进行了创新。内容上增加案例及解析,突出临床思维及技能的培养。形式上采用纸数一体的融合编写模式,在传统纸质版教材的基础上配数字化内容,以一书一码的形式展现,包括PPT、同步练习、图片等。

4. 整体优化。注意不同教材内容的联系与衔接,避免遗漏、矛盾和不必要的重复。

本次修订全国高等学历继续教育"十三五"规划教材临床医学专业专科教材25种,于2018年出版。

第四轮教材目录

序号	教材品种	主编	副主编
1	人体解剖学（第4版）	张雨生　金昌洙	武艳　姜东　李岩
2	生物化学（第4版）	徐跃飞	马红雨　徐文华
3	生理学（第4版）	肖中举　杜友爱	苏莉芬　王爱梅　李玉明
4	病原生物与免疫学（第4版）	陈廷　李水仙	王勇　万红娇　车昌燕
5	病理学（第4版）	阮永华　赵卫星	赵成海　姚小红
6	药理学（第4版）	闫素英　鲁开智　王传功	王巧云　秦红兵　许键炜
7	诊断学（第4版）	刘成玉	王欣　林发全　沈建箴
8	医学影像学（第3版）	王振常　耿左军	张修石　孙万里　夏宇
9	内科学（第4版）	杨立勇　高素君	于俊岩　赖国祥
10	外科学（第4版）	孔垂泽　蔡建辉	王昆华　许利剑　曲国蕃
11	妇产科学（第4版）	王晨虹	崔世红　李佩玲
12	儿科学（第4版）	方建培	韩波
13	传染病学（第3版）	冯继红	李用国　赵天宇
14*	医用化学（第3版）	陈莲惠	徐红　尚京川
15*	组织学与胚胎学（第3版）	郝立宏	龙双涟　王世鄂
16*	皮肤性病学（第4版）	邓丹琪	于春水
17*	预防医学（第4版）	肖荣	龙鼎新　白亚娜　王建明　王学梅
18*	医学计算机应用（第3版）	胡志敏	时松和　肖峰
19*	医学遗传学（第4版）	傅松滨	杨保胜　何永蜀
20*	循证医学（第3版）	杨克虎	许能锋　李晓枫
21*	医学文献检索（第3版）	赵玉虹	韩玲革
22*	卫生法学概论（第4版）	杨淑娟	卫学莉
23*	临床医学概要（第2版）	闻德亮	刘晓民　刘向玲
24*	全科医学概论（第4版）	王家骥	初炜　何颖
25*	急诊医学（第4版）	黄子通	刘志　唐子人　李培武
26*	医学伦理学	王丽宇	刘俊荣　曹永福　兰礼吉

注：1. *为临床医学专业专科、专科起点升本科共用教材

2. 本套书部分配有在线课程，激活教材增值服务，通过内附的人卫慕课平台课程链接或二维码免费观看学习

3.《医学伦理学》本轮未修订

评审委员会名单

前　言

　　为适应新形势下高等学历继续教育发展的需要，根据第四轮全国高等学历继续教育临床医学专业教材主编人会议精神，全面启动本教材修订工作。《生理学》是高等学历继续教育的重要基础学科，2017年，召开了教材编写主编人会议，审定了《生理学》（专科）教材修订的思路与大纲。同年在广州举行了编写会议，与会编者对新教材的编写提出了许多很好的建议，经充分讨论，达成了共识。遵照第四轮全国高等学历继续教育临床医学专业教材编写要求，本教材本着"三特定"原则（特定的对象、特定的要求、特定的限制），将"三基"（基本理论、基本知识、基本技能）实化，基本理论和基本知识尽可能标题化，基本实验和相关临床技能尽可能关联和详解；将"五性"（思想性、科学性、先进性、启发性、适用性）统一，思想性和科学性强调知识内容的理解和逻辑关联，先进性融入启发性中，适用性以可理解性、可读性为基础，突出重点而易于掌握。因此，本教材遵循专业培养目标要求，立足专科和高等学历继续教育，保证纲领、尽量精简、通俗可读，既淡化学科意识，又遵守生理学学科的基本特性，加强知识点与其他学科的联系，点到为止；同时教材整体优化，调整章节位置和内容逻辑，知识点纲领化，既在编写内容上相互衔接，又防止重要内容的遗漏，更好地服务于专业培养目标。为了启发读者阅读和提高临床分析思维能力，特将PPT、习题放置于融合部分，扫描二维码即可查看。

　　本教材编写人员均为长期工作在教学第一线有丰富教学经验的教师。本书生理学名词均以全国科学技术名词审定委员会公布的名词为准，计量单位根据现行国家标准，使用法定计量单位。

　　本书在编写过程中得到了参编单位和各位专家的大力支持，在此表示衷心感谢。由于我们的经验和水平有限，书中难免有不足或错误之处，恳请广大师生批评指正。

肖中举

2018 年 10 月

目 录

第十一章　内分泌　　199

第一章　绪　论

1

学习目标	
掌握	机体内环境和稳态的概念；人体生理功能的调节和自动控制的基本概念。
熟悉	兴奋性和阈值的概念。
了解	生理学的概念和研究水平。

第一节 生理学的研究任务、方法和水平

一、生理学的研究任务

生理学（physiology）是生物科学的一个分支，是研究正常生命活动规律的科学。人体生理学的任务就是研究构成人体各个系统的器官和细胞的正常活动过程和各个器官、细胞功能表现的内部机制，以及不同的细胞、器官、系统之间的相互联系和相互作用，从而使人们了解人体作为一个整体，其各部分的功能活动是如何互相协调、互相制约，在复杂多变的环境中维持正常生命活动过程的。人体生理学是医学的重要基础理论学科之一。学习人体生理学的目的是掌握正常人体生命活动的基本规律，为今后学习其他医学基础和临床课程提供必要的理论基础。

二、生理学的研究方法和水平

（一）研究方法

生理学是一门实验性科学，某些研究可在不损害健康的前提下对人体进行实验，也可在人群中进行测量和统计，如体温的正常值，但主要是通过动物实验获得生理知识来探讨人体的某些生理功能。动物实验分为慢性实验和急性实验，后者又可分为在体实验和离体实验。

（二）研究水平

由于完整机体是由各种器官和系统组成的，而各器官和系统又是由各种组织和细胞所组成的，因此生理学的研究大致在三个不同水平上进行。整体水平是在完整的机体情况下，研究体内各个器官、系统之间的相互联系和相互协调的规律，以及整体与环境之间的相互作用；器官和系统水平是研究各器官、系统的功能和调节，以及各种因素对它们活动的影响；细胞和分子水平的研究可以分析某种细胞、构成细胞的分子或基因的生理特性、功能及其调节机制。以上三个水平的研究，对了解生命活动的规律都是必需的，但它们之间又是相互联系和补充的。要阐明某一生理活动功能机制，一般需要对三个水平的研究进行分析和综合，得出比较全面的结论。

第二节 生命的基本特征

通过对各种生物体，包括对单细胞生物体乃至高等动物基本生命活动的观察和研究，发现生命至少有三种基本活动即新陈代谢、兴奋性和适应性，因为它们都是活生物体所特有的，因此可认为是生命的基本特征。

一、新陈代谢

机体与其周围环境之间所进行的物质交换和能量转换的自我更新过程，称为新陈代谢（metabolism），包括合成代谢（同化作用）和分解代谢（异化作用）两个方面。合成代谢是指机体不断从外界环境中摄取营养物质来合成自身物质，并储存能量的过程；分解代谢是指机体将自身物质分解，同时释放能量以供生命活动的需要，并将终产物排泄出体外的过程。因此，新陈代谢过程中，既有物质代谢又有能量代谢。新陈代谢一旦停止，生命也就结束。因此，新陈代谢是机体生命活动的基本特征。

二、兴奋性

兴奋性（excitability）是指机体感受刺激产生反应的特性或能力。能被机体感受而引起机体发生一定反应的环境变化，称为刺激（stimulus）。例如，皮肤能感受温度的刺激，耳能感受声波的刺激，眼能感受光的刺激等。机体接受刺激后能出现体内代谢和外部活动的变化，这种变化称为反应（reaction）。反应的形式有两种：一种是由相对静止转变为活动，或由活动较弱转变为活动较强，称为兴奋（excitation）；另一种是由相对活动状态转变为相对静止状态，或由活动较强转变为活动较弱，称为抑制（inhibition）。在机体各种组织中，一般以神经、肌肉以及腺体兴奋性最高，它们只需接受较小强度的刺激，就能发生某种形式的反应，因此，习惯上将它们称为可兴奋性组织。各种组织兴奋性的高低不同，即使同一组织在不同的功能状态下，兴奋性高低也不一样，通常把阈强度作为兴奋性高低的客观指标。阈强度是指刚能引起组织反应的最小刺激强度，简称阈值（threshold）。它与兴奋性的关系是：兴奋性越高，所需的阈值越小；反之，兴奋性越低，所需的阈值越大。强度等于阈值的刺激，称为阈刺激（threshold stimulus）。强度小于阈值的刺激称为阈下刺激，而强度大于阈值的刺激称为阈上刺激。兴奋性是一切生物体所具有的特性，它使生物体能对环境变化做出适应反应，是生物体生存的必要条件。因此，兴奋性也是机体生命活动的基本特征。

三、适应性

当动物或人体长期生活在某一特定环境时，在环境的影响下，本身可以逐渐形成一种特殊的、适合自身生存的反应方式。机体按环境变化调整自身生理功能的过程称为适应。机体对环境变化产生反应而适应环境的能力称为适应性（adaptability）。自然环境的变化对人和动物都会成为刺激而影响机体的生理活动。正常的机体能够对这种变化产生适应性反应。例如，长期住在高原地区的人，其红细胞数远远超过平原地区的人，这样就增加了血液运氧的能力，从而克服高原低氧给人体带来的不适。人类不仅受自然环境的影响，还受社会环境的影响。由于社会环境影响而致疾病的情况明显增多。自然界中的生物、物理、化学因素以及语言、文字、思维、情绪等社会因素的改变在一定条件下，都可构成对人体的刺激而影响生命活动。而人体也能随着环境的变化，不断调整心理活动和机体的生理功能，使之与环境保持协调。

第三节　机体的内环境及稳态

环境是人类赖以生存和发展的必要条件。单细胞生物乃至高等动物的细胞所面临的环境有两种，即内环境和外环境。外环境是指机体直接生存的环境，包括自然环境和社会环境。人体内绝大部分的细胞并不与外环境直接接触，细胞直接接触的环境是细胞外液。所以，细胞外液成为细胞生存和活动的直接环境，称为机体的内环境，简称内环境（internal environment）。内环境对细胞的生存以及维持细胞的正常生理功能十分重要。

细胞通过细胞膜从内环境摄取氧和其他营养物质，同时将二氧化碳和其他代谢产物排到内环境中，后者则通过机体的呼吸和排泄等途径排出体外。内环境与外环境明显不同的是，其理化因素如温度、渗透压、酸碱度、各种离子浓度等通常保持相对的稳定，这种内环境的理化性质保持相对稳定的状态，称为内环境的稳态（homeostasis）。稳态包括两方面的含义：一方面是指细胞外液理化性质总是在一定水平上保持相对恒定，不随外环境的变化而明显变化。例如：在自然环境的春夏秋冬季节中，温度发生了变化，但人的体温总是恒定在37℃左右，变动范围不会超过1℃。另一方面是指这个恒定状态并不是静止不动的，在正常生理状态下有一定的波动，但其变动范围很小。因此，内环境稳态是一个动态的、相对稳定的状态。

如果稳态不能维持，内环境理化条件发生变化，超出一定的范围，就可能引起疾病；反过来，在疾病情况下，细胞外液的某些成分会发生化，超出正常的变化范围，这时机体许多器官可发生代偿性的活动改变，使内环境的各种成分重新恢复正常；如果器官、细胞的功能活动不能使内环境的各种成分恢复正常，则内环境可进一步偏离正常，使细胞和整个机体的功能发生严重障碍，甚至死亡。

第四节 人体生理功能的调节

在生理情况下，人体内各细胞、组织和器官所进行的不同活动并不是彼此孤立和互不相关的，而是紧密联系、互相配合，使机体成为一个统一的整体。同时当环境发生变化时人体内各系统、器官活动也将发生适当的变化，以适应外界环境的变化、保持机体正常生理功能的进行，这种适应性的反应过程是机体调节活动的结果。

一、人体生理功能的调节方式

（一）神经调节

通过神经系统的活动对机体功能进行的调节称为神经调节（nervous regulation）。它在机体的所有调节方式中占主导地位，神经调节的基本方式是反射（reflex）。反射是指在中枢神经系统参与下，机体对刺激产生的规律性应答反应。反射的结构基础是反射弧（reflex arc）。反射弧由 5 个部分组成，即感受器、传入神经、神经中枢、传出神经和效应器（图 1-1）。感受器能够感受机体内外环境的变化，并将这种变化转换成神经信号，通过传入神经纤维传至相应的神经中枢，中枢对传入信号进行分析综合后作出反应，再经传出神经纤维传至效应器，改变后者的活动状态。反射的完成有赖于反射弧结构的完整性，如果其中任何一部分被破坏，都将导致这一反射的消失。神经调节的特点是产生效应迅速、调节作用精确、作用时间短暂。

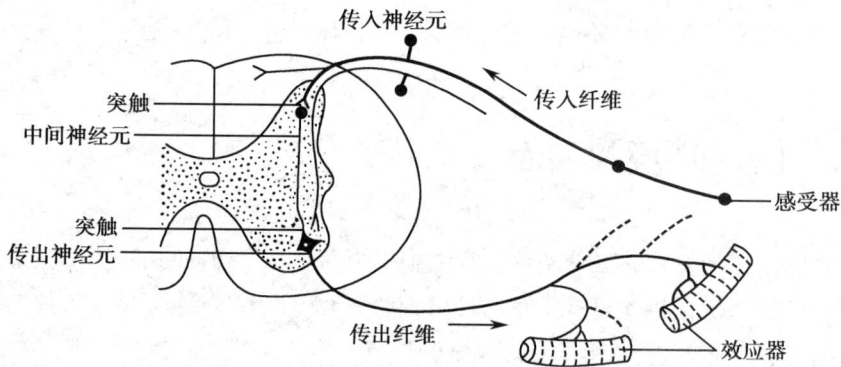

图 1-1 反射弧示意图

（二）体液调节

体液调节（humoral regulation）是指体液中某些特殊的化学物质通过体液运输，对机体器官或组织细胞的功能活动进行调节，这些化学物质有内分泌腺分泌的激素、某些组织细胞分泌的肽类和细胞因子等。激素等物质往往是经血液运输到全身各处进行调节，称为全身性体液调节。某些组织细胞产生的一些化学物质，一般是通过在组织液内扩散的方式改变邻近组织细胞的功能活动状态，这种调节称为局部性体液调节。另外，人体内有不少内分泌腺内分泌细胞还直接或间接地接受神经系统的调节，在这种情况下，体液调节成了神经调节的一个传出环节，是反射弧传出途径的延伸，这种调节称为神经 - 体液调节（neurohumoral regulation)。例如，交感神经兴奋，可促使它所支配的肾上腺髓质分泌肾上腺素和去甲肾上腺素，经血液运输，调节有关器官的功能活动。体液调节的特点是产生效应较缓慢、作用广泛、持续时间较长。

问题与思考

人在激动时，心跳加快是属于神经调节、体液调节，还是神经－体液调节？

（三）自身调节

自身调节（ autoregulation ）是指体内某些细胞、组织或器官在不依赖于神经或体液调节情况下，自身对刺激产生的一种适应性反应。例如，在一定范围内血管壁的平滑肌在受到牵拉时，会发生收缩反应；心肌被拉长后，心肌收缩力量将发生改变。自身调节是一种局部调节，其调节幅度较小，灵敏度较低，但对组织、器官的生理功能仍有一定的调节意义。

二、人体生理功能调节的自动控制

人体生理功能的调节过程与工程技术的控制过程具有共同的规律，按照控制论的原理，可将人体的各种功能调节系统看作是"自动控制"系统。将反射中枢或内分泌腺等看作是控制部分，将效应器或靶细胞看作是受控部分，而将后者的状态或所产生的效应称为输出变量。在控制部分和受控部分之间，通过不同形式的信息传递，形成一个闭合回路，即存在着双向的信息联系，控制部分发出信息到受控部分改变其活动状态，而受控部分也不断有信息反馈到控制部分，不断纠正和调整控制部分的活动，从而达到精确的调节。这种由受控部分发出的信息反过来影响控制部分活动的调节方式称为反馈调节（图 1-2）。反馈调节有负反馈和正反馈两种方式。

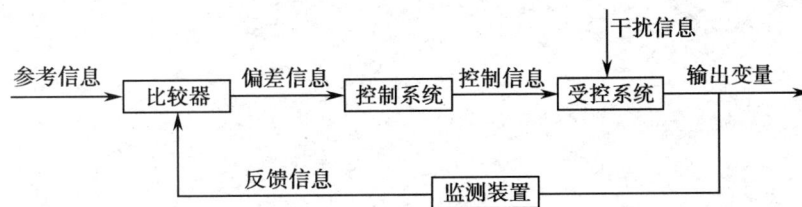

图 1-2　自动控系统模式图

（一）负反馈

负反馈（ negative feedback ）是指反馈作用与原效应作用相反，使反馈后的效应向原效应的相反方向变化。即当某种生理活动过强时，通过反馈调控作用可使该生理活动减弱，而当某种生理活动过弱时，又可反过来引起该生理活动增强。例如，当动脉血压（输出变量）高于正常时，压力感受器立即将信息通过神经纤维反馈到心血管中枢（控制部分），使心血管中枢的活动发生改变，从而调节心脏和血管的活动，使动脉血压向正常水平恢复；反之，当动脉血压低于正常时，则引起相反的变化，使血压恢复正常。负反馈调节在机体各种生理功能调节中最为常见，在维持机体各种生理功能活动的相对稳定中具有重要意义。尽管负反馈调节是维持机体稳定的一种重要调节方式，但是这种调节是有缺陷的。因为只有在外界干扰使输出变量出现偏差以后负反馈调节才发生作用，所以总要滞后一段时间才能纠正偏差，而且容易因矫正而产生一系列波动。那么，人体究竟是怎样维持稳态的呢？干扰信号作用于受控系统的同时，还可以直接通过监视装置作用于控制系统，调整控制信息以对抗干扰信息对受控系统的作用，从而使输出变量保持稳定。干扰信息通过监测装置对控制部分的直接调控作用称为前馈（ feed-forward ）（图 1-3）。条件反射就是前馈调节的例子。冬泳前见到的河水及其周围的寒冷环境,通过监测装置(视觉器官)将信号传送到体温调节中枢(控制部分),后者发出控制信息到产热和散热器官(受控部分),对受控部分进行前瞻性调节,加快机体稳态反应的速度,防止干扰信号的干扰(图1-3)。

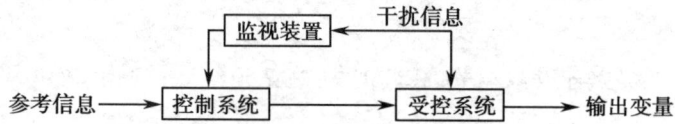

图1-3 前馈模式图

(二)正反馈

正反馈(positive feedback)是指反馈作用与原效应变化一致,起到促进或加强原效应的作用,使某一生理过程加速完成。血液凝固过程、排尿过程、分娩过程都是正反馈的例子。例如,在正常分娩过程中,子宫收缩导致胎儿头部下降并牵张子宫颈,宫颈部受牵张时可进一步加强子宫收缩,再使胎儿头部进一步牵张宫颈,宫颈牵张再加强子宫收缩,如此反复,直至胎儿娩出。在病理情况下,也会有许多正反馈的过程出现。例如,当一个人发生大量失血时,由于心脏射出的血量减少,血压明显降低,血压下降又导致冠状动脉血流量减少,从而使心肌收缩力更弱,射出血量更少,如此反复,直至死亡。在这个过程中,心脏活动减弱,经过反馈控制,心脏活动更弱,所以是正反馈,也常称为恶性循环。

(杜友爱)

学习小结

生理学是研究生命活动规律的科学。生理学的研究水平包括细胞、器官和系统、整体三个水平。内环境是指由细胞外液构成的细胞生存的环境。正常机体其内环境的理化性质经常保持相对稳定,即稳态。机体对各种功能活动的调节方式主要有三种,即神经调节、体液调节和自身调节。生理功能调节可以通过自动控制原理的负反馈、正反馈和前馈来理解。

复习参考题

1. 人体生理功能活动的主要调节方式有哪些? 各有何特征? 其相互关系如何?

2. 何谓内环境和稳态? 有何重要生理意义?

3. 简述人体功能活动的自动控制原理?

第二章　细胞的基本功能

2

学习目标

掌握	细胞的跨膜物质转运,跨膜信号转导;生物电现象及其机制;兴奋的引起和传导机制,神经-肌肉接头的兴奋传递,兴奋-收缩耦联及骨骼肌细胞的收缩机制。
熟悉	骨骼肌收缩的外部表现和力学分析。
了解	突触传递递质特性等。

细胞是人体结构和功能的基本单位。本章重点讨论细胞的基本功能,包括跨膜物质转运、跨膜信号转导、生物电现象和骨骼肌细胞的收缩功能。

第一节　细胞膜的物质转运功能

包围着细胞质的一层薄膜,称为细胞膜(cell membrane)或称为质膜(plasma membrane)。它把细胞内容物与周围环境(主要是细胞外液)分隔开。在新陈代谢过程中,进入体内的氧气、营养物质等需进入细胞内发挥其作用,而细胞代谢产物等也需经过细胞膜排出。以上过程都需要通过跨膜物质转运来完成。同时,细胞内如线粒体、内质网等的膜性部分,也具有物质转运功能。

细胞膜主要由脂质、蛋白质和糖类等物质组成。关于这三种物质分子在膜中的排列和存在形式,目前广为接受的是液态镶嵌模型(fluid mosaic model):细胞膜是以液态的脂质双分子层为基架,其中镶嵌着具有不同分子结构及生理功能的蛋白质。其中,脂质层主要起屏障作用,而主要以 α 螺旋或球形存在的特殊蛋白质则与跨膜物质转运及信息转导等功能有关。含量极少的糖类,主要与膜蛋白或脂质形成糖蛋白或糖脂,糖链均分布于细胞膜外表面,作为细胞表面标志参与免疫识别等功能(图2-1)。

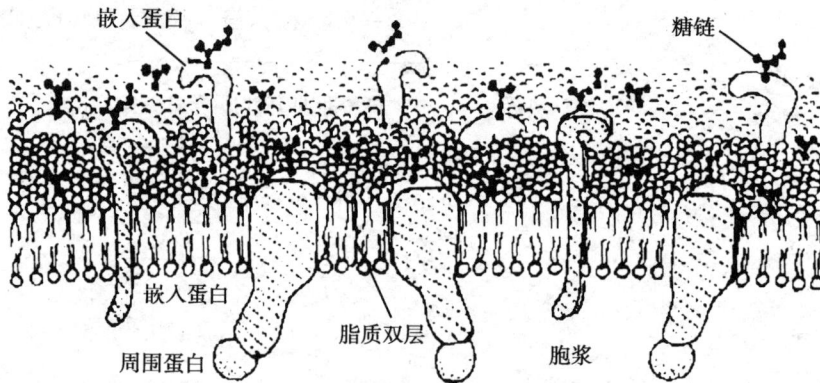

图2-1　细胞膜液态镶嵌模型

各种物质,从离子等小分子到蛋白质等大分子及团块性固形物或液滴等,都可以进出细胞。这些物质中除极少数直接通过脂质层进出细胞外,大多数物质的跨膜转运与镶嵌在膜上的各种蛋白质有关。至于一些团块性固态或液态物质的进出细胞,则与膜的更复杂的生物学过程有关。

现将几种常见的跨膜物质转运形式分述如下(图2-2)。

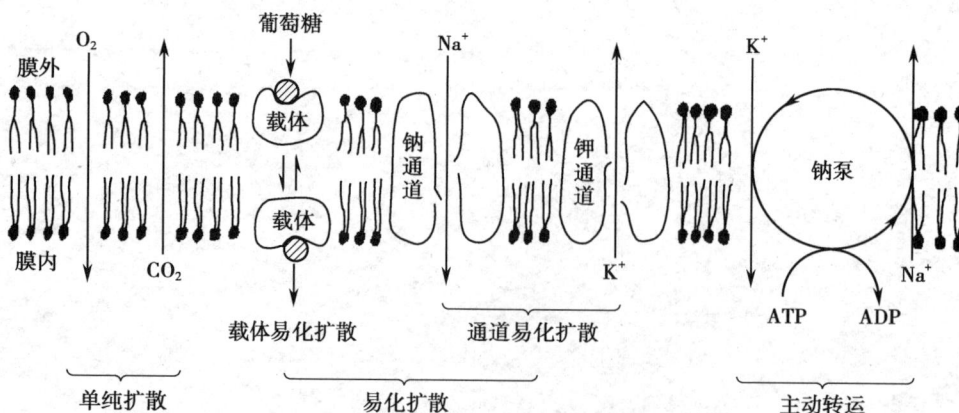

图2-2　细胞膜跨膜物质转运方式示意图

一、单纯扩散

单纯扩散(simple diffusion)指某些脂溶性小分子物质,如 O_2、CO_2、N_2、乙醇和尿素等,顺浓度梯度跨细胞膜转运。单位时间内物质通过单位面积的界面(cm^2)的量叫扩散通量。物质跨膜转运通量的大小,除了取决于它们在膜两侧的浓度差外,还要看膜对该物质的通透性。浓度差大、通透性大,扩散通量多;反之,则少。

二、易化扩散

某些不溶于脂质或脂溶性较小的物质,在某些膜蛋白的帮助下,顺浓度梯度转运的形式称为易化扩散(facilitated diffusion)。如,Na^+、K^+、Ca^{2+} 等离子,可以借助离子通道(膜蛋白质)顺浓度差进入或移出细胞。

易化扩散与单纯扩散相同之处是其物质转运的动力都来自于物质的浓度差即势能储备,顺浓度差进行的,不直接消耗能量,故都属于被动转运(passive transport)。但易化扩散必须在膜蛋白帮助下进行。根据参与的膜蛋白不同,可把易化扩散分为:载体蛋白参加的载体运输和通道蛋白参加的通道运输。

(一)载体运输

载体运输(carrier transport)也称载体易化扩散,细胞膜的载体蛋白在物质浓度高的一侧与该物质结合,引起构象变化,把物质转运到浓度低的一侧,与物质分离后载体蛋白构象再次发生变化,恢复转运物质的能力。一些小分子亲水性物质,如葡萄糖、氨基酸等就是依靠载体跨膜运输的。

载体运输特点:①特异性:某种载体只特异地选择与某种物质分子结合转运。②饱和现象:膜两侧的物质浓度差增加到一定程度后,扩散通量不再增加。这是因为载体的数量及活性有极限,所能结合的物质数量及转运效率因此受到限制。③竞争性抑制:如果一种载体可以同时运载 A 和 B 两种物质,两者将竞争有限的载体,那么 A 物质扩散量增多时,B 物质的扩散量减少。

(二)通道运输

通道运输(channel transport)也称通道易化扩散,是指一些离子在镶嵌于膜上的通道蛋白帮助下由细胞膜高浓度一侧向低浓度一侧的扩散。不同化学结构的离子通道对所转运的物质有一定选择性,如 K^+ 通道一般只能转运 K^+,而 Na^+ 通道一般只能转运 Na^+,但其特异性不像载体那样严格。

离子通道随其蛋白质分子构象的改变,处于不同的功能状态。当处于开放状态时,可允许特定的离子顺浓度梯度扩散;而关闭时,即使浓度差存在,物质也不能通过细胞膜。根据引起通道开闭的条件不同,一般可将通道分为电压门控性通道和化学门控性通道。电压门控性通道的开闭取决于其所在膜两侧的电位差,而化学门控性通道的开闭取决于特定化学信号的有无。

除离子通道的功能状态及膜两侧离子的浓度差外,通道运输的扩散通量还取决于其转运离子产生的电场力。已转运的离子抑制尚未转运的同种电荷离子的跨膜转运。也就是说,离子在细胞膜内外产生的电学梯度和浓度(化学)梯度同时影响离子的跨膜转运。

三、主动转运

主动转运(active transport)是指在细胞膜泵蛋白作用下,将物质逆浓度差或电位差转运的过程。在主动转运过程中,需要消耗由细胞代谢供给的能量,任何能影响细胞代谢的因素都能影响主动转运过程。

细胞膜上存在多种泵蛋白,如钠-钾泵(简称钠泵)、钙泵、氢泵(质子泵)等,其中,钠泵(sodium pump)是广泛镶嵌在细胞膜脂质双分子层中的一种蛋白质,具有 ATP 酶活性,可被细胞内 Na^+ 的增加或细胞外 K^+ 的增加所激活,并受 Mg^{2+} 的浓度影响。因此,钠泵也称 Na^+-K^+ 依赖式 ATP 酶。其激活后可以分解 ATP 释放

能量进行 Na^+、K^+ 逆浓度梯度的主动转运，通常每分解一分子 ATP，可泵出三个 Na^+ 和泵入两个 K^+，膜外净增加一个电荷，故钠泵是一种生电性泵。

钠泵活动造成细胞内、外 Na^+、K^+ 的不均匀分布，使细胞内 K^+ 浓度约为细胞外的 30 倍，细胞外 Na^+ 浓度约为细胞内的 12 倍，从而能建立起一种势能贮备，供细胞的其他耗能过程利用，并且是细胞内外 K^+、Na^+ 顺浓度差移动的基础，也是可兴奋细胞产生动作电位的基础。

上述的主动转运是泵蛋白直接利用 ATP 分解产生的能量进行的离子跨膜转运，称为原发性主动转运。

另外，某些物质的逆浓度差转运不直接利用 ATP 释放的能量，而依赖另一种物质的浓度差势能储备来实现，称为继发性主动转运。如在小肠上皮细胞膜上，葡萄糖的主动转运是与 Na^+ 易化扩散耦联进行的，所需能量不直接来自 ATP 的分解，而来自钠泵建立的 Na^+ 势能储备。在 Na^+ 顺浓度差转运时，释放的能量驱使葡萄糖逆浓度差在细胞内积聚（图 2-3）。

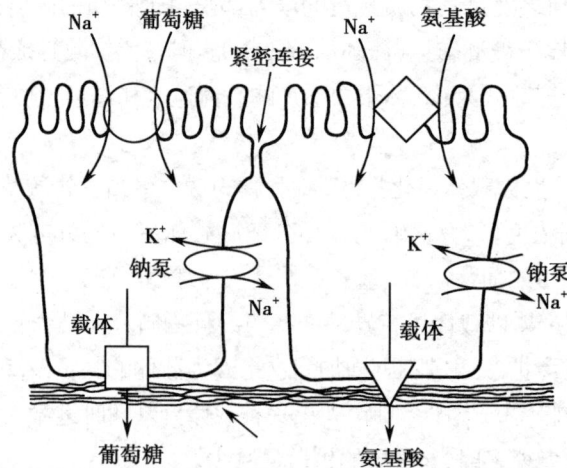

图 2-3　继发性主动转运机制

四、入胞与出胞

入胞（endocytosis）是指细胞外某些大分子物质或物质团块，如蛋白质、脂肪颗粒、细菌和异物等进入细胞的过程。如果是固形物，称为吞噬或胞吞；如果为液体，则称为吞饮或胞饮。入胞时，首先是细胞"辨认"物质，若被转运的物质首先为细胞膜上相应的受体所辨认，称为受体介导式入胞（图 2-4）。然后，与物质接触的膜发生内陷或伸出伪足包绕该物质，最后发生膜的融合和断裂，于是物质和包绕它的那部分细胞膜内移进入胞质内，形成吞噬（吞饮）小泡。

出胞（exocytosis）是指一些大分子物质、固态或液态的物质团块由细胞排出的过程。主要见于细胞的分泌活动，如内分泌腺把激素分泌到细胞外液中。一般，出胞作用的最后阶段是：囊泡向质膜内侧移动，和质膜在某点接触、融合并出现裂口，将囊泡一次性地排空，而囊泡膜也就成了细胞膜的组成部分（图 2-5）。这个过程主要是由膜外的特殊化学信号或膜两侧电位的改变，引起 Ca^{2+} 通道开放，内流的 Ca^{2+} 或由其引发的内质网 Ca^{2+} 释放来触发。

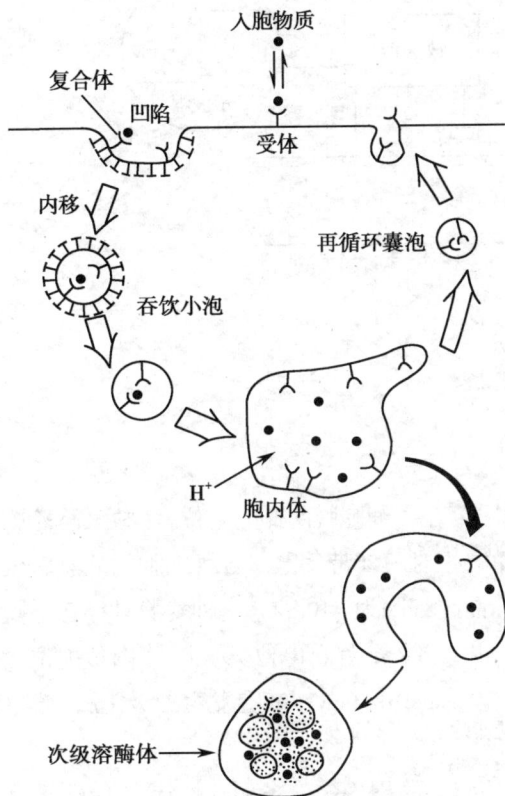

图 2-4　受体介导式入胞机制

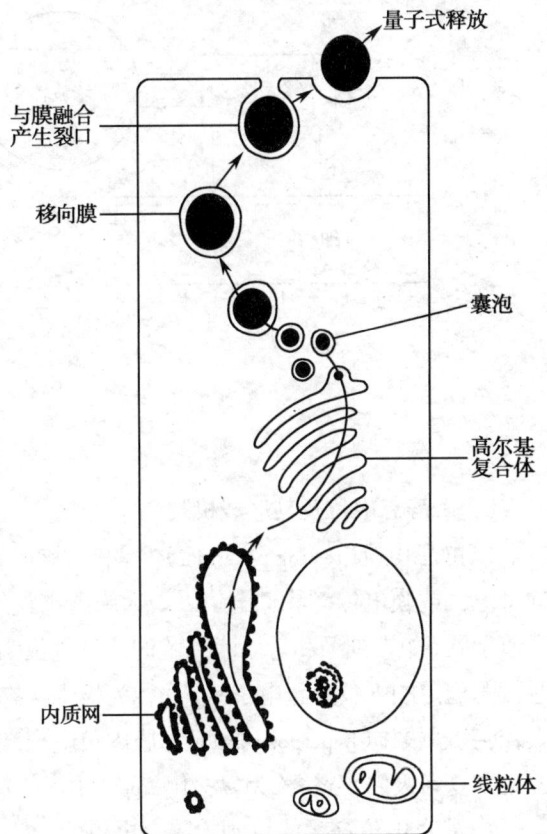

图 2-5　出胞机制

第二节　细胞的生物电现象及其产生机制

一切活细胞无论处于静息状态或是活动状态都存在有电现象,称为生物电(bioelectricity)。生物电是一种普遍存在又十分重要的生命现象,也是生理学的重要基础理论。

一、细胞的生物电现象

细胞外记录和细胞内记录是常用的两种记录细胞生物电活动的实验方法。细胞外记录是将两个测量电极置于细胞外或组织、器官甚至体表,记录多个结构和功能上相互独立的细胞的综合电变化(图 2-6 甲)。这种方法常用于在体器官或组织的无创性检查中,如心电图、脑电图等。而细胞内记录常采用微电极刺入细胞内,参考电极位于膜外并接地,记录两电极之间的电位差(即膜内外电位差,由于膜外参考电极已接地,其电位为零,因此这种电位差变化其实是膜内电位,图 2-6 乙)。

二、细胞生物电现象及其产生机制

用细胞内记录方法观察细胞的生物电现象,主要有两种形式:一种是细胞在安静状态时所具有的静息电位;另一种是细胞受到刺激时所产生的动作电位。

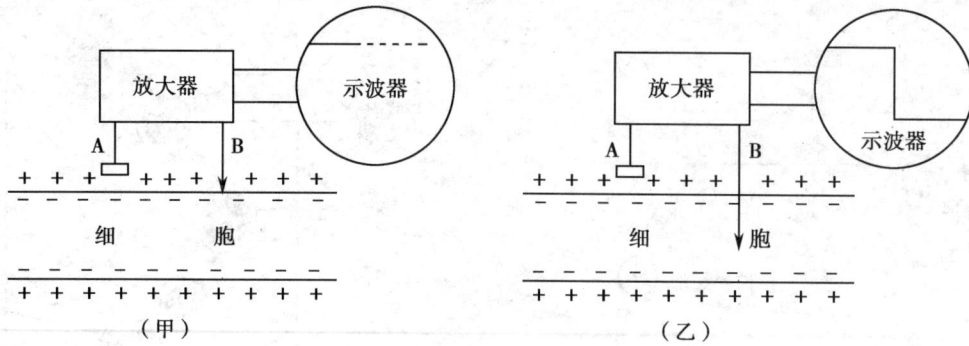

图2-6 生物电记录方法

甲：细胞外记录；乙：细胞内记录

（一）静息电位及其形成机制

1. **静息电位**（resting potential） 是指细胞未受刺激（安静）时存在于细胞膜两侧的电位差，故又称跨膜静息电位或膜电位。静息电位表现为膜内比膜外电位低，即膜内相对膜外带负电。各种细胞的静息电位数值不同，如人神经和骨骼肌细胞的静息电位为 $-90 \sim -70mV$，而红细胞为 $-10mV$。这种安静时存在于膜两侧的稳定的内负外正电位状态，称为极化状态（polarization）。以极化（或静息电位）为准，膜内负电位增大，称为超极化（hyperpolarization）；膜内负电位减小，称为去极化（depolarization）；细胞发生去极化后，膜电位又恢复到极化状态，称为复极化（repolarization）。

2. **静息电位产生的机制** 静息电位的产生与细胞膜内、外离子的不均匀分布和安静状态下 K^+ 选择性跨膜移动有关。正常情况下，细胞内 K^+ 浓度高于细胞外，细胞外 Na^+ 浓度高于细胞内。这样，K^+ 有向膜外被动扩散的趋势，而 Na^+ 有向膜内被动扩散的趋势。而安静状态时，细胞膜主要对 K^+ 有通透性，K^+ 向膜外扩散，而膜内主要的带负电的蛋白质却不能透出细胞膜，于是 K^+ 的外流将使膜内电位变负而膜外变正。但已流出膜外的 K^+ 所产生的外正内负的电场力，阻碍膜内 K^+ 继续外流，且随着 K^+ 外流增加，这种阻止 K^+ 外流的力量不断增大。当促使 K^+ 外流的浓度差和阻止 K^+ 外流的电场力达到平衡时，不再有 K^+ 的跨膜净移动，此时膜两侧的电位差就稳定于某一数值，此电位差为 K^+ 的电化学平衡，也称 K^+ 的平衡电位（K^+ equilibrium potential，E_k）。

（二）动作电位及其形成机制

1. **动作电位** 动作电位（action potential）指可兴奋细胞在静息电位基础上受到有效刺激时，细胞膜两侧电位产生的一次快速、短暂和可扩布的极性的倒转和复原。虽然可兴奋细胞在受到刺激时有不同形式的外在表现，如肌肉收缩、腺体分泌等，而动作电位是其兴奋时产生的共同变化，即可根据细胞是否产生动作电位来判断其是否产生兴奋。动作电位的出现可作为细胞兴奋的标志，所以也可将细胞具有产生动作电位的能力称为兴奋性。

通常，动作电位包括去极相（上升支）和复极相（下降支）。如哺乳类动物的神经纤维受到一次有效刺激时，膜内原来存在的负电位迅速减小，并变成正电位，上升到 $+20 \sim +40mV$，即由原来静息时的内负外正变成内正外负，电位变化幅度可达 $90 \sim 130mV$。膜内电位由静息电位变为零电位的过程称为去极化，而由零变为正值的过程称为超射（overshoot）或反极化，所达到的最大的电位数值为超射值。所以，动作电位的上升支是由去极化和超射构成，而下降支表示复极化，是指膜内电位从上升支顶端下降到静息电位的过程。在复极化过程中，膜电位的下降往往不是立即下降到静息水平，有些可兴奋细胞的复极曲线后段突然明显减慢，称为去极化后电位（负后电位），随后出现缓慢而持续时间较长的超极化电位（正后电位）。动作电位的下降支由复极初期和后电位即负后电位和正后电位组成（图2-7）。动作电位去极相和复极相的初期，电位变化迅速，电位曲线形如尖锋，持续 $0.3 \sim 0.5ms$，称为锋电位。

在不同的可兴奋细胞，动作电位的幅度和持续时间不尽相同。例如，神经和骨骼肌细胞的动作电位的持续时间以一个或几个毫秒计，而心肌细胞的动作电位则可持续数百毫秒。

2. 动作电位产生的机制 多数可兴奋细胞受到有效刺激产生去极化时，膜对 Na^+ 通透性突然增大，超过对 K^+ 通透性，由于细胞外 Na^+ 浓度高，Na^+ 迅速内流，造成膜内负电位的迅速消失，并且由于膜外 Na^+ 较高的浓度势能作用下，Na^+ 在膜电位减小到零电位时仍可内移，直至内移的 Na^+ 在膜内形成的正电位足以阻止 Na^+ 的净移入时为止（即达到超射值）。这时膜内电位值，理论上相当于 Na^+ 平衡电位。但是，膜内电位停留在 Na^+ 平衡电位水平的时间极短，很快由于细胞膜对 Na^+ 通透性消失及对 K^+ 通透性增大，K^+ 外流增多而出现复极化。

动作电位特点：①"全或无"（all or none）现象。该现象仅适用于单一细胞或单一纤维。任何刺激一旦使膜去极化达到阈值，动作电位就会产生。而动作电位一旦产生就会达到最大值，即使再加大刺激强度，其幅度也不会增大。②不衰减性传导。基于动作电位"全或无"现象，以动作电位形式的信息传导不随传导距离的加大而衰减。

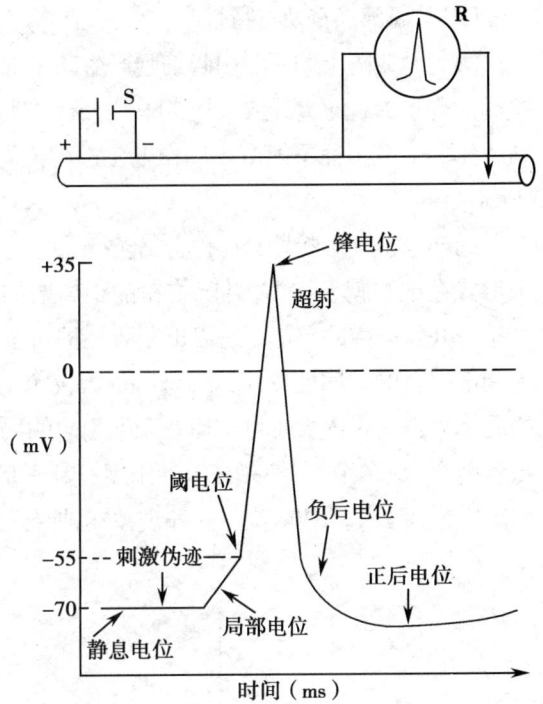

图 2-7　动作电位
上：细胞内记录方式记录动作电位；下：动作电位不同时期

（三）膜通透性改变与离子通道

大多数通道受闸门控制。闸门是离子通道的重要组成部分，可受跨膜电位差（电压门控）或特殊化学物质（化学门控）的影响而产生定向移动，导致离子通道开、闭。某种离子通道开放，即细胞膜对该离子的通透性或膜电导增大，将允许该离子顺浓度差或电位差跨膜扩散。有些药物可以选择性地阻断某种离子的跨膜移动，如河鲀毒素（tetrodotoxin，TTX）可以阻断膜对 Na^+ 通透性，而四乙基铵（tetraethyl ammonium）可阻断膜对 K^+ 的通透性。

离子通道可有备用、激活（开放）、失活（关闭）等功能状态。备用状态是指安静时通道的关闭状态，此时受到适宜刺激可出现通道开放；激活是指通道的开放状态，允许离子选择性通透；而失活是指通道处于关闭状态，不允许离子通过，并且在此阶段接受新的刺激后也不再开放。通道的恢复或复活则是指通道由失活状态转为备用状态的过程。在细胞一次兴奋过程中，通道依次经历激活 - 失活 - 复活到备用状态等过程。

三、兴奋的引起和兴奋的传导机制

（一）兴奋的引起和阈电位

具备合适参数的刺激和组织细胞处于正常的功能状态是引起兴奋的前提。能使细胞膜产生动作电位的临界膜电位数值为阈电位（threshold potential）。这是由于在大多数细胞膜上的介导动作电位去极化相的 Na^+ 通道属于电压门控通道，该通道只有当膜电位减小到某一数值（阈电位）时，才能突然大量开放，引起动作电位。阈电位是引起动作电位的最小膜电位，它对动作电位只起触发作用。达到阈电位引发动作电位后，膜电位变化不再依赖于刺激而成为一种自动过程，直至结束。一般来说，可兴奋细胞的阈电位比静息电位的绝对值小 $10 \sim 20mV$，如神经细胞和骨骼肌细胞的阈电位为 $-70 \sim -50mV$。引起细胞兴奋或产生动作电位的关键在于能否使静息电位去极化达到阈电位水平，而与导致膜电位减少的方式无关。

（二）局部兴奋及其特性

阈刺激或阈上刺激能引起细胞产生动作电位，而阈下刺激虽不能引起动作电位，却可使受刺激的细胞膜局部少量 Na^+ 通道开放，少量 Na^+ 内流，细胞膜轻度去极化，但未达到阈电位。由于这种反应只限于受刺激的局部范围而不能产生动作电位进而传向远处，故称为局部兴奋（local excitation），也可称为局部电位（local potential）。

局部兴奋基本特性：①不是"全或无"的，其幅度随着阈下刺激的强度增大而增大；②局部兴奋以电紧张形式在细胞膜上扩布，并随扩布的距离增加而衰减，不能作远距传播；③局部兴奋可以互相叠加总和。当某一处膜产生的局部兴奋以电紧张性扩布至邻近膜时，可与该处膜受另一刺激产生的局部兴奋叠加，称为局部兴奋的空间性总和（spatial summation）。另外，在受连续数个阈下刺激膜的某一点，当前一刺激引起的局部兴奋尚未消失时可与后一刺激引起的局部兴奋叠加，称为时间性总和（temporal summation）（图2-8）。虽然两个（或多个）局部兴奋单独出现时都不足以引发动作电位，但经空间和（或）时间性总和后有可能达到阈电位而引发动作电位。总和现象在神经元细胞的功能活动中十分重要和常见。

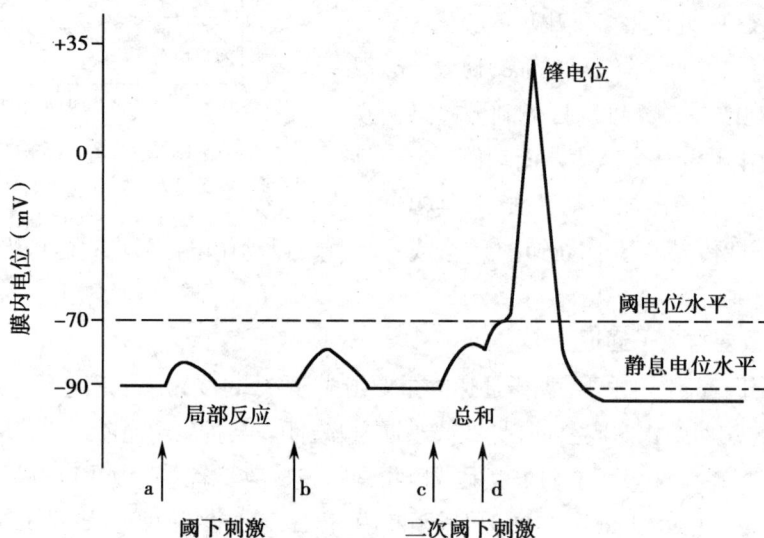

图2-8　局部电位的时间总和现象
a、b：两次间隔时间较长的阈下刺激；c、d：两次间隔时间较短的阈下刺激出现局部电位的时间总和现象，引发动作电位

综上所述，阈下刺激、阈刺激和阈上刺激的作用都能够激活 Na^+ 通道，并无本质差别。但阈下刺激所引起的通道开放的数量少，只引起膜微弱而短暂的去极化；阈刺激、阈上刺激则可以使 Na^+ 通道开放数量达到一个临界水平（阈电位），致使膜出现一个不再依赖于原刺激强度的自动连续去极、复极化过程，产生动作电位。

（三）兴奋在同一细胞上的传导机制

当细胞膜的某一部位受刺激而出现动作电位，即膜电位由静息时的内负外正变为内正外负，而与其相邻膜两侧电位仍是静息时的内负外正状态时，在膜的兴奋部位与相邻未兴奋部位之间，将由于电位差的存在而出现电荷的移动，称为局部电流。动作电位的传导，实际是膜的已兴奋部分通过局部电流"刺激"相邻的未兴奋部分，使之出现动作电位。这样的过程在膜表面连续进行下去，就表现为兴奋（动作电位）在整个细胞上的传导。兴奋（动作电位）传导形式在不同细胞上不尽相同。有髓神经纤维动作电位表现为在相邻郎飞结处相继出现，称为兴奋的跳跃式传导，其传导速度比无髓纤维或一般细胞快得多。由于是跳跃式，单位长度内每传导一次兴奋所涉及的跨膜离子运动的总数少，因此它还是一种"节能"的传导方式。

而无髓纤维增加传导速度的一个可能途径是增大轴突的直径,因为这样可以减少膜内液体的电阻而增加局部电流的强度,使动作电位的传导速度加快。

四、兴奋性在兴奋过程中的变化

可兴奋细胞在产生动作电位的过程中,其兴奋性发生一系列有规律的变化。如果用阈强度作为指标,衡量细胞兴奋过程中的兴奋性的改变,一般可将其依次分为绝对不应期、相对不应期、超常期和低常期。

绝对不应期是指细胞在一次动作电位的初期,无论接受多大强度的刺激,都不会再产生兴奋。这是由于此时细胞膜上的 Na^+ 通道处于失活状态,不能再次开放,兴奋性降低到零。神经纤维的绝对不应期为 $0.3 \sim 0.5$ 毫秒,相当于锋电位。绝对不应期的持续时间决定细胞在单位时间内最多能够产生兴奋的次数。如,哺乳动物的神经纤维的绝对不应期约为 0.5 毫秒,那么在理论上其每秒最多只能产生 2000 次兴奋。

相对不应期是在绝对不应期之后的一段时间内,Na^+ 通道已开始复活,但数目和活性尚未恢复到正常水平,故需阈上刺激才能引发动作电位,而阈刺激无法使细胞兴奋。神经纤维兴奋的相对不应期相当于动作电位的负后电位前期。

超常期在相对不应期之后,细胞膜电位稍高于静息电位水平,距离阈电位较近,而大多数 Na^+ 通道已恢复到备用状态,所以只要用强度较低的阈下刺激就可引起细胞兴奋,表明此时细胞的兴奋性比正常时高。超常期相当于动作电位的负后电位后期。

在超常期之后的低常期,细胞兴奋性低于正常,需用阈上刺激才能引起细胞产生动作电位。原因是尽管 Na^+ 通道已完全恢复,但由于钠泵活动增强,使膜电位处于超极化状态,与阈电位的距离加大。低常期相当于动作电位的正后电位。

在不同的细胞,上述各期持续时间可有很大差异,有些细胞也可缺少其中的某一期兴奋性的改变。

第三节　细胞的跨膜信号传递功能

机体各种器官、组织和细胞的活动是相互联系的,通过神经和体液调节彼此协调成为整体,必然要求信息在细胞间的传递畅通无阻。

(一)膜通道跨膜信号传递系统
根据引起通道开放的刺激性质不同,可将通道分为化学、电压和机械门控通道等。

1. 化学门控通道　以运动神经纤维为例,当冲动到达神经末梢处时,释放一定数量的乙酰胆碱(acetylcholine, ACh)分子,与肌细胞终板膜处的 ACh 受体相结合,引起终板膜产生电变化,最后引起整个肌细胞的兴奋和收缩。由于神经-肌肉接头处的受体也可同烟碱相结合,称为 N 型 ACh 受体。

目前证明,一些氨基酸类递质,如谷氨酸、γ-氨基丁酸和甘氨酸等,也主要通过类似的化学门控通道引发靶细胞的功能改变。

2. 电压门控通道　20 世纪 80 年代科学家们克隆出几种重要离子(如 Na^+、K^+ 和 Ca^{2+} 等)的电压门控通道,在这种通道的分子结构中,存在对跨膜电位改变敏感的基团或亚单位,由其诱发整个通道分子开闭状态的改变。

3. 机械门控通道　体内存在能感受机械性刺激并引起功能改变的细胞。如内耳毛细胞顶部的听毛在受到切向力的作用产生弯曲时,激活了附近膜中的机械门控通道,出现短暂的感受器电位。

(二)受体-G 蛋白-第二信使跨膜信号传递系统
在这一系统中,某些激素和神经递质作为第一信使(first messenger),作用于靶细胞膜上的特异性受体分子，通过膜内的 G 蛋白（G protein）中介，激活或抑制膜内的效应器蛋白（也称效应器酶），导致第二信使（second messenger）物质生成增加或减少，进而使蛋白激酶活性改变，调节细胞内反应。常见的第二信使包括环磷酸腺苷（cAMP）、环磷酸鸟苷（cGMP）、三磷酸肌醇（IP_3）、二酯酰甘油（DG）和 Ca^{2+} 等。第二信使的产生至少与膜中三类特殊的蛋白质有关，即受体、G 蛋白和效应器酶。

G 蛋白是鸟苷酸结合蛋白的简称，是存在于细胞膜上的一类蛋白质家族。不同的受体可激活不同的 G 蛋白，如 G_0、G_t、G_p 等。G 蛋白是由 α、β、γ 三种亚单位构成的不均一的三聚体。α 亚单位通常起催化亚单位作用，当 G 蛋白未被激活时，它结合一个分子鸟苷二磷酸（GDP），同时与 β、γ 亚单位结合。当 G 蛋白与激活的受体蛋白在膜内相遇时，α 亚单位与 GDP 分离，并与一个鸟苷三磷酸（GTP）分子结合，α 亚单位便与 β、γ 亚单位分离，这时 α 亚单位才与膜内侧面的效应器酶起作用，使之激活或抑制，从而引起胞质中第二信使物质生成增加或减少（图 2-9）。

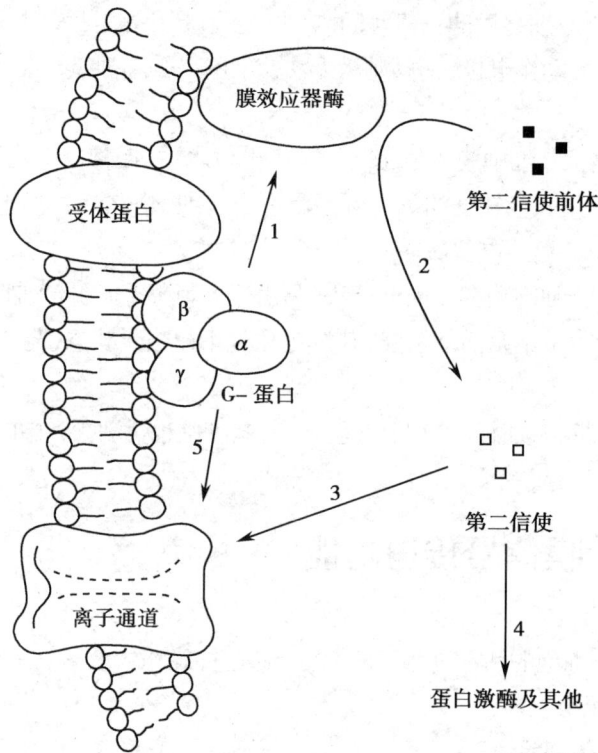

图 2-9　受体 - G 蛋白 - 第二信使跨膜信号传递系统

（三）酪氨酸蛋白激酶跨膜信号传导系统

在信息的跨膜转导途径中，还存在酪氨酸蛋白激酶跨膜信号传导系统。胰岛素和一些肽类生长因子的膜受体本身具有酪氨酸蛋白激酶活性。这些受体均是跨膜糖蛋白，膜外侧的较长的肽链部分与特定的化学信号结合后，受体的酪氨酸蛋白激酶被激活，引起胞内肽链的酪氨酸自身磷酸化以及与受体内侧面结合的胞内蛋白质酪氨酸残基磷酸化，发挥生理效应。

第四节　肌细胞的收缩功能

人体不同肌肉组织在功能和结构上各有特点，但从分子水平来看，各种收缩活动都与细胞内所含的收缩蛋白质的作用有关。本节以人体最多、研究最充分的骨骼肌为重点，说明肌细胞的收缩机制。

一、神经-骨骼肌接头处的兴奋传递

（一）神经-骨骼肌接头处的微细结构

运动神经纤维在末梢部位失去髓鞘，以裸露的轴突末梢嵌入到骨骼肌细胞终板膜的凹陷中，两者之间充满细胞外液，构成神经-骨骼肌接头。有时终板膜还有规则地向细胞内凹入，形成许多皱褶，其意义可能在于增加接头后膜的面积，使其可容纳更多数目的蛋白质分子。在终板皱褶开口处存在 N 型乙酰胆碱受体，它们是一类化学门控通道，具有能与 ACh 特异性结合的亚单位。在轴突末梢的轴浆中，含有大量直径约 50nm 含有 ACh 的囊泡（图 2-10）。据测定，每个囊泡中贮存的 ACh 量通常是相当恒定的，通过出胞作用，以囊泡为单位"倾囊"释放，被称为量子式释放（quantal release）。在终板膜上还有胆碱酯酶（acetyl cholinesterase）以降解释放出来的 ACh。

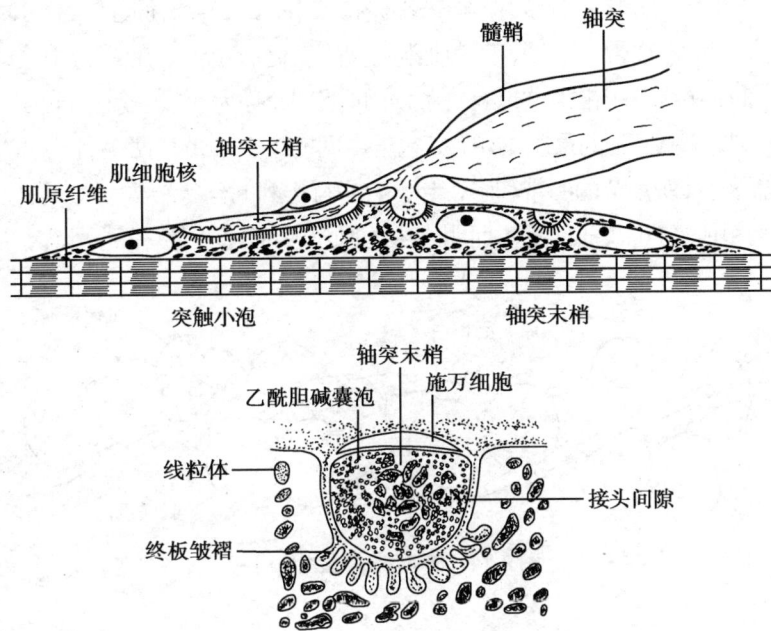

图 2-10 神经-肌接头结构示意图

（二）神经-骨骼肌接头处的兴奋传递过程

当运动神经兴奋时，Ca^{2+} 内流，触发囊泡释放，ACh 分子从接头前膜释放出来通过接头间隙到达终板膜表面，同存在于该处的 ACh 受体两个 α 亚单位结合，引起构象变化而导致其通道结构开放，允许 Na^+、K^+、少量 Ca^{2+} 通过。由于 Na^+ 内流多于 K^+ 外流，表现为去极化，称为终板电位（endplate potential）。终板电位是一种局部电位，不表现"全或无"特性，其大小与接头前膜释放的 ACh 量成比例，无不应期，可表现总和现象。终板电位产生后以电紧张形式扩布至终板膜周围的肌细胞膜。后者主要含电压门控式 Na^+、K^+ 通道，当去极化达到阈电位时，就会引发一次向整个肌细胞膜作"全或无"式传导的动作电位，后者再通过"兴奋-收缩耦联"，引起肌细胞出现一次收缩。

正常情况下，一次神经冲动所释放的 ACh 产生的终板电位可达 50～75mV，足以引起邻近肌膜的 Na^+ 通道大量开放，引发一次动作电位。因此神经-肌接头处的兴奋传递通常是"一对一"的，即运动神经纤维每有一次冲动到达末梢，就能使肌细胞兴奋一次，产生一次收缩。

释放到接头间隙的 ACh 在发挥其作用后应当及时地被清除，否则将持续作用于终板膜而使其持续去极化，影响下次到来的神经冲动的效应。ACh 的清除主要靠胆碱酯酶的降解作用来完成，此酶主要分布在接头间隙中和接头后膜上。许多药物可以作用于接头传递过程中的不同阶段，影响其功能。例如，美洲箭毒和 α-银环蛇毒可以同 ACh 竞争终板膜的 ACh 受体亚单位，阻断接头传递而使肌肉失去收缩能力，称为肌肉松弛剂。有机磷农药和新斯的明对胆碱酯酶有抑制作用，可造成 ACh 在接头部位大量积聚，引起中毒症状。重症肌无力则是由于体内骨骼肌终板膜处的 ACh 门控通道数量不足或功能障碍所引起。

二、骨骼肌细胞的微细结构

骨骼肌细胞含有大量的肌原纤维和丰富的肌管系统，排列高度规则有序。肌细胞是机体耗能做功、完成多种机械运动的功能单位。

（一）肌原纤维和肌小节

每个肌纤维含有大量直径 $1 \sim 2\mu m$ 的肌原纤维，平行排列，纵贯肌纤维全长（图 2-11）。每条肌原纤维的全长都呈现规则的明、暗交替，分别称为明带和暗带。而且相互平行的各肌原纤维，其明带和暗带又都分布在同一水平上。不论肌肉长度如何变化，暗带都保持 $1.5\mu m$ 的长度，而明带的长度发生变化。暗带中央的一段相对透明区域，称为 H 带，它的长度随肌肉长度的变化而变化。在 H 带中央即整个暗带的中央，有一条横向的暗线，称为 M 线。明带中央也有一条横向的暗线，称为 Z 线。肌原纤维上每一段位于两条 Z 线之间的区域，是肌肉收缩和舒张的最基本单位，包含中间的 1 个暗带和两侧各 1/2 的明带，称为肌小节（sarcomere）。电镜观察表明，肌小节的明带和暗带包含有平行排列的丝状结构，称为肌丝。暗带中的肌丝较粗，直径约 10nm，称为粗肌丝（thick filament），而明带中的肌丝较细，直径约 5nm，称为细肌丝（thin filament）。

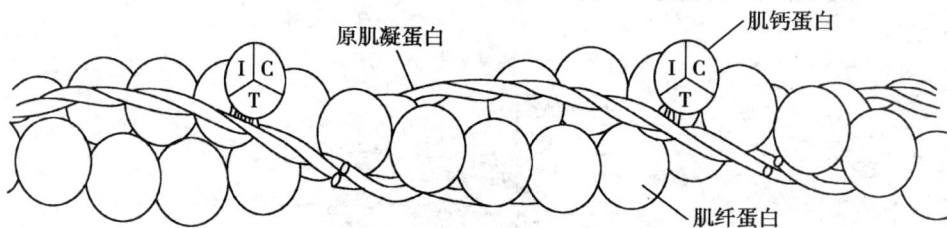

图 2-11　细肌丝三种蛋白结构

粗肌丝由肌凝蛋白（myosin，也称肌球蛋白）组成。每条粗肌丝含有由 200～300 个肌凝蛋白分子组成的主干。每个肌凝蛋白有一条螺旋结构的尾和一个球状的头。球状头部有规则地伸出到粗肌丝主干的表面，形成横桥（cross bridge）。肌肉安静时，横桥与主干的方向是垂直的，并正好有一条细肌丝与之相对。在一定条件下，横桥可以和细肌丝的肌纤蛋白分子可逆性结合，横桥具有 ATP 酶活性，分解 ATP 释放能量，作为横桥移动做功的能量来源。

细肌丝由肌纤蛋白（actin，亦称肌动蛋白）、原肌凝蛋白（tropomyosin）和肌钙蛋白（troponin）组成（图 2-11）。肌纤蛋白与肌丝滑行有直接关系，故和肌凝蛋白一同被称为收缩蛋白。肌纤蛋白由两列球形肌纤蛋白单体聚合而成双螺旋，形成细肌丝的主干。而细肌丝中另外两种蛋白质，不直接参与肌丝滑行，但影响和控制收缩蛋白间的相互作用，称为调节蛋白。原肌凝蛋白，也呈双螺旋结构，在细肌丝中和肌纤蛋白双螺旋并行，肌肉安静时其位置正好在肌纤蛋白和横桥之间，阻碍两者结合；肌钙蛋白，在细肌丝上不直接和肌纤蛋白分子相连接，而只是以一定的间隔出现在原肌凝蛋白的双螺旋结构之上。肌钙蛋白的分子呈球形，含有三个亚单位：亚单位 C 中有一些带双负电荷的结合位点，对肌浆中出现的 Ca^{2+}（以及其他可能出现的两价正离子和 H^+）有很大的亲和力。亚单位 T 把整个肌钙蛋白分子结合于原肌凝蛋白。而亚单位 I 在亚单位 C 与 Ca^{2+} 结合时，把信息传递给肌凝蛋白，引起后者的分子构象改变，解除肌纤蛋白和横桥相互结合的阻碍。

（二）肌管系统

肌浆中有大量复杂的肌管结构：一种是横管（transverse tubule）或称 T 管，与肌原纤维垂直，由肌膜向内凹陷形成，与细胞外液相通，横管可将肌细胞膜上的动作电位传入细胞深部。另一种是纵管（longitudinal tubule）或称为 L 管，由肌浆网形成，走行方向与肌原纤维平行。纵管在接近肌小节两端的横管处，形成特殊的膨大，称为终末池（terminal cisterna）。终末池含有大量的 Ca^{2+}，称为钙库。肌浆网和终末池的作用是通过对 Ca^{2+} 的贮存、释放和再聚集，引起和终止肌丝的滑行。一条横管和它两端终末池构成的三联管结构（图 2-12）是把肌细胞膜的电变化和细胞内的肌丝滑行过程联结起来的关键部位。

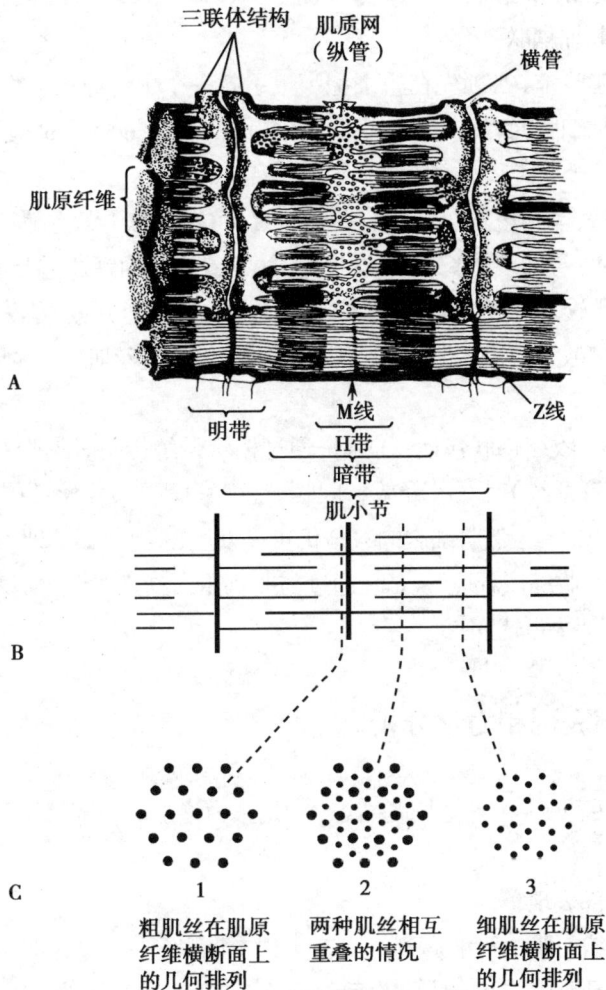

图 2-12 肌小节结构示意图
A. 三联管结构；B. 肌小节侧面示意图；C. 肌小节不同横截面示意图

三、骨骼肌的收缩原理

Huxley 等学者在 20 世纪 50 年代初期就提出了肌肉收缩的滑行理论（sliding theory）。主要内容：肌肉收缩时，虽然在外观上存在整个肌肉或肌纤维的缩短，但肌细胞内并无肌丝或它们所含的分子结构的缩短，只是在每一个肌小节内发生了细肌丝向粗肌丝之间的滑行，使肌肉发生收缩。由 Z 线发出的细肌丝向暗带中央移动，结果使相邻的 Z 线互相靠近，肌小节长度变短，明带、H 带变短，暗带长度不变，这是肌肉收缩的滑行理论的直接证据。

（一）肌丝的滑行过程

肌丝滑行理论基本内容：当肌细胞上的动作电位引起肌浆中 Ca^{2+} 浓度升高时，肌钙蛋白结合 Ca^{2+}，发生构象改变，进而也引起原肌凝蛋白的构象改变，使原肌凝蛋白的双螺旋结构发生扭转，暴露了细肌丝肌纤蛋白和横桥结合的位点，两者发生结合。在横桥与肌纤蛋白的结合、扭动、解离和再结合、再扭动等构成的横桥循环(cross bridge cycling)过程中,使细肌丝不断向暗带中央移动。与此相伴随的是 ATP 的分解消耗和化学能向机械能的转换,完成肌肉的收缩。上述的横桥循环在一个肌小节以至整个肌肉中都是非同步进行的,这样才能使肌肉产生恒定张力和连续缩短。

肌细胞收缩时释放到肌浆中的 Ca^{2+} 可将肌浆网膜上的钙泵激活,将进入肌浆的 Ca^{2+} 逆浓度差重新摄入终池贮存起来以备再次使用。肌浆内 Ca^{2+} 减少后,肌钙蛋白便与 Ca^{2+} 分离,引起肌细胞舒张。

(二)骨骼肌的兴奋 - 收缩耦联

要想使骨骼肌细胞发生收缩,必须先在肌细胞膜上引起一个可传导的动作电位。把肌细胞的兴奋和收缩连接起来的过程称为肌细胞的兴奋 - 收缩耦联(excitation-contraction coupling)。在这个过程中起关键作用的耦联物质就是 Ca^{2+}。

当肌膜产生动作电位后,动作电位可沿肌膜迅速传播,并经由横管膜到达三联体。在骨骼肌,动作电位使横管上 L 型钙通道激活,导致"拔塞"样构象改变,触发终池上的钙通道开放和 Ca^{2+} 释放。而在心肌,动作电位使横管 Ca^{2+} 通道开放,内流的 Ca^{2+} 引起终池膜上的 Ca^{2+} 通道开放,称为 Ca^{2+} 触发 Ca^{2+} 释放。终池内的 Ca^{2+} 顺浓度差以易化扩散方式进入肌浆到达肌丝区域,与细肌丝肌钙蛋白结合,引发肌丝滑行,导致肌细胞收缩。

综上所述,骨骼肌兴奋 - 收缩耦联包括:①兴奋通过横管系统传向肌细胞的深处;②三联管结构处的信息传递;③肌浆网(即纵管系统)对 Ca^{2+} 释放和回收。这一过程的关键部位在三联管,起关键作用的物质是 Ca^{2+}。如果肌浆中缺少 Ca^{2+},纵然肌细胞的兴奋仍可以发生,但不能引起收缩,这种只产生兴奋而不能引发收缩的现象称为"兴奋 - 收缩脱耦联"。Ca^{2+} 通过与肌钙蛋白结合对肌力有重要调控作用,肌浆中 Ca^{2+} 浓度在一定范围内与肌肉的收缩力呈正变关系。

四、骨骼肌收缩的外部表现和力学分析

骨骼肌收缩时可产生两种变化:一是长度缩短;一是张力增加。不同情况下,肌肉收缩有不同的表现形式。

(一)骨骼肌收缩的外部表现

1. 等张收缩与等长收缩 肌肉可能遇到的负荷主要有两种:一种是在肌肉收缩前所承受的负荷,称为前负荷(preload),另一种是肌肉在开始收缩之后承受的负荷,称为后负荷(afterload)。前负荷影响肌小节初长度,通过影响横桥与肌纤蛋白的结合数目影响肌肉收缩能力。而后负荷会直接影响肌肉的收缩形式。

等张收缩(isotonic contraction)指后负荷存在的情况下,肌肉收缩产生的张力等于负荷时,尽管肌肉长度可发生变化使负荷发生位移,但其张力保持不变。

等长收缩(isometric contraction)又称静态收缩,是指如果后负荷高于肌肉产生的最大张力时,肌肉收缩时只有张力的增加而无长度的缩短。如人体站立时,为了对抗重力和维持一定姿势而发生的有关肌肉的收缩主要就是等长收缩。

大多数情况下人体骨骼肌的收缩是混合式的,也就是说既有张力的增加又有长度的缩短,而且总是张力增加在前,长度缩短在后。

2. 单收缩与强直收缩 肌肉受到一次刺激时,爆发一次动作电位,引起一次收缩,称为单收缩(single twitch)。单收缩可分为潜伏期、缩短期和舒张期三个时期,如蛙腓肠肌潜伏期约 10ms,缩短期约 110ms,舒张期长于缩短期。

强直收缩(tetanus)指在连续刺激下,肌肉产生的多个单收缩发生融合。不同频率的连续刺激引起不同程度的强直收缩。如果刺激频率较低,后一刺激落在前一收缩的舒张期内,表现为舒张不完全,记录的收缩曲线成锯齿状,称为不完全强直收缩。如果刺激频率较高,后一刺激落在前面的缩短期内,就会出现收

缩的叠加现象,即只见有缩短期而没有舒张期,称为完全强直收缩。这时记录的收缩曲线为较光滑的收缩曲线,而且其收缩幅度大于单收缩和不完全强直收缩的幅度(图 2-13)。人体的骨骼肌收缩是以整块肌肉进行的。运动神经传来的神经冲动总是连续的,因此,正常骨骼肌的收缩不可能是单收缩而是强直收缩。

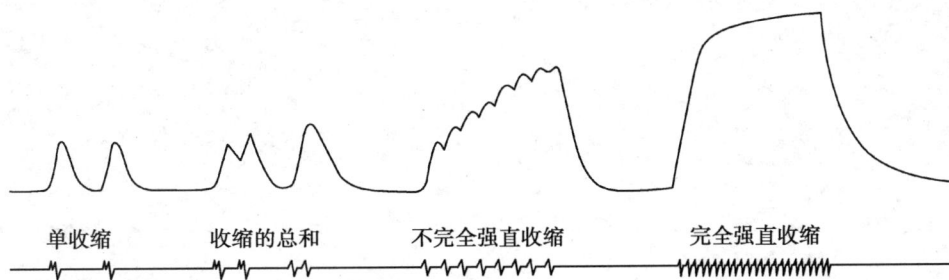

单收缩　　　收缩的总和　　　不完全强直收缩　　　完全强直收缩

图 2-13　单收缩与强直收缩

(二)力学分析——影响肌肉收缩的因素

影响肌肉收缩力学表现的因素至少有三个:前负荷、后负荷和肌肉本身的功能状态(即肌肉收缩能力)。

1. 前负荷的影响　肌肉的初长度是指肌肉收缩前在前负荷作用下的长度。如其他条件不变,可见肌肉的初长度在一定范围内与肌张力呈正变关系。但超过一定范围,则呈反变关系。这个产生最大肌张力的肌肉初长度称为最适初长度,此时的前负荷称为最适前负荷。肌肉处于最适初长度时粗肌丝的横桥与细肌丝作用点的结合数量最多,导致收缩产生的肌张力最大,收缩速度最快,缩短的长度也最大,所以做功效率最高。

2. 后负荷的影响　后负荷是肌肉收缩的阻力或做功对象。肌肉在有后负荷作用的情况下收缩,总是先张力增加,后长度缩短。如果其他条件不变,随着后负荷的增大,肌肉缩短前产生的最大张力和达到最大张力所需的时间均增加,而肌肉开始收缩的初速度和缩短的最大长度均减小。后负荷为零时,肌肉缩短速度最快。当后负荷增大到一定限度时,则肌肉的缩短速度为零。后负荷在零与最大限度之间,它与肌肉的缩短速度呈反变关系。后负荷过小,虽然肌肉缩短速度很快,但肌张力会同时下降;反之,后负荷过大,在肌张力增加的同时,肌肉缩短速度减慢。所以,适度后负荷才能获得肌肉做功的最佳效率。

3. 肌肉收缩能力　肌肉收缩能力(contractility)是指肌肉本身的功能状态,与前、后负荷无关。肌肉收缩能力主要取决于兴奋-收缩耦联期间肌浆中的 Ca^{2+} 水平、ATP 酶活性等因素,亦受神经、体液因素的影响。肌肉收缩能力既可以影响肌肉收缩时的张力,也可以影响缩短的速度。

(肖中举　王宁黔)

学习小结

细胞膜具备转运物质、产生生物电及传递信号等基本功能。物质跨膜转运存在单纯扩散、易化扩散、主动转运、出胞与入胞等方式。静息电位与动作电位是细胞产生的基本生物电形式。骨骼肌细胞的收缩机制为"肌丝滑行学说"。

复习参考题

1. 物质跨膜转运具有哪些方式? 各有何特征?

2. 静息电位与动作电位的产生机制是什么?

3. 动作电位与局部电位传递的机制及特点有什么不同?

4. 跨膜信号传递有哪些基本方式?

5. 简述"肌丝滑行学说"的原理?

第三章 血 液

3

学习目标

掌握	血液的组成、血细胞比容的概念、血量、血浆渗透压的形成、正常值及意义；血细胞的正常值、生理特性和功能；红细胞生成的调节；血液凝固的过程；ABO血型系统的分型依据以及输血原则。
熟悉	血液的理化性质。
了解	纤维蛋白溶解过程；Rh血型系统。

血液（blood）是由血浆（plasma）和血细胞（blood cell）组成的流体组织。在心脏的推动下在血管内周而复始地循环流动，灌注全身器官。血液对机体内环境稳态的维持具有重要作用。

第一节　血液的组成及其理化特性

一、血液的组成

血液由血浆和血细胞组成（图 3-1）。血细胞包括红细胞（erythrocyte 或 red blood cell，RBC）、白细胞（leukocyte 或 white blood cell，WBC）和血小板（platelet 或 thrombocyte）。将新采的血液经抗凝处理后，置入比容管中，以 3000 转 /min 的速度离心 30 分钟后，可见血液因各成分的比重不同而分层。上部占容积 55%～60% 的淡黄色液体即血浆，下部深红色不透明的血柱是红细胞，在血浆与红细胞之间是一薄层灰白色的白细胞和血小板。用这种离心方法测得的血细胞占全血容积的百分比，称为血细胞比容（hematocrit），反映全血中血细胞数量的相对值。由于血液中的有形成分主要是红细胞，故也称红细胞比容。正常人男性血细胞比容为 40%～50%，女性为 37%～48%，新生儿约为 55%。

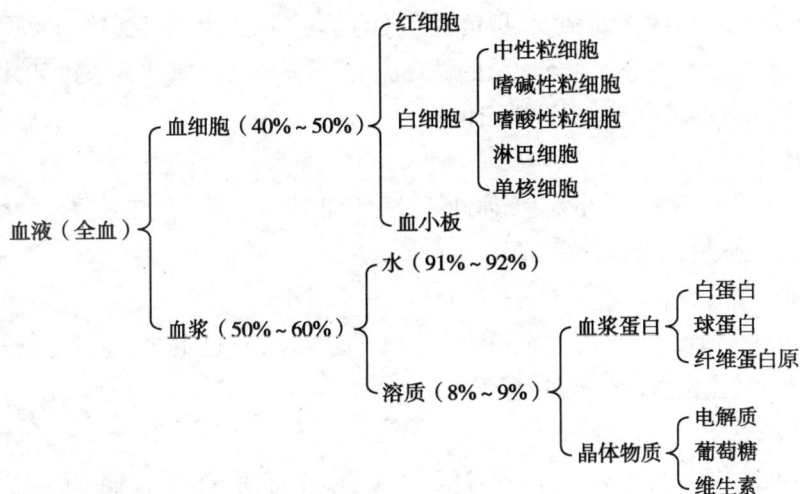

图 3-1　血液的组成

二、血液的理化特性

（一）血液的比重

血液的比重为 1.050～1.060，血液中红细胞数愈多则血液比重愈大。血浆的比重为 1.025～1.030，其高低主要取决于血浆蛋白的含量。红细胞的比重为 1.090～1.092，与红细胞内血红蛋白的含量呈正相关。测定全血或血浆的比重可间接估算红细胞或血浆蛋白的含量。

（二）血液的黏滞性

液体的黏滞性（viscosity）来源于液体内部分子或颗粒之间的摩擦。血液的黏滞度通常以血液或血浆与水流过等长的两根毛细管所需的时间之比来表示。当温度为 37℃时，以水的黏滞度为 1，则全血的相对黏滞度为 4～5，血浆为 1.6～2.4。全血的黏滞度主要取决于血细胞比容的高低，血浆的黏滞度则主要取决于血浆蛋白的含量。因某种疾病使体内微循环血流速度显著减慢时，红细胞发生叠连和聚集，使血液的黏滞度增大,血流阻力增大,影响循环的正常进行。严重贫血的患者红细胞减少,血液黏滞性下降;而大面积烧伤的患者,血中水分大量渗出血管,血液浓缩使黏滞性增高。

(三)血浆渗透压

血浆渗透压约相当于 300mmol/L 或 5790mmHg(770kPa)(详见本章第二节)。

(四)血浆的酸碱度

血浆的酸碱度保持相对恒定对机体生命活动十分重要。正常人血浆 pH 值为 7.35～7.45。血浆 pH 值相对恒定主要依赖于血浆中的缓冲对和肺、肾的调节功能。血浆中主要缓冲对包括 $NaHCO_3/H_2CO_3$、蛋白质钠盐/蛋白质和 Na_2HPO_4/NaH_2PO_4,其中以 $NaHCO_3/H_2CO_3$ 最为重要。血浆中缓冲物质对酸碱的缓冲作用,以及肾脏和肺不断地排出体内的酸或碱,使正常血浆 pH 值的变动范围极小,pH 值低于 6.9 或者高于 7.8 时都将危及生命。

三、血液的功能

血液具有物质运输、免疫、防御、生理止血和缓冲血浆酸碱度等多种功能,对机体的生理活动和健康具有重要作用。血液的主要功能包括以下几方面:

(一)运输功能

血液在心血管系统中周而复始地流动,担负着重要的运输功能。其主要运输的物质有营养物质、无机盐、水、氧、二氧化碳、激素和酶等。随着血液的循环流动,营养物质和氧被运送到组织细胞,同时将组织中的代谢产物和二氧化碳运送到排泄器官排出体外。

(二)免疫功能

血液中的白细胞、免疫球蛋白、补体等,通过特异性和非特异性免疫反应对侵入的细菌等微生物及体内衰老、坏死的组织细胞进行吞噬、分解、清除。

(三)防御功能

血液中的血小板、凝血因子、促凝物质和纤维蛋白溶解物质,通过生理性止血、抗凝血与纤维蛋白溶解等作用,既能有效地防止出血,又能保持血管内血流畅通。

(四)维持内环境稳态

通过血液流动起到沟通内、外环境,沟通各组织、器官之间联系的作用,使细胞外液中各种物质组成和理化特性保持相对稳定;血液中含有多种缓冲物质,缓冲血浆中可能发生的酸碱变化,从而保持血浆 pH 的相对稳定。血液中含有大量的水分,能吸收体内产生的热量,并通过血液流动,将机体深部热量带至体表散发以维持体温相对稳定。

血浆中 91%～93% 是水分,其中溶解着多种电解质、小分子有机物质(营养物质、代谢产物、激素等)和一些气体(O_2、CO_2 等)。由于这些溶质和水都很容易透过毛细血管壁与组织液相互交换,因此,血浆和组织液的溶质含量及理化性质变化基本是一致的。

第二节 血浆及其功能

一、血浆的成分及作用

血浆是细胞外液的一部分,约占体重的 5%,含有多种溶质。正常情况下血浆中的各种溶质成分在一定范围内保持相对稳定(表 3-1)。

表 3-1　血浆的化学成分及正常值

化学成分	正常值	化学成分	正常值
总蛋白	65～85g/L	Cl^-	96～107mmol/L
白蛋白（A）	40～48g/L	Na^+	135～148mmol/L
球蛋白（G）	15～30g/L	K^+	4.1～5.6mmol/L
白蛋白/球蛋白（A/G）	1.5～2.5	Ca^{2+}	2.25～2.9mmol/L
纤维蛋白原（血浆）	2～4g/L	Mg^{2+}	0.8～1.2mmol/L
非蛋白（NPN）	200～400mg/L	尿素氮	90～200mmol/L
肌酐（全血）	0.010～0.018g/L	葡萄糖（全血）	3.9～6.1mmol/L
尿酸（全血）	0.02～0.4g/L	总胆固醇	1.1～2.0g/L

（一）水和晶体物质

血浆中水分约占 90%～92%。血浆中的水对于实现血液的物质运输、调节体温等功能具有重要作用。血浆中含有大量的晶体物质，如无机盐、葡萄糖、氨基酸、尿素等。其中主要离子有 Na^+、K^+、Ca^{2+}、Mg^{2+}、Cl^-，HCO_3^- 等。晶体物质中的无机盐在形成并维持血浆晶体渗透压、缓冲血浆酸碱度、维持组织细胞正常兴奋性等方面起着重要作用。

（二）胶体物质

血浆中还含有部分胶体物质统称为血浆蛋白（plasma protein）。血浆蛋白是血浆中多种蛋白质的总称，包括白蛋白，又称清蛋白，球蛋白和纤维蛋白原三类。正常成人血浆蛋白含量为 65～85g/L，其中白蛋白为 40～48g/L，球蛋白为 15～30g/L。除 γ- 球蛋白来自浆细胞外，白蛋白和大多数球蛋白主要由肝脏合成。肝病时常引起血浆白蛋白/球蛋白的比值下降甚至倒置。

血浆蛋白的主要功能是：①形成血浆胶体渗透压；②与甲状腺激素、肾上腺皮质激素、性激素等结合，维持这些激素在血浆中相对较长的半衰期；③作为载体运输脂质、离子、维生素、代谢废物以及一些异物等低分子物质；④参与血液凝固、抗凝和纤溶等生理过程；⑤抵御病原微生物的入侵；⑥营养功能等。

二、血浆渗透压

（一）血浆渗透压的形成

渗透压是指溶液中溶质分子所具有的透过半透膜对水分子吸引和保持的能力。渗透压的大小取决于单位体积溶液中溶质颗粒数目的多少，与溶质的种类及颗粒的分子大小无关。渗透压的单位常用 mOsm/L 表示。血浆渗透压即血浆所具有的吸引和保留水分子的能力，约为 300mOsm/L。

血浆渗透压（plasma osmotic pressure）主要来自溶解于其中的晶体物质，特别是电解质（如 Na^+ 和 Cl^-）。由无机盐、葡萄糖、尿素等晶体物质（主要为 Na^+、Cl^-）所形成的渗透压称为晶体渗透压（crystalloid osmotic pressure），正常值为 298.5mOsm/L，约占血浆总渗透压的 99% 以上。由血浆蛋白等胶体物质（主要为白蛋白）所形成的渗透压称为血浆胶体渗透压（colloid osmotic pressure），其数值很小，仅 1.5mOsm/L。通常将与血浆渗透压相等或相近的溶液称为等渗溶液，如 0.9% NaCl 溶液（又称生理盐水）和 5% 的葡萄糖溶液等。高于血浆渗透压的溶液称为高渗溶液，如 20% 的葡萄糖溶液。而渗透压低于血浆渗透压的溶液则称为低渗溶液，如 0.65% 的 NaCl 溶液。

（二）血浆渗透压的生理意义

1. 血浆晶体渗透压的生理意义　细胞膜为半透膜，允许水自由通透，而晶体物质不易通透。由于细胞内、外液中的溶质分子构成虽有差异，但两者的晶体渗透压基本相等，故使细胞内、外水的交换保持平衡。若某种原因使血浆晶体渗透压升高，就会吸引细胞内的水外渗，导致红细胞脱水而皱缩，当血浆晶体渗透压下降时，可使进入细胞的水增多，导致红细胞膨胀，甚至破裂溶血。因此，血浆晶体渗透压对调节细胞内、外水的平衡,保持红细胞的正常形态和功能有重要作用(图3-2)。

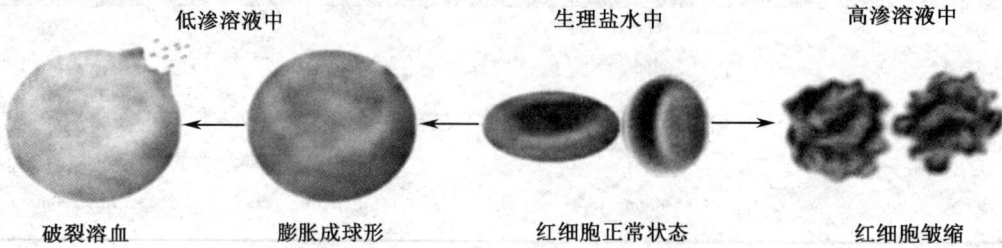

图 3-2　红细胞在不同渗透压环境中的形态变化

2. 血浆胶体渗透压的生理意义　血浆蛋白不能透过毛细血管壁,故组织液中蛋白含量极少。血浆胶体渗透压高于组织液胶体渗透压,有利于吸引组织液中的水分进入血管。如果某些因素(如肝、肾疾病)造成血浆蛋白减少,血浆胶体渗透压降低,使组织液回流减少,则会因为水分在组织间隙增多而引起水肿。因此,血浆胶体渗透压具有调节血管内、外水平衡,维持血容量的作用(图3-3)。

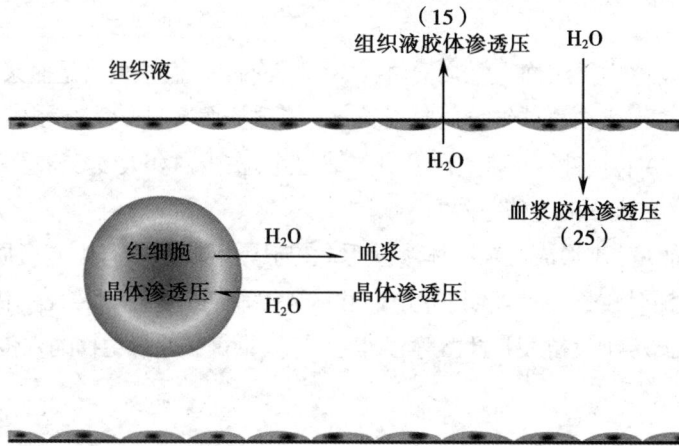

图 3-3　血浆晶体渗透压与血浆胶体渗透压作用示意图
图示红细胞内与血浆晶体渗透压基本相等,可维持红细胞正常形态;而血浆胶体渗透压大于组织液胶体渗透压,可将组织液中的水转移到血管内(图中数字的单位为 mmHg)

第三节　血细胞及其功能

一、红细胞

(一)红细胞的形态、数量与功能

正常的成熟红细胞无核和细胞器,呈双凹圆盘形,平均直径为 $7 \sim 8\mu m$。我国正常成人红细胞数量的参考值:男性为 $(4.5 \sim 5.5) \times 10^{12}/L$,平均 $5.0 \times 10^{12}/L$;女性为 $(3.5 \sim 5.0) \times 10^{12}/L$,平均 $4.2 \times 10^{12}/L$。新生儿红细胞数量可超过 $6.0 \times 10^{12}/L$。红细胞内的蛋白质主要是血红蛋白(hemoglobin, Hb)。我国成年男性血红蛋白浓度为 $120 \sim 160g/L$,成年女性为 $110 \sim 150g/L$,新生儿可达 $200g/L$。红细胞数量和血红蛋白含量还因年龄、生活环境和机体功能状态的不同而有差异。例如,儿童低于成人(但新生儿高于成人);高原居民高于平原居民;妊娠后期因血浆量增多而致红细胞数量和血红蛋白浓度相对减少。若血液中红细胞数量和(或)血红蛋白浓度低于正常,称为贫血(anemia)。

红细胞的主要功能是运输 O_2 和 CO_2。血液中 98.5% 的 O_2 与血红蛋白结合，以氧合血红蛋白的形式存在。血液中的 CO_2 主要以碳酸氢盐和氨基甲酰血红蛋白两种形式存在，分别占 CO_2 运输总量的 88% 和 7%。此外，红细胞内有碳酸酐酶和多种缓冲对，具有调节体内酸碱平衡的功能。

（二）红细胞的生理特性

1. 可塑变形性　正常红细胞受外力作用能够发生变形的特性称为可塑变形性（plastical deformability）。外力撤销后，变形的红细胞又可恢复其正常的双凹圆碟形。红细胞在全身血管中循环运行时，必须经过变形才能通过口径比它小的毛细血管和血窦孔隙。衰老、受损红细胞的可塑变形能力常降低。

2. 悬浮稳定性　悬浮稳定性（suspension stability）是指血液中的红细胞能相对稳定地悬浮于血浆中而不易因重力下沉的特性。测定方法是将盛有抗凝血的血沉管垂直静置，通常以红细胞在第 1 小时末下沉的距离来表示红细胞的沉降速度，称为红细胞沉降率（erythrocyte sedimentation rate，ESR），简称血沉。正常男性为 0～15mm/h，正常女性为 0～20mm/h（魏氏法）。血沉愈快，表示红细胞的悬浮稳定性愈小。血沉的快慢主要与血浆的成分有关，通常血浆中的球蛋白、纤维蛋白原及胆固醇含量增多时，红细胞叠连加速，沉降加快；血浆中白蛋白和卵磷脂含量增多时，则红细胞叠连、沉降减慢。生理情况下，月经期或妊娠期的妇女血沉加快；病理情况如活动性肺结核、风湿热、肿瘤和贫血患者的血沉加快。

3. 渗透脆性　红细胞在等渗的 0.9% NaCl 溶液中可保持其正常形态和大小；置于 0.40%～0.45% NaCl 低渗溶液中，部分红细胞因过度膨胀而破裂溶血；置于 0.30%～0.35% NaCl 溶液中，则红细胞全部破裂，出现完全溶血。这一现象表明红细胞对低渗盐溶液具有一定的抵抗力，将红细胞在低渗溶液中发生膨胀破裂的特性称为渗透脆性（osmotic fragility）。生理情况下，衰老红细胞对低渗盐溶液的抵抗力降低，即脆性高；而初成熟红细胞的抵抗力高，即脆性低。有些疾病可影响红细胞脆性，如遗传性球形红细胞增多症患者的红细胞脆性变大。故测定红细胞渗透脆性有助于一些疾病的临床诊断。

（三）红细胞的生成和破坏

1. 生成的部位　在成人，红骨髓是生成红细胞的唯一场所。红骨髓内的造血干细胞首先分化成红系定向祖细胞，再经过原红细胞、早幼红细胞、中幼红细胞、晚幼红细胞及网织红细胞阶段，最后成为成熟的红细胞。红骨髓造血功能的正常是红细胞生成的前提。由骨髓造血功能障碍而引起的贫血称为再生障碍性贫血。

2. 生成的原料　在红细胞生成过程中，蛋白质和铁是合成血红蛋白的重要原料。当铁摄入不足、吸收障碍或长期慢性失血导致机体缺铁时，可使血红蛋白合成减少，引起低色素小细胞性贫血，即缺铁性贫血。

3. 成熟因子　叶酸是红细胞合成 DNA 所需的重要辅酶，叶酸的转化需要维生素 B_{12} 的参与。当缺乏叶酸或维生素 B_{12} 时，DNA 的合成减少，幼红细胞分裂增殖减慢，红细胞体积增大，导致巨幼红细胞性贫血。正常情况下，食物中叶酸和维生素 B_{12} 的含量能满足红细胞生成的需要，但维生素 B_{12} 的吸收需要胃黏膜壁细胞产生的内因子的参与。内因子与维生素 B_{12} 结合，形成复合物，保护维生素 B_{12} 免受消化酶的破坏并促进其在回肠远端吸收。因此当胃大部分切除、胃壁细胞损伤或体内产生抗内因子抗体时，机体缺乏内因子，维生素 B_{12} 吸收障碍，导致巨幼红细胞性贫血。

4. 生成的调节　红细胞的生成主要受促红细胞生成素和雄激素的调节。

（1）促红细胞生成素：促红细胞生成素（erythropoietin，EPO）是一种由肾合成的糖蛋白，肝细胞和巨噬细胞也可合成少许。EPO 的主要作用是促进晚期红系祖细胞增殖、分化及骨髓释放网织红细胞。组织缺氧或耗氧量增加时，EPO 的浓度增加，使红细胞生成增多，增加循环血液中红细胞数量，提高血液的运氧能力，以满足组织对氧的需要。例如高原居民、长期从事体力劳动或体育锻炼的人或临床上肺心病患者等，其红细胞数量较多就是由于缺氧使肾组织合成 EPO 增加所致。严重肾疾患时，肾合成 EPO 减少，可引起肾性贫血。

（2）雄激素：雄激素主要作用于肾脏，促进 EPO 的合成，使骨髓造血功能增强，血液中红细胞数量增多;雄激素还可直接刺激红骨髓,使红细胞生成增多,青春期后男性红细胞数量多于女性可能与此有关。

（3）其他激素：甲状腺激素、生长激素、糖皮质激素对红细胞的生成也有一定的促进作用。

5. 破坏　红细胞的平均寿命约为 120 天。当红细胞衰老时,红细胞的可塑变形性减弱而脆性增加,容易滞留于小血管和血窦孔隙内,或在湍急的血流中因机械冲撞而破损。衰老或破损的红细胞,在肝、脾被巨噬细胞吞噬消化,脾脏功能亢进时红细胞破坏增多,引起脾性贫血。

二、白细胞

（一）白细胞的数量与分类

白细胞是一类有核血细胞,在血液中一般呈球形,在组织中则有不同程度的变形。正常成年人白细胞数（ $4.0 \sim 10.0$ ）$\times 10^9$/L。白细胞总数存在着明显的生理性波动,进食、疼痛、情绪激动、妊娠都可使白细胞总数升高。白细胞是一个不均一的细胞群,根据其形态、功能和来源可分为粒细胞（granulocyte）、单核细胞（monocyte）和淋巴细胞（lymphocyte）三大类。其中,粒细胞根据胞质颗粒的嗜色性质不同又可分为中性粒细胞（neutrophil）、嗜碱性粒细胞（basophil）和嗜酸性粒细胞（eosinophil）三种（表 3-2）。

表 3-2　血液中各种白细胞的正常值和主要功能

	正常值（10^9/L）	百分比（%）	主要功能
中性粒细胞	2.0 ~ 7.5	50 ~ 70	吞噬作用
嗜酸性粒细胞	0.02 ~ 0.50	0.5 ~ 5	抗寄生虫和抗过敏反应
嗜碱性粒细胞	0.0 ~ 1.0	0 ~ 1	参与过敏反应
单核细胞	0.12 ~ 0.8	3 ~ 8	组织吞噬细胞
淋巴细胞	0.8 ~ 4.0	20 ~ 40	特异性免疫反应
白细胞总数	4.0 ~ 10.0		

（二）白细胞的生理特性

除淋巴细胞外,所有的白细胞都能伸出伪足做变形运动,凭借这种运动白细胞得以穿过毛细血管壁,这一过程称为白细胞渗出（diapedesis）。白细胞还具有趋向某些化学物质游走的特性,称为趋化性（chemotaxis）。细胞的降解产物、抗原 - 抗体复合物、细菌或细菌毒素等都具有趋化作用。白细胞按照这些物质的浓度梯度游走到炎症部位,将其吞噬（phagocytosis）,进而消灭之。其中,中性粒细胞和单核细胞的吞噬能力最强。

（三）白细胞的功能

1. 粒细胞　约有 60% 的白细胞胞质内具有颗粒,根据胞质中颗粒的染色性质不同将粒细胞分为中性、嗜酸性和嗜碱性粒细胞,这三类细胞的比例见表 3-2。粒细胞在血流中停留时间短,一般从数小时至 2 天不等。

（1）中性粒细胞：中性粒细胞又称为多形核白细胞（polymorphonuclear leukocyte）,在血管内停留的时间平均只有 6 ~ 8 小时,它们很快穿过血管壁进入组织发挥作用,而且进入组织后不再返回血液。在人体非特异性免疫中,中性粒细胞被视为抵抗病原微生物感染的第一道防线,特别是急性化脓性炎症时,大量白细胞被趋化物质吸引到炎症部位,从而发挥吞噬细菌的作用。此外,中性粒细胞还可吞噬和清除衰老的红细胞及抗原 - 抗体复合物等。当中性粒细胞数减少到 1×10^9/L 时,可使机体抵抗力明显降低,易发感染。

（2）嗜碱性粒细胞：胞质中存在较大的碱性染色颗粒,颗粒内含有肝素、组胺、过敏性慢反应物质和嗜酸性粒细胞趋化因子 A 等。嗜碱性粒细胞在过敏反应中发挥重要作用。组胺和过敏性慢反应物质,可使毛细血管壁通透性增加,平滑肌收缩,引起荨麻疹、支气管哮喘等 I 型过敏反应症状。嗜酸性粒细胞趋化因子 A 可吸引嗜酸性粒细胞,使之聚集于局部,以限制嗜碱性粒细胞在过敏反应中的作用。

（3）嗜酸性粒细胞:嗜酸性粒细胞虽有微弱的吞噬能力,但基本上无杀菌作用。其主要作用是:①限制嗜碱性粒细胞和肥大细胞在过敏反应中的作用。在过敏反应局部,抑制嗜碱性粒细胞合成和释放生物活性物质,并能吞噬和破坏其生物活性物质;②参与对蠕虫的免疫反应。嗜酸性粒细胞黏着于蠕虫后通过释放颗粒内所含的碱性蛋白和过氧化物酶类损伤蠕虫虫体。机体发生寄生虫感染或过敏反应时,常伴有嗜酸性粒细胞增多。

2. 单核细胞　单核细胞胞体较大,从骨髓进入血液中的单核细胞仍然是尚未成熟的细胞,在血液中停留 2～3 天后迁移入组织中,继续发育成巨噬细胞(macrophage),主要存在于淋巴结、肺泡壁、肝和脾等器官。单核 - 巨噬细胞的主要作用有:①吞噬、杀灭病原微生物;②合成和释放多种细胞因子参与机体的防御反应;③参与激活淋巴细胞的特异性免疫功能,并能识别和杀伤肿瘤细胞;④清除变性的血浆蛋白、衰老与受损的细胞。

3. 淋巴细胞　淋巴细胞在机体特异性免疫应答中起重要作用。根据淋巴细胞分化成熟的场所、细胞表面标志和功能的不同,将淋巴细胞分为 T 淋巴细胞、B 淋巴细胞和自然杀伤细胞(natural killer, NK)三大类。T 淋巴细胞在胸腺内分化成熟,主要参与细胞免疫;B 淋巴细胞在骨髓内分化成熟,主要参与体液免疫;自然杀伤细胞是机体天然免疫的重要执行者,可以直接杀伤肿瘤细胞、病毒或细菌感染的细胞等,发挥抗感染、抗肿瘤和免疫调节等功能。

三、血小板

（一）血小板的形态和数量

血小板是从骨髓成熟的巨核细胞胞质破裂脱落下来的小块胞质。在血液中呈双凸面圆形或椭圆形盘状,寿命为 7～14 天。正常成年人的血小板数量是(100～300)×10^9/L。当血小板数量低于 100×10^9/L 时称为血小板减少;低于 50×10^9/L 时,微小创伤或仅血压增高即可使皮肤和黏膜下出现血瘀点,甚至出现大块紫癜或瘀斑,称为血小板减少性紫癜;血小板高于 1000×10^9/L,称为血小板过多,易形成血栓,导致心肌梗死、脑血管栓塞等疾病。

（二）血小板的生理特性

1. 黏附　血小板与非血小板表面的黏着,称为血小板黏附(thrombocyte adhesion)。非血小板表面既可以是受损血管所暴露出来的胶原纤维,也可是受损伤部位间质中的纤维蛋白。血小板黏附是生理性止血和血栓形成过程中重要的开始步骤。

2. 聚集　血小板之间相互黏着的现象称为血小板聚集(platelet aggregation)。血小板聚集分为两个时相:第一聚集时相发生迅速,也能迅速解聚,为可逆性聚集;第二聚集时相发生缓慢,但不能解聚,为不可逆性聚集。阿司匹林等药物具有抗血小板聚集的作用。

3. 释放　血小板受到刺激后将储存在致密体、α- 颗粒或溶菌酶体内的 ADP、ATP、5- 羟色胺、儿茶酚胺等物质排出的现象,称血小板释放(platelet release)。一般情况下,血小板释放发生在第一聚集时相以后,所释放的物质导致了血小板的第二聚集时相,释放需消耗能量,是主动过程。例如血小板释放的腺苷二磷酸(ADP)可使血小板聚集,形成血小板血栓,堵塞血管的伤口;5- 羟色胺、儿茶酚胺可使小动脉收缩,有助于止血。

4. 收缩　血小板具有收缩的能力。血小板中的收缩蛋白可发生收缩,使血小板收缩,血凝块回缩、硬化,有利于止血。临床上可根据体外血块回缩的情况大致估计血小板的数量或功能是否正常。

5. 吸附　血小板能吸附血浆中的多种成分,如凝血因子 I、V、XI、XII 和 5- 羟色胺等,有利于血液凝固和生理止血。

（三）血小板的生理功能

1. 参与生理性止血　在正常情况下，小血管损伤后，血液从血管内流出，数分钟后自行停止的现象，称为生理性止血（physiological hemostasis）。临床上常用小针刺破耳垂或指尖，使血液自然流出，然后测定出血延续的时间，这段时间称为出血时间，正常为 1~3 分钟（纸片法）。生理性止血过程包括局部血管收缩、血小板血栓形成和血凝块形成三个时相。在整个生理性止血过程中，黏附于损伤处的血小板一方面可释放缩血管物质使局部血管收缩以利于止血；另一方面聚集的血小板可于血管破损处形成松软血栓堵塞伤口；除此之外，血小板还能吸附凝血因子，提供磷脂表面，参与并促进血液凝固，形成坚固血栓最终有效止血。

2. 参与凝血功能　血液凝固是一个非常复杂的生化反应过程。血小板内含有许多与凝血过程有关的因子，血小板所含的这些因子统称为血小板因子（PF），较为肯定的有：纤维蛋白原激活因子（PF_2）、血小板磷脂表面（PF_3）、抗肝素因子（PF_4）及抗纤溶因子（PF_6），这些因子在血液凝固过程中起重要作用。

3. 维持毛细血管壁内皮的完整性　血小板对毛细血管内皮细胞的支持和修复具有重要作用。血小板可沉着在毛细血管壁上以填补血管内皮细胞脱落留下的空隙，及时修补血管壁，从而维持毛细血管壁的正常通透性。

第四节　血液凝固与纤维蛋白溶解

一、血液凝固

血液凝固（blood coagulation）是指血液由流体状态变为不能流动的凝胶状态的过程，简称血凝。其实质就是血浆中的可溶性纤维蛋白原转变成不溶性的纤维蛋白的过程。纤维蛋白交织成网，把血细胞及血液的其他成分网罗在内，从而形成血凝块。血液凝固 1~2 小时后，血凝块回缩析出的淡黄色液体，称为血清（serum）。血清与血浆的区别在于前者缺乏纤维蛋白原和一些凝血因子，增加了少量凝血过程中由血小板释放的物质。血液凝固是一系列复杂的酶促反应过程，需要多种凝血因子参与。

（一）凝血因子

血浆与组织中直接参与凝血的物质，统称为凝血因子（clotting factor）。目前已知的凝血因子有 14 种，其中已按国际命名法用罗马数字编了号的有 12 种（表 3-3）。此外，还有前激肽释放酶、高分子激肽原等。除

表 3-3　按国际命名法编号的凝血因子

编号	同义名
因子 I	纤维蛋白原（fibrinogen）
因子 II	凝血酶原（prothrombin）
因子 III	组织因子（tissue factor，TF）
因子 IV	Ca^{2+}
因子 V	前加速素（proaccelerin）
因子 VII	前转换素（proconvertin）
因子 VIII	抗血友病因子（antihemophilic factor，AHF）
因子 IX	血浆凝血激酶（plasma thromboplastin component，PTC）
因子 X	Sruart-Prower 因子
因子 XI	血浆凝血激酶前质（plasma thromboplastin antercedent，PTA）
因子 XII	接触因子（contact factor）
因子 XIII	纤维蛋白稳定因子（fibrin-stabilizing factor）
—	高分子激肽原
—	前激肽释放酶

因子Ⅳ是Ca^{2+}外,其余已知的凝血因子均为蛋白质,且大多数以无活性的酶原形式存在,须被激活才具有活性。常于该因子代号的右下角加一"a"字来表示活性形式,如凝血酶原被激活为凝血酶,即由Ⅱ变成Ⅱa。所有的凝血因子中,除因子Ⅲ外,其他凝血因子均存在于血浆中,且多数在肝内合成,其中Ⅱ、Ⅶ、Ⅸ、Ⅹ的生成需要维生素K的参与,当肝脏受损或维生素K缺乏时,将导致凝血障碍而发生出血倾向。

(二)凝血过程

血液凝固是由凝血因子按一定顺序相继激活而生成的凝血酶(thrombin),使纤维蛋白原(fibrinogen)变为纤维蛋白的过程。因此,凝血过程大致可分为三个基本步骤:①凝血酶原复合物的形成;②凝血酶原的激活;③纤维蛋白的生成(图3-4)。

根据凝血酶原激活物形成的始动途径及参与因子不同,可将血液凝固分为内源性凝血途径和外源性凝血途径(图3-5)。

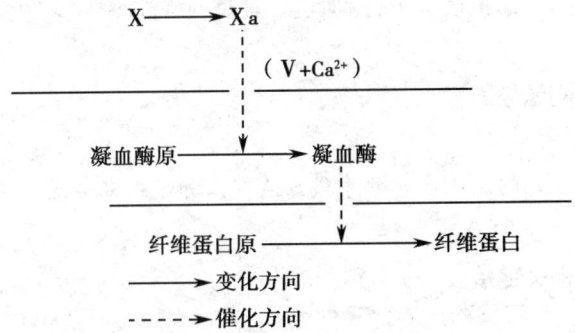

图3-4 凝血过程的三个阶段简图

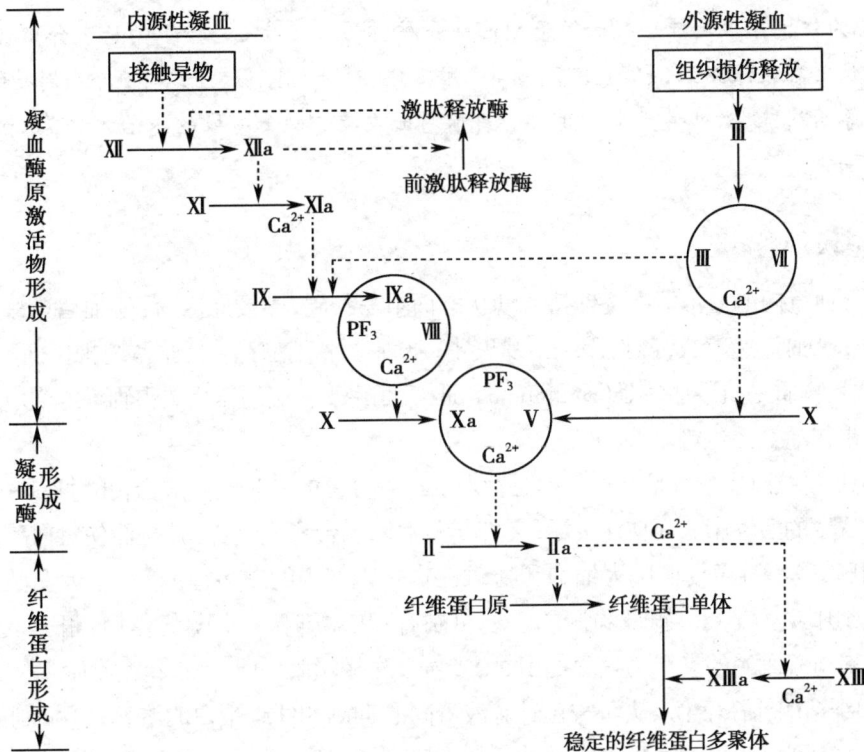

图3-5 血液凝固过程示意图
———→变化方向 ┄┄┄→催化作用

1. 内源性凝血途径 始动因子是因子Ⅻ,参与凝血的因子全部来自血浆的凝血途径称为内源性凝血途径(intrinsic pathway)。当血液与带负电荷的异物表面接触时,首先是FⅫ结合到异物表面,并被激活为FⅫa。FⅫa还能使前激肽释放酶激活,成为激肽释放酶;后者可反过来激活FⅫ,生成更多的FⅫa,因此形成表面激活的正反馈效应。FⅫa的主要功能是激活FⅪ使之成为FⅪa,因子Ⅺa与Ⅷ、Ca^{2+}、PF3组成因子Ⅷ复合物,最终共同将因子Ⅹ激活为Ⅹa。在此过程中Ⅷ是一个非常重要的辅因子,对Ⅹ的激活起加速作用。临床实践发现,缺乏因子Ⅷ、Ⅸ、Ⅺ的患者,凝血过程缓慢,微小的外伤也会出血不止,分别称血友病A、血友病B和血友病C。

2. 外源性凝血途径 由来自于血液之外的组织因子进入血液而启动的凝血过程,称为外源性凝血途径（extrinsic pathway）。因子Ⅲ又称组织因子（tissue factor），是外源性凝血途径的始动因子，存在于大多数组织细胞，当组织细胞受损伤时释放出来。当血管损伤时，暴露出组织因子，后者与Ⅶ和Ca^{2+}形成复合物，进而使因子Ⅹ激活为Ⅹa。生成的因子Ⅹa又反过来激活因子Ⅶ，进而可使更多的因子Ⅹ激活，形成外源性凝血途径的正反馈效应。

通常情况下，凝血过程都是内源性凝血和外源性凝血两条途径相互促进，同时进行的。

问题与思考

临床上有哪些手段方法可以加速或者延缓血液凝固？

相关链接

血友病是一种遗传性出血性疾病，其遗传方式是X连锁隐性遗传。血友病主要分为三类，血友病A、血友病B和血友病C。凝血因子Ⅷ的缺失被称为血友病A，又被称为真性血友病，临床表现也较为严重。血友病B又被称为Ⅸ因子缺乏症。凝血因子Ⅺ的缺失被称为血友病C。严重的患者会出现身体损伤即出血不止，出血部位常在较深组织，包括关节、肌肉、脑等组织。血肿引起组织坏死、外周神经病变、缺血性挛缩、关节畸形等后遗症，致残甚至危及生命。目前对血友病仍缺乏有效的根治方法，止血和输血仍然是主要的对症治疗手段。

（三）抗凝系统

正常情况下，血管内的血液能始终保持流动状态而不易凝固，主要原因有：①血管内膜光滑、完整、不易激活凝血因子；②血流速率快，凝血因子不易聚集；③血浆中存在着与凝血系统相抗衡的抗凝系统。血浆中最重要的抗凝物质是抗凝血酶Ⅲ（antithrombin Ⅲ）和肝素，它们的作用约占血浆全部抗凝血酶活性的75%，此外，还有蛋白质C系统等。

1. **抗凝血酶Ⅲ** 抗凝血酶Ⅲ是肝细胞和血管内皮细胞分泌的一种丝氨酸蛋白酶抑制物。能"封闭"因子Ⅸa、Ⅹa、Ⅺa、Ⅻa的活性中心而使之失活，还能与凝血酶结合形成复合物，从而使凝血酶失活。

2. **肝素** 肝素是一种主要由肥大细胞和嗜碱性粒细胞产生的黏多糖，存在于大多数组织中，在肝、肺、心和肌肉组织中更为丰富。肝素抗凝的主要机制有：①增强抗凝血酶的作用：肝素与抗凝血酶结合后，可使抗凝血酶与凝血酶的亲和力增强约100倍，抗凝作用增强2000倍；②激活血管内皮细胞，使之释放凝血抑制物和纤溶酶原激活物，从而增强对血液凝固的抑制和纤维蛋白的溶解；③抑制血小板的黏着、聚集和释放反应；④肝素还可增强蛋白质C的活性。临床上，肝素常作为一种强的抗凝物质应用于体内、外抗凝。

3. **蛋白质C系统** 蛋白质C（protein C）系统主要包括蛋白质C、凝血调节蛋白、蛋白质S和蛋白质C抑制物。蛋白质C分子量为62 000，由肝脏合成，并有赖于维生素K的存在。激活后可灭活Ⅷa、Ⅴa，并抑制Ⅹ和凝血酶原的激活；促进纤维蛋白溶解。维生素K缺乏或患肝病可使蛋白质C的合成减少。

二、纤维蛋白溶解

纤维蛋白在纤维蛋白溶解酶的作用下，被降解液化的过程称为纤维蛋白溶解（fibrinolysis），简称纤溶。纤溶的作用是使生理止血过程中所产生的局部凝血块随时溶解，从而防止血栓形成，保证血流畅通。人体内的纤溶系统包括四种成分，即纤维蛋白溶解酶原（plasminogen，简称纤溶酶原）、纤维蛋白溶解酶（plasmin，简称纤溶酶）、纤溶酶原激活物与纤溶抑制物。纤溶的基本过程可分为两个基本阶段,即纤溶酶原的激活与纤维蛋白的降解(图3-6)。

（一）纤溶酶原激活

纤溶酶原主要由肝脏合成,嗜酸性粒细胞也可合成少量。纤溶酶原在激活物的作用下被激活成为纤溶酶,其激活物包括组织型纤溶酶原激活物(t-PA)、尿激酶型纤溶酶原激活物和激肽释放酶等。当血液与异物表面接触激活FⅫ时,一方面启动内源性凝血系统,另一方面也可通过FⅫa激活纤溶系统,使凝血与纤溶相互配合,保持平衡。

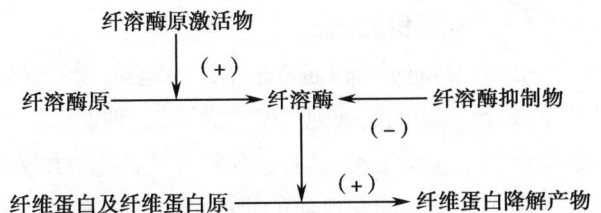

图 3-6　纤维蛋白溶解系统激活与抑制示意图
(+): 促进作用　(−): 抑制作用

（二）纤维蛋白与纤维蛋白原的降解

纤溶酶是血浆中一种活性很强的丝氨酸蛋白酶,可将纤维蛋白和纤维蛋白原分解为许多可溶性小肽,称为纤维蛋白降解产物。纤维蛋白降解产物通常不再发生凝固,其中部分小肽还具有抗凝血作用。另外,纤溶酶对FⅡ、FⅤ、FⅧ、FⅨ、FⅫ等凝血因子也有一定的降解作用。

（三）纤溶抑制物

体内有许多物质可抑制纤溶系统的活性,主要有纤溶酶原激活物抑制物-1(plasminogen activator inhibitor type 1, PAI-1)和α_2-抗纤溶酶(α_2-AP)。PAI-1主要由血管内皮细胞产生,与t-PA和尿激酶结合而使之灭活。α_2-AP主要由肝脏产生,血小板α颗粒中也储存有少量α_2-AP,通过与纤溶酶结合成复合物而抑制纤溶酶活性。

纤溶系统对保持血管内血液处于液体状态,限制血凝过程的发展,保持血管的畅通均具有十分重要的意义。在正常情况下,机体保证血栓形成部位既有适度的纤溶过程,又不致引起全身性纤溶亢进,维持凝血和纤溶之间的动态平衡。

第五节　血量、血型与输血原则

足够的血量是保证机体血液供应、维持动脉血压相对稳定,保持内环境稳态及机体新陈代谢的必要条件,明确血型并及时输血是对急性大失血患者进行治疗的重要手段之一。

一、血量

人体内血液的总量称为血量(blood volume)。正常成人血量占体重的7%～8%,即每公斤体重约70～80ml血液。当机体一次失血量不超过总血量的10%时(即少量失血),机体可通过心脏活动加强,血管收缩,储存血量释放,肝合成血浆蛋白加速,骨髓造血功能加强等方式来代偿。因此,一次献血200～300ml对健康不会带来损害。当失血达血量的20%时(即中等量失血),病人将出现血压下降,机体失代偿,各种生命活动将受到影响。当一次失血达血量的30%以上(即大量失血)时,如不及时抢救,将危及生命。

问题与思考

某患者,男,30岁,车祸后表现为神志不清,面色苍白,出冷汗,血压迅速下降,脉搏细数,请你评估此患者的失血量,并考虑如何处理?

二、血型

（一）血型相关概念

血型（blood group）通常是指红细胞膜上特异性抗原的类型。若将血型不相容的两个人的血液滴于玻片上混合，其中的红细胞可聚集成簇，这种现象称为红细胞凝集（agglutination）。红细胞凝集的本质是抗原-抗体反应。在凝集反应中，起抗原作用的是红细胞膜上的特异性抗原，称为凝集原（agglutinogen）。能与红细胞膜上的凝集原起反应的是血清中的特异抗体则称为凝集素（agglutinin）。发生抗原-抗体即凝集反应时，聚集成簇的红细胞在补体的作用下，细胞膜破裂，血红蛋白溢出，发生溶血，甚至危及生命。自1901年Landsteiner发现了第一个血型系统，即ABO血型系统后，至今已发现有29个不同的红细胞血型系统，但与临床关系最密切的是ABO血型系统和Rh血型系统。

（二）ABO血型系统

1. ABO血型的分型　根据红细胞膜上是否存在凝集原A与凝集原B而将血液分为4种ABO血型。凡红细胞膜上只含A凝集原的称A型；只存在B凝集原的称B型；A与B两种凝集原均有的称为AB型；A与B两种凝集原均无者称为O型。ABO血型系统中各血型凝集原和凝集素分布情况见表3-4。ABO血型系统存在几种亚型，其中最重要的是A型中的A_1和A_2亚型。不同亚型之间互输，仍有可能发生抗原-抗体反应，所以在输血时仍应注意亚型的存在。

表3-4　ABO血型系统中的抗原和抗体

血型	凝集原	凝集素
A型 A_1	$A+A_1$	抗B
A_2	A	抗B+抗A_1
B型	B	抗A
AB型 A_1B	$A+A_1+B$	无
A_2B	$A+B$	抗A_1
O型	无A，无B	抗A+抗B

2. ABO血型的相互输血关系　正确测定血型是保证输血安全的基础。在一般输血中只有ABO系统的血型相合才能考虑输血。根据免疫学原理，当某种抗原遇到相对应抗体时，便发生抗原-抗体反应。因此，A凝集原的红细胞与含抗A凝集素的血清相遇，或B凝集原的红细胞与含抗B凝集素的血清相遇，均会发生红细胞凝集反应。因而临床上可以将A型血清与B型血清作为标准血清，以观察其在与受测试红细胞混合后是否出现凝集反应来判断受试者的血型（图3-7）。

（三）Rh血型系统

1. Rh血型的分型　Rh凝集原是人类红细胞膜上存在的另一类凝集原，最先发现于恒河猴（Rhesus monkey）的红细胞，取其英文名的前两个字母，命名为Rh凝集原。将恒河猴的红细胞重复注射于豚鼠或家兔的腹腔中，引起受试动物发生免疫反应，产生的凝集素被称为抗Rh凝集素。后来发现此凝集素能够使大部分人的红细胞发生凝集反应，说明多数红细胞膜上存在有Rh凝集原。现已知Rh血型系统有40多种凝集原，与临床密切相关的是

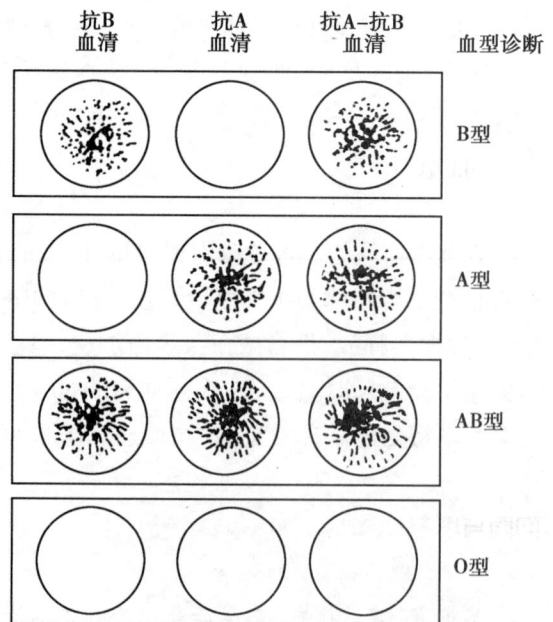

图3-7　ABO血型的鉴定

C、c、D、E、e 五种凝集原。其中以 D 凝集原的抗原性最强，所以凡红细胞表面有 D 凝集原的就称为 Rh 阳性，没有 D 凝集原的称为 Rh 阴性。我国汉族人口中有 99% 的人是 Rh 阳性，只有 1% 的人为 Rh 阴性。有些少数民族 Rh 阴性者的比例较大，如苗族为 12.3%，塔塔尔族为 15.8%。我国的生理学家易见龙首先报道了我国 Rh 血型的分布，为输血和血型的研究做出了重要贡献。

2. Rh 血型的特点及其临床意义　　Rh 血型系统没有天然的凝集素，它是后天经致敏才获得免疫凝集素的，即 Rh 阴性的人血液中输入 Rh 凝集原以后，体内发生免疫反应，才产生 Rh 凝集素即 Rh 系统的抗体，因此，Rh 阴性者在第一次接受 Rh 阳性的血液时，因 Rh 阴性受血者体内无天然抗体，不会发生凝集反应，当第二次输入 Rh 阳性血液时，则会因抗原抗体结合而发生红细胞凝集反应；Rh 凝集素主要是 IgG，因其分子较小，能透过胎盘。当 Rh 阴性的孕妇怀有 Rh 阳性的胎儿时，Rh 阳性胎儿的少量红细胞或 D 抗原可以进入母体，使母体产生免疫性抗体，主要是 D 抗体。这种抗体可以透过胎盘进入胎儿的血液，可使胎儿的红细胞发生溶血，造成新生儿溶血性贫血，严重时可导致胎儿死亡。由于一般只有在妊娠末期或分娩时才有足量的胎儿红细胞进入母体，而母体内抗体的浓度是缓慢增加的，故 Rh 阴性的母体怀第一胎 Rh 阳性的胎儿时，很少出现新生儿溶血的情况，但在第二次妊娠时，母体内的抗 Rh 抗体可进入胎儿体内而引起新生儿溶血。若在 Rh 阴性母亲生育第一胎后，及时输注特异性抗 D 免疫球蛋白，中和进入母体的 D 抗原，避免 Rh 阴性的母亲致敏，可预防第二次妊娠时新生儿溶血的发生。因此，Rh 血型系统在临床上具有重要意义。

相关链接

新生儿溶血病，是指由于母子血型不合，母亲体内产生与胎儿血型抗原不配的血型抗体，这种抗体通过胎盘进入到胎儿体内引起同族免疫性溶血。新生儿溶血病的临床表现轻重不一，取决于抗原性的强弱、个体的免疫反应、胎儿的代偿能力和产前的干预措施等因素。Rh 溶血病临床表现较为严重，进展快，而 ABO 溶血病的临床表现多数较轻。

三、输血原则

输血已经成为治疗某些疾病、抢救伤员生命和保证一些手术得以顺利进行的重要手段。为了保证输血的安全性和提高输血效果，必须注意遵守输血原则（principle of blood transfusion）。输血的基本原则是供血者红细胞不能被受血者血浆中的凝集素所凝集。

首先必须鉴定血型，保证供血者与受血者的 ABO 血型相合，对于育龄妇女及需要反复输血的患者，还必须使供血者与受血者的 Rh 血型相合，避免受血者在致敏后产生抗 Rh 的抗体。

其次，无论同型或异型相输，在输血前必须进行交叉配血试验（cross-match test），将供血者的红细胞与受血者的血清进行配合试验称为交叉配血主侧；再将受血者的红细胞与供血者的血清做配合试验，称为交叉配血次侧（图 3-8）。如果交叉配血试验的两侧都没有凝集反应，即为配血相合，可以进行输血；如果主侧有凝集反应，则为配血不合，不能输血；如果主侧无凝集反应，而次侧有凝集反应，只能在紧急情况下进行异型输血。此时，输血不宜太快太多，并密切观察，如发生输血反应，应立即停止输血。

随着医学和科学技术的进步，血液成分分离技术的不断提高，输血疗法已经从原来的输全血发展为成分输血和自体输血。把人血中

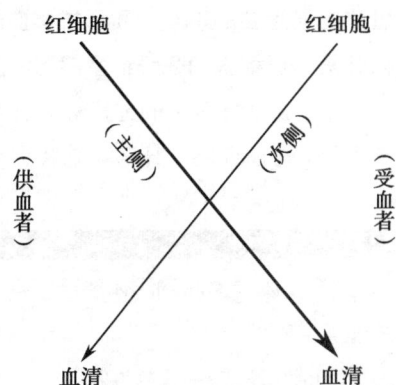

图 3-8　交叉配血试验示意图

的各种不同成分,如红细胞、粒细胞、血小板和血浆,分别制备成高纯度或高浓度的制品,再输注给患者。成分输血可增强治疗的针对性,提高疗效,减少不良反应,还能节约血源。总之,在进行输血操作时,必须严格遵守输血原则,密切注意观察;而且只在确实需要时才进行输血,决不可盲目滥用,否则可能造成严重事故。

(陈慧勤)

学习小结

血液是由血浆和血细胞组成的流体组织,对机体内环境稳态的维持具有重要作用。血液的理化特性包括比重、黏滞度、血浆渗透压及血浆的 pH 值。血细胞包括红细胞、白细胞和血小板。红细胞的主要功能是运输 O_2 和 CO_2 及调节体内酸碱平衡。红细胞的生理特性包括可塑性、变形性、悬浮稳定性和渗透脆性。骨髓是生成红细胞的唯一场所。红细胞生成的原料是蛋白质、铁、叶酸及维生素 B_{12}。红细胞的生成主要受促红细胞生成素和雄激素的调节。红细胞主要在肝和脾破坏。白细胞可分为粒细胞、单核细胞和淋巴细胞三大类。除淋巴细胞外,所有的白细胞都有变形、游走、趋化、渗出、吞噬等特性。血小板具有黏附、聚集、释放、吸附、收缩的特性,其主要功能是参与生理性止血过程、血液凝固过程和维持血管内皮细胞的正常通透性。

血液凝固的过程,可分为三个基本步骤:凝血酶原复合物的形成、凝血酶原的激活和纤维蛋白的生成。血液凝固分为内源性凝血途径和外源性凝血途径。机体内最重要的抗凝物质是抗凝血酶Ⅲ和肝素。纤维蛋白在纤维蛋白溶解酶的作用下,被降解液化的过程称为纤维蛋白溶解,简称纤溶。纤溶可防止血栓形成,保证血流畅通。人体内的纤溶系统包括四种成分,即纤维蛋白溶解酶原(简称纤溶酶原)、纤维蛋白溶解酶(简称纤溶酶)、纤溶酶原激活物与纤溶抑制物。纤溶的基本过程可分为两个基本阶段,即纤溶酶原的激活与纤维蛋白的降解。在正常情况下,机体内凝血和纤溶之间保持动态平衡。

血型通常是指红细胞膜上特异性抗原的类型。ABO 血型系统中根据红细胞膜上是否存在凝集原 A 与凝集原 B 而将血液分为 A 型、B 型、AB 型、O 型,ABO 血型系统还有几种亚型,如 A 型中的 A_1 和 A_2 亚型等。无论哪种血型的血液,其血清中不含有抗自身红细胞膜上特异性抗原的抗体。Rh 凝集原是人类红细胞膜上存在的另一类凝集原。凡红细胞表面有 D 凝集原的就称为 Rh 阳性。Rh 血型系统没有天然的凝集素,获得性 Rh 凝集素即 Rh 系统的抗体,是 IgG,因其分子较小,能透过胎盘。因此,当 Rh 阴性的孕妇怀有 Rh 阳性的胎儿时,可造成新生儿溶血性贫血,严重时可导致胎儿死亡。在准备输血时,首先必须鉴定血型,保证供血者与受血者的血型相合,其次,在输血前必须进行交叉配血试验,提倡输成分血。

复习参考题

1. 血浆胶体渗透压和晶体渗透压各有何生理意义?

2. 红细胞有哪些生理特性?

3. 为什么胃大部分切除的患者易患贫血?

4. 内源性凝血途径与外源性凝血途径有何不同?

5. ABO 血型系统的分类依据是什么?

6. 输血前为什么必须做交叉配血试验?

血 液 循 环

4

学习目标	
掌握	心脏泵血的过程；各类心肌细胞的生物电活动及其形成机制；心肌细胞的电生理特性及其影响因素；动脉血压的形成和影响因素；组织液的生成和回流及其影响因素；肾素 - 血管紧张素 - 醛固酮系统、肾上腺素和去甲肾上腺素和血管升压素对心血管活动的影响；冠脉循环特点及其调节。
熟悉	心泵功能的评价，心泵功能的影响因素；静脉血压和静脉回心血量及其影响因素；微循环组成及功能；第一心音、第二心音的形成；血管内皮细胞生成的血管活性物质、激肽释放酶 - 激肽系统和心房钠尿肽对心血管活动的调节。
了解	心肌细胞的类型；心房、心室收缩和舒张的相互关系；心电图的概念和各波的产生原理；各类血管的功能特点；毛细血管内外的物质交换方式；淋巴循环；化学感受器反射、心肺感受器反射和其他生物活性物质等对心血管活动的影响；肺和脑循环特点及其调节。

由心脏、血管和位于其中的血液组成的心血管系统是循环系统的主体。在心脏泵血功能推动下，血液在心腔和血管内按一定方向周而复始地流动，称为血液循环（blood circulation）。血液循环的主要功能是向组织细胞运送新陈代谢所需的营养物质和O_2，同时将CO_2和其他代谢产物运送至排泄器官，以维持细胞基本的生命活动；向靶细胞运输由内分泌腺分泌的激素或其他生物活性物质，以实现机体的体液调节；通过这些运输功能维持机体内环境理化特性的相对稳定并实现血液的免疫防御功能。由淋巴管和淋巴器官组成的淋巴系统收集部分组织液，以淋巴液的形式向心流动，最终汇入静脉。在神经和体液因素的调节下，循环系统的活动与其他各器官、系统的功能相互协调，使机体适应内、外环境的变化，以维持整体生命活动正常进行。

第一节　心脏生理

在生命活动过程中，心脏的节律性收缩和舒张，为血液流动提供能量，因此心脏是血液循环的动力装置。心脏舒张时容纳返回的静脉血，收缩时将血液泵入动脉，借助瓣膜的规律性开启和关闭，推动血液沿单一方向循环流动。在心脏的每个节律性活动中依次出现以下变化：①兴奋的产生及其在心脏内的扩布；②由兴奋触发的心肌收缩和随后的舒张；③瓣膜的启闭与心音的产生；④心房和心室内压力-容积的周期性变化；⑤血液在心腔和血管内定向流动。心肌的生物电活动、机械收缩和瓣膜启闭是心脏生理的主要内容，三者相互协调与配合是实现心脏泵血功能的基础。

一、心脏的泵血功能

心脏的泵血功能即泵功能（pump function）是指心脏的舒缩对血液的驱动作用。心脏收缩时将血液射入动脉，经过动脉分级实现血液在组织中的分配；心脏舒张时血液通过静脉系统回流至心脏。

（一）心动周期

心脏一次收缩和舒张构成的一个机械活动周期，称为心动周期（cardiac cycle）。在一个心动周期中，构成心脏的心房和心室其机械活动都分为收缩期（systole）和舒张期（diastole）两个阶段。因为心脏泵血功能主要由心室的机械活动决定，故心动周期通常指的是心室活动周期。

心动周期时程与心率成反比。正常成年人心率为 75 次 /min，每个心动周期时程为 0.8 秒。一般以心房收缩作为心动周期的起点。一个心动周期中，两心房首先收缩，持续 0.1 秒，继而心房舒张，持续 0.7 秒。当心房收缩时，心室仍处于舒张期；心房开始舒张后，心室进入收缩期，持续 0.3 秒，随后舒张，持续 0.5 秒。在心室舒张期的前 0.4 秒，心房也处于舒张期内，故该阶段称为全心舒张期（图 4-1）。在一个心动周期中，心房和心室的舒缩活动按照一定次序交替进行，左右心房或左右心室的活动分别是同步的。另外，心房或心室的收缩期均短于各自的舒张期。当心率增快、心动周期缩短时，心房或心室的收缩期和舒张期均缩短，但舒张期缩短更明显，这不利于心肌的休息和血液的充盈，因而对心脏的持久活动不利。

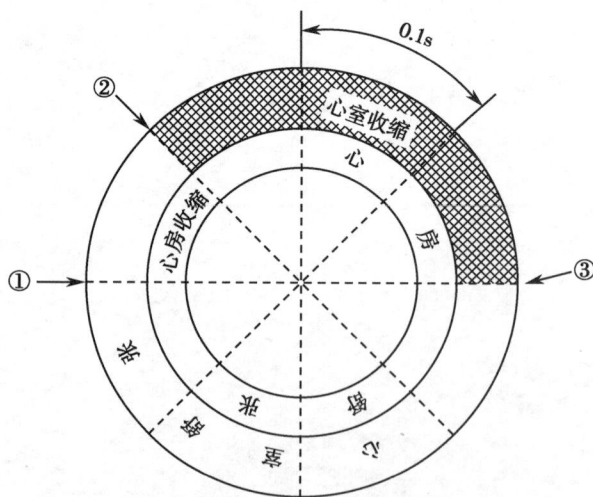

图 4-1　心动周期图解
图中各箭头表示：①心房开始收缩；②心房开始舒张，心室开始收缩；③心室开始舒张

（二）心脏的泵血过程和机制

1. **心室的射血和充盈过程**　心室在心脏的泵血活动中起主导作用,左右心室的射血和充盈过程相似且几乎同步进行,排血量也几乎相等。现以左心室为例,说明一个心动周期中心室射血与充盈的过程（图4-2）。左心室的一个心动周期分为心室收缩期和心室舒张期,描述心动周期时通常以心房开始收缩作为起点。心房收缩前,心脏正处于全心舒张期,半月瓣关闭,尽管此时心房和心室内压力均较低,但由于静脉血的不断流入使心房压高于心室压,房室瓣处于开启状态,心室不断充盈至总充盈量的约70%。全心舒张期结束后,心房开始收缩,持续约0.1秒,将心房内血液挤入仍然处于舒张期的心室,使心室的血液充盈量进一步增加约25%。

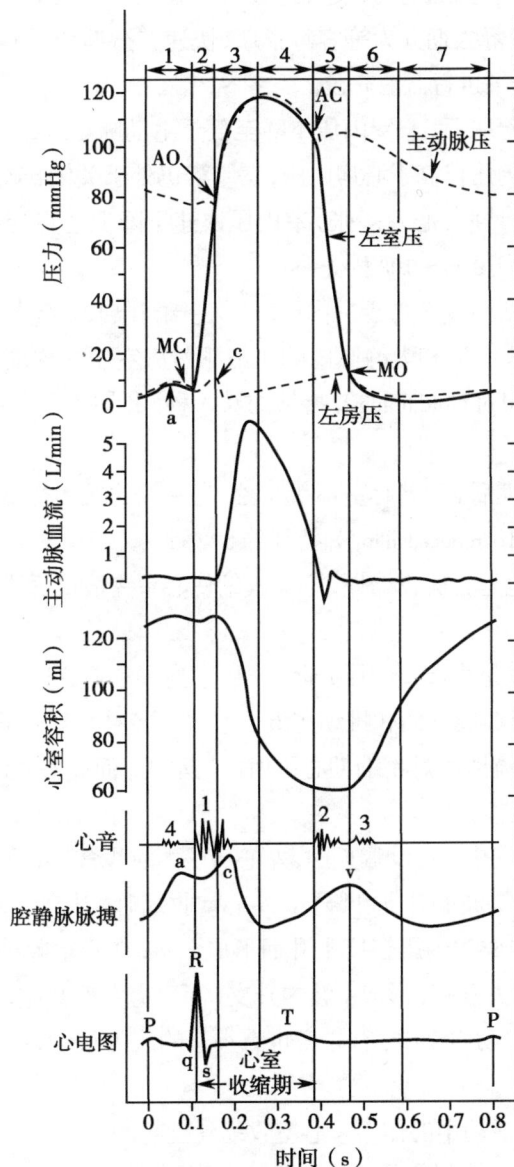

图4-2　心动周期各时相中心脏（左室）压力、容积和瓣膜等变化

1. 心房收缩期　2. 等容收缩期　3. 快速射血期　4. 减慢射血期　5. 等容舒张期　6. 快速充盈期　7. 减慢充盈期

AO和AC分别表示主动脉瓣开启和关闭　MO和MC分别表示二尖瓣开启和半闭（1mmHg＝0.133kPa）

（1）心室收缩与射血：心室收缩期（period of ventricular systole）分为等容收缩期、快速射血期和减慢射血期。

1）等容收缩期：心室开始收缩后,心室内压升高超过房内压时推动房室瓣关闭,使血液不会反流入心房。由于此时心室内压尚低于主动脉压，半月瓣仍处于关闭状态，使心室暂时成为封闭腔。自房室瓣关闭至主动脉瓣开启之前的时期，心室收缩而容积不变，使心室内压急剧升高，称为等容收缩期（period of isovolumic contraction），持续约0.05秒。

2）快速射血期：心肌收缩使心室内压升高并超过主动脉压时，主动脉瓣开放，血液由心室快速射入主动脉，即快速射血期（period of rapid ejection）。此期历时约0.1秒，射出的血液量约占总射血量的2/3，心室容积明显减小，但心室内压随着心室肌的强烈收缩而继续升高达峰值，主动脉压亦随之升高。

3）减慢射血期：快速射血期后，心室肌的收缩强度逐步减弱，射血的速度逐渐减慢，称为减慢射血期（period of reduced ejection），历时约0.15秒，心室内压与主动脉压由峰值逐渐下降，尽管室内压已略低于主动脉内压，但心室内的血液因具有较大的动能，使其逆着压力梯度继续进入主动脉。

（2）心室舒张与充盈：心室舒张期分为等容舒张期、快速充盈期和减慢充盈期，心房收缩期处于减慢充盈期的后0.1秒。心室在舒张期进行血液充盈。

1）等容舒张期：心室开始舒张后，心室内压下降至低于主动脉压时，主动脉内的血液向心室反流，推动主动脉瓣关闭。但此时心室内压仍高于心房内压，房室瓣仍处于关闭状态，心室再次成为密闭的腔。自半月瓣关闭至房室瓣开启前的时期，心室舒张，室内压快速下降但心室容积保持不变，称为等容舒张期（period of isovolumic relaxation），持续0.06～0.08秒。

2）快速充盈期：当心室内压下降至低于房内压时，房室瓣开启，心室快速舒张使室内压明显降低，甚至成为负压，形成"抽吸"作用，心房和大静脉内的血液顺着房室压力梯度快速流入心室，使心室容积迅速增大，称为快速充盈期（period of rapid filling），持续约0.11秒，此期流入心室的血液量约占心室总充盈量的2/3。

3）减慢充盈期：快速充盈期后，随着心室不断充盈，房室间的压力梯度逐渐减小，血液流入心室的速度变慢，称为减慢充盈期（period of reduced filling），持续约0.22秒。

心室舒张期的最后0.1秒也是心房收缩期，心房收缩使心室完成最后进一步的充盈，继而心室活动进入下一个心动周期。

总之，心室肌的收缩和舒张是引起室内压升降，导致心房和心室之间、心室和主动脉之间压力梯度形成的根本原因，而压力梯度则是瓣膜开闭和推动血液由心房、心室再至主动脉单向流动的直接动力。心室肌收缩所致的室内压升高和血流惯性是收缩期心脏射血的动力，而心室主动舒张和心房收缩分别是心室舒张早期和晚期血液充盈的主要动力。

2. 心动周期中心房压力的变化　心动周期中，左心房压力曲线含a、c和v三个正波。左心房收缩与舒张，引起房内压升降，分别形成a波的升支和降支；左心室收缩时，升高的室内压使血液向上推顶已关闭的房室瓣，使之凸向心房腔，造成房内压轻度上升而形成c波；在心室收缩期末，房室瓣关闭，静脉血流入心房，使心房内血量增加、压力升高，形成v波的升支，而后房室瓣开放，血液由心房迅速进入心室，房内压下降，形成v波的降支。心动周期中，右心房也有类似的压力波动，并可逆向传播到腔静脉，甚至颈外静脉。

3. 心房和心室在心脏泵血活动中的作用　心室收缩建立起的心室-动脉压力梯度是心脏射血的直接动力；而心室舒张引起的房-室压力梯度是心室充盈的主要原因，心室在心脏泵血活动中起主要作用。在整个心室舒张期的绝大部分时间（即充盈期的前4/5），心房也处于舒张状态，此时心房仅起静脉血返回心室通道的作用；尽管心室充盈量的绝大部分是在快速充盈期内完成的，但在心室舒张期的后1/5时间亦即心房收缩期，心房收缩使心室充盈进一步增加约25%，使心室舒张末期容积和压力都有一定程度的增加，心肌初长度增大，因而有利于心室射血，心房在心脏泵血活动中起初级泵作用，对于心脏射血和血液的回流也起重要作用。心房收缩缺失时，不仅因房内压增加不利于静脉血回流，而且房泵作用减弱使应急状态时的心输出量降低而损害心泵功能。

（三）心音

在心动周期中，心肌收缩、瓣膜启闭、血液撞击心室壁和大动脉壁，以及血液流动变化形成的湍流等引起的震动，可通过周围组织传递到胸壁，借助听诊器就可听到相应的声音，称为心音（heart sound）。用换能器将这些机械振动转换成电信号记录得到的图形即心音图（phonocardiogram）。

心音出现于心动周期中的某些特定时期，其音调和持续时间具有一定特征。正常人的一个心动周期可出现4个心音，即第一、第二、第三和第四心音。但一般用听诊的方法仅能听到第一和第二心音，只在一些健康的青年人和儿童同时可听到第三心音，40岁以上的健康人有时也可听到第四心音。用心音图可记录到四个心音，通过心音图或听取心音可诊断某些心脏疾病。

第一心音产生于心室收缩期，其音调较低，持续时间较长，在心尖搏动处（左第五肋间锁骨中线上）听诊最清楚。房室瓣关闭引起的室内血液和室壁的振动以及心室射血引起的大血管扩张和血液涡流产生的振动是第一心音产生的主要原因，第一心音标志着心室收缩期开始。第二心音产生于心室舒张期，其音调较高，持续时间较短，在胸骨右、左两旁第二肋间（主动脉瓣和肺动脉瓣听诊区）听诊最清楚。主动脉瓣和肺动脉瓣的关闭，血流冲击大动脉根部引起血液、管壁及心室壁的振动是第二心音产生的主要原因，第二心音标志着心室舒张期开始。第三心音产生于快速充盈期末，是一种低频、低幅的振动，由心室快速充盈期末室壁和乳头肌突然伸展及向心室充盈的血流急剧减速产生的振动所引起。第四心音发生于心室舒张的晚期，位于心室收缩期之前，由心房收缩使血液进入心室导致心室壁振动而产生，故又称心房音（atrial sound）。正常心房收缩时听不到声音，仅在心房收缩力量过强和左室壁顺应性下降时产生。

理论与实践

心音与杂音

正常人血液在心脏和大血管中流动时不会产生除正常心音以外的异常声音。当血管或心脏的器质性病变阻碍了血液的正常流动时，局部涡流引起心脏瓣膜及血管壁振动就可产生异常声音，即杂音。借助听诊器，通过辨别来源于心脏体表不同听诊区的杂音，可协助诊断相应的心血管疾病。少数情况下，杂音可出现于正常人，特别是健康青少年，称为生理性杂音，需要与病理性杂音相鉴别。病理性杂音可以在心脏的不同听诊区，以不同的音调、强度和频率出现。二尖瓣关闭不全时在其听诊区出现收缩期吹风样或拉锯样杂音，而二尖瓣狭窄患者可出现舒张期隆隆声音。如果在相应的听诊区出现音质和谐、音调高、音量大的杂音，如同哨声、琴声或鸟叫声时，提示心脏瓣膜有穿孔、心室内乳头肌或腱索断裂，室间隔穿孔或闭锁不全等。急性心肌梗死和梅毒性心脏病等可并发这类所谓的"音乐性杂音"。此外，心包炎患者可出现"心包摩擦音"，如同脚踏积雪发出的"嚓嚓"声，当音质变得干涩、沙哑时意味着心包膜的脏层和壁层均已增厚、粗糙。当尿毒症患者心前区出现这种心包摩擦音时，意味着已并发尿毒症心包炎，提示病情危重。

问题与思考

甲乙两位男同学年龄都是19岁，安静状态下心脏彩色多普勒超声检查显示，他们的心输出量均为5.0L/min。同学甲身高165cm、体重59kg；同学乙身高185cm、体重60kg。请思考：两位同学的心脏泵血功能是否相同？

（四）心脏泵血功能的评价

1. **每搏输出量与射血分数** 一侧心室每次收缩所射出的血量，称为每搏输出量（stroke volume），简称搏出量。静息状态下，左心室舒张末期最大容积约125ml，收缩末期最小容积约55ml，二者之差即每搏输出量，约70ml（60~80ml）。可见，心脏收缩时并非心室内全部血液被射出，每搏输出量占心室舒张末期容积的百分比，称为射血分数（ejection fraction），公式为：

$$射血分数=搏出量（ml）/心室舒张末期容积（ml）×100\%$$

安静状态下，健康成人的射血分数为55%~65%。正常情况下，搏出量与心室舒张末期容积是相适应的，即当心室舒张末期容积增加时，搏出量也相应增加，而射血分数基本保持不变。在心室功能减退、心室异常扩大时，尽管每搏输出量可能尚无变化，但射血分数却已明显下降。因此，与搏出量相比，射血分数更能准确地反映心脏泵血功能，对早期诊断有重要意义。

2. 每分输出量与心指数 一侧心室每分钟泵出的血量称为每分输出量，亦称心输出量（cardiac output）或心排血量，它等于每搏输出量与心率的乘积。如果心率为75次/min，每搏输出量为70ml，则心输出量约为5L/min。左右心室输出量基本相等，心输出量与机体代谢水平相适应，可因性别、年龄和所处功能状态不同而不同。健康成年男性静息状态下的心输出量为4.5~6.0L/min，女性比同体重男性的心输出量低约10%；青年人的心输出量高于老年人，健康成年人剧烈运动时的心输出量可高达25~35L/min，而全身麻醉时可降至2.5L/min。

心输出量可以衡量个体本身不同状态时或身材接近个体间的心泵功能。对于身材差异较大的个体，因新陈代谢总量相差悬殊，不宜用心输出量的绝对值比较他们的心功能。调查资料表明，人体静息时的心输出量与基础代谢率类似，不与体重成正比，而是与体表面积成正比。以单位体表面积（m²）计算的心输出量，称为心指数（cardiac index）。中等身材的成年人体表面积为1.6~1.7m²，安静、空腹时的心输出量为5~6L/min，故心指数为3.0~3.5L/（min·m²）。安静、空腹情况下的心指数，称为静息心指数，是比较不同个体心功能的常用指标。

心指数因生理情况或年龄不同而异，一般在10岁左右时的静息心指数最大，可达4L/（min·m²）以上，此后随年龄增长而逐渐下降，到80岁时可降至2L/（min·m²）。运动时，心指数随运动强度的增大而成比例地增高；妊娠、情绪激动和进食时的心指数也增高。

3. 心脏做功 心脏所做的功包括两类，一是通过心室收缩维持一定的压力（室内压）并推动血液流动（心输出量）所做的机械功即外功，也称压力-容积功；二是心脏活动中用于完成离子跨膜主动转运、产生兴奋和收缩、产生和维持心壁张力、克服心肌组织内部的黏滞阻力等所消耗的能量即内功。

心室一次收缩射血所做的外功称为每搏功，简称搏功（stroke work，SW），亦即心室完成一次心搏所做的机械外功，包括将一定容积的血液提升到一定的压力水平使其具有的势能（压力-容积功）和使一定容积的血液以一定的速度向前流动而产生的血流动能（动力功）。静息情况下，血流动能仅占左心室搏功约1%，故通常可忽略不计。因此，每搏功接近于左心室在心动周期中所做的压力-容积功。故可将每搏功近似为：

$$SW=P×SV$$

式中P为射血压力，SV为搏出量。射血压力为射血期左心室内压与心室舒张末期压之差。实际应用中，以平均动脉压代替射血期左心室内压，以平均左心房压替代左心室舒张末期压，则每搏功可进一步简化为：

$$每搏功=搏出量×（平均动脉压-左心房平均压）$$

每分功（minute work）是指心室每分钟内收缩射血所做的功，亦即心脏完成每分输出量所做的机械外功或心脏在1分钟内所做的压力-容积功。每分功等于每搏功乘以心率，当心率为75次/min时，每分功为60.2J/min。尽管右心室搏出量与左心室几乎相等，但由于肺动脉平均压仅为主动脉平均压的1/6左右，所以右心室做功量也只有左心室的1/6。

由于心肌收缩释放的能量主要用于维持血压，当动脉血压升高时，要保持搏出量不变，心肌必须增大收缩强度以克服加大了的射血阻力，因而心脏做功量必定增加。与单纯的心输出量不同，心脏做功量可用于动脉血压不同的个体心脏泵血功能的比较，也可用来评价同一个体动脉血压改变前后心脏的泵血功能。可见，同为评价心脏泵血功能的指标，心脏做功量比单纯的心输出量更为全面。

（五）心脏泵血功能的调节——影响心输出量的因素

心脏泵血功能表现为心输出量的高低和射血过程的难易。由于心输出量等于搏出量与心率的乘积，所以，凡是能影响搏出量与心率的因素均可影响心输出量。机体通过对搏出量和心率这两方面的调节来改变心输出量。搏出量的高低取决于心室前负荷、后负荷和心肌收缩能力；心率在一定范围内增快时可增加每分输出量。

1. 心室收缩的前负荷

（1）心室肌的前负荷与异长自身调节：心室舒张末期的充盈量即心室肌的前负荷，可直接反映心室舒张末期充盈量的心室舒张末期容积或压力则相当于心室的前负荷。由于心室舒张末期压力与心房压几乎相等故通常以心室舒张末期的心房压来反映前负荷。与骨骼肌类似，前负荷的大小决定了心室肌纤维收缩前的初长度，后者则影响心肌收缩力。实验中逐步改变动物心室舒张末期压力，测量相应的心室搏出量或每搏功，绘制出心室舒张末期压力与搏出量或每搏功关系曲线，即为心室功能曲线（ventricular function curve）（图4-3）。心室功能曲线大致可分为三段：①左心室舒张末压为12～15mmHg是心室最适前负荷，其左侧为心功能曲线上升支，对应的心室舒张末期压力为5～15mmHg，通常左室舒张末期压力仅5～6mmHg，在达最适前负荷之前的较大范围内，每搏功随初长度的增加而增加，通常左心室正是在心功能曲线的升支段工作，表明心室有较大的初长度储备。②左心室舒张末期压在15～20mmHg范围内曲线逐渐平坦，说明前负荷在上限范围内变动时对每搏功和泵血功能影响不大。③左心室舒张末期压高于20mmHg，曲线平坦或轻度下倾，但并不出现明显的下降支，说明正常心室的前负荷即使很高，每搏功仍不变或轻度下降。只有心肌出现严重病理损害时，心功能曲线才会出现降支。这样，心室便能自动地泵出额外增加的回心血量，这是心功能曲线上升支产生的原因。从心功能曲线看，前负荷（初长度）增加，心肌收缩力加强，搏出量和每搏功增大。这种通过改变心肌初长度而改变心肌收缩力的调节，称为异长自身调节（heterometric autoregulation）。异长自身调节的机制与骨骼肌相似，当过量的血液进入心室后，心室肌受到较大程度的牵拉，使心肌初长度增加，心肌肌小节中粗细肌丝有效重叠的程度增加，活化时形成的横桥连接的数目增加，使肌节乃至整个心室收缩强度增加，搏出量增大，额外增加的回心血量被泵出。因此，心功能曲线实际上是心肌初长度与主动张力间关系在心室整体功能上的反映。此外，尽管心肌处于最适初长度时的肌小节长度也为2.0～2.2μm，但与骨骼肌不同的是，心肌细胞外间质中含有大量的胶原纤维，且多层肌纤维交叉排列，使心肌在初长度时产生的静息张力已经很大；肌节内所含的连接蛋白具有很强的黏弹性并将肌球蛋白固定在肌节的Z盘上，限制了肌节的被动拉长，即使在前负荷很大的情况下，肌小节的长度也不会超过2.25～2.30μm。心肌的这种抗伸展作用，使心功能曲线不出现降支，其重要生理意义在于，使心脏不至于在前负荷明显增加时出现搏出量和做功能力降低。

异长自身调节的生理意义在于对搏出量的微小变化进行精细的调节，使心室射血量与静脉回心血量之间保持平衡，从而使心室舒张末期容积和压力保持在正常范围内。通常体位改变引起的短暂静脉回流变化、动脉血压突然增高或左、右心室搏出量不平衡等均可出现充盈量的微小变化，这时通过自身调节改变搏出量，使之与充盈量达到新的平衡。但若循环功能长时间发生较大幅度改变，如肌肉活动时的循环功能增强，这时仅依靠异长自身调节不足以使心脏的泵血功能满足机体的需要，而需要通过调节心肌收缩能力来进一步加强心脏的泵血功能。

（2）影响前负荷的因素：心室舒张末期血液充盈量等于静脉回心量和心室射血后剩余血量之和，它的多少决定了心室前负荷的高低。

1）静脉回心血量：静脉回心血量受心室充盈时间、静脉回流速度、心包内压和心室顺应性等因素的影响。①心室充盈时间：心率增快时，舒张期缩短使心室充盈时间变短，心室充盈不完全，静脉回心血量降低；反之，则静脉回心血量增多。但心率过慢时心室完全充盈后剩余的充盈时间将不再增加静脉回心血量。②静脉回流速度：外周静脉压与心房压的差值决定静脉回流速度的快慢。在心室充盈时间保持不变的情况下，循环血量增多或外周静脉管壁张力增大引起的外周静脉压增高，以及心房、心室内压降低均可加快静脉回流速度，使静脉回心血量增多。③心包内压：心包膜生理情况下有防止心室过度充盈的作用。当心包积液时，心包内压增高使心室充盈受限，导致静脉回心血量下降。④心室顺应性：受到外力作用时，心室壁发生变形的难易程度即心室顺应性（ventricular compliance），通常用心室在单位压力差作用下所引起的心室容积改变（$\Delta V/\Delta P$）来表示。心肌纤维化或心肌肥厚等可降低心室顺应性，主要导致减慢充盈期和心房收缩期心室充盈量下降，进而减少静脉回心血量。

2）射血后心室内剩余血量：假如静脉回心血量保持不变，动脉血压突然升高引起的搏出量暂时减少，使射血后心室内剩余血量增多，也可增加心室充盈量。但由于射血后心室内剩余血量的增加使舒张期心室内压也增高，继而静脉回心血量减少，因而心室充盈量实际上并不一定增加。

2. 心肌收缩能力　心肌本身的功能状态是决定心肌收缩效果的内在因素。体力活动增强时，心室舒张末期容积不变，甚至可能减小，而搏出量可成倍增加，这是心肌收缩能力加强的结果。心肌不依赖于前负荷和后负荷而能改变其收缩强度和速度等力学活动的内在特性，称为心肌收缩能力（myocardial contractility）。当去甲肾上腺素等因素使心肌收缩能力增强时，完整心脏的心室功能曲线向左上方移位，表明在相同的前负荷条件下每搏功增大，心脏泵血功能增强（图4-3）。这种通过改变心肌收缩能力这个与初长度无关的因素而实现的心脏泵血功能调节称为等长调节（homometric regulation）。凡是能影响心肌兴奋-收缩耦联各环节的因素都能改变心肌收缩能力，其中活化的横桥数目和肌球蛋白头部ATP酶活性的高低是调控心肌收缩能力的主要环节。在一定的初长度下，粗细肌丝的重叠程度决定了二者结合形成的横桥联接数，但并非所有联接的横桥都能被激活成活化的横桥。因此，在同一初长度下，心肌可以通过增加活化的横桥数目来增强心肌收缩力。活化横桥占全部横桥数目的比例，取决于兴奋后胞质内 Ca^{2+} 浓度和（或）肌钙蛋白对 Ca^{2+} 的亲和力大小。去甲肾上腺素和肾上腺素等儿茶酚胺类可激活心肌细胞膜上的 β 肾上腺素受体，升高胞浆 cAMP 水平，进而激活细胞膜上的 L 型 Ca^{2+} 通道，促进 Ca^{2+} 内流并触发肌浆网钙释放机制，使胞质 Ca^{2+} 浓度升高，心肌收缩能力增强。而茶碱等钙增敏剂可增强肌钙蛋白对 Ca^{2+} 的亲和力，使肌钙蛋白对胞质 Ca^{2+} 的利用率增加，使活化的横桥数目增多，心肌收缩能力增强。甲状腺激素和体育锻炼可以提高肌球蛋白头部的 ATP 酶活性，增强心肌收缩能力。老年人或甲状腺功能低下的患者，因为肌球蛋白分子结构改变，ATP 酶活性降低，故心肌收缩能力减弱。

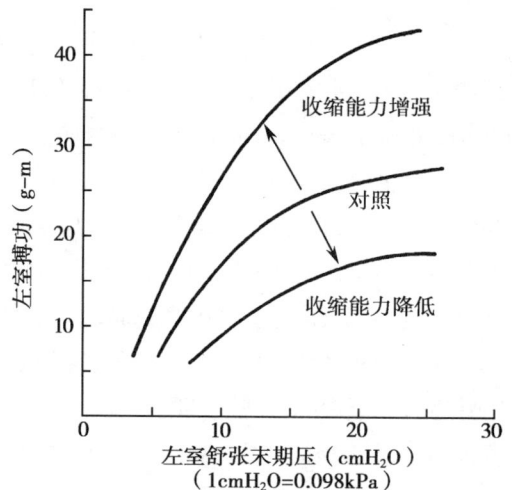

图4-3　心室功能曲线

3. 心肌收缩的后负荷　肌肉开始收缩时才遇到的负荷即后负荷。心室收缩时必须克服大动脉血压才能将血液泵入动脉。因此，大动脉血压即心室收缩时所遇到的后负荷。在心率、前负荷和收缩能力不变的情况下，当动脉血压升高时，等容收缩期室内压峰值必须相应增高才能射血，因而等容收缩期延长而射血期缩短，同时心肌纤维缩短的速度和程度降低，使搏出量减少；相反，当动脉血压降低时，则搏出量增加。搏出量的改变，又使心室剩余血量发生变化，引起心室舒张末期容积改变，进而以异长自身调节改变心肌收缩力，调控每搏输出量。正常人动脉血压在 80～170mmHg 范围内变动时通过上述异常自身调节机制及神经体液机制引起的等长调节使心输出量维持于正常水平。如果动脉血压长期持续升高，因心室肌长期加强收缩活动，尽管在一定的时期内能够维持适当的心输出量，但心脏做功量长期增加而效率降低，久之心肌逐渐发生肥厚，最终可能导致泵血功能减退。高血压病引起心脏病变可先后出现左心室肥厚、扩张以致左心衰竭。

4. 心率对心输出量的影响　安静状态下，正常成年人的心率为 60～100 次/min，平均 75 次/min。心率随年龄、性别和生理状态不同有较大的波动，新生儿心率较快，随年龄增长心率逐渐减慢，至青春期接近成年人水平，一般成年女性心率快于男性，长期从事体育锻炼的人安静时心率较慢。在一定范围内，心率加快能增加心输出量。在心率加快不超过 180 次/min 时，尽管舒张期缩短，但心室充盈主要在快速充盈期完成使搏出量不会明显减少，因而每分输出量增加；但是如果心率过快（超过 180 次/min），心室充盈时间明显缩短，舒张期心室充盈量明显减少，搏出量明显下降，使每分输出量降低；反之，如心率过慢，低于 40 次/min 时，尽管心室舒张期明显延长，但由于心室肌的伸展性极其有限，心室的充盈在舒张期的前半段已经接近最大限度，心室充盈量已不能随心舒期的延长而进一步增加，因而心输出量下降。

正常情况下心率主要取决于窦房结的节律，在整体情况下，窦房结的节律受到神经、体液、温度、代谢和环境等多种因素的影响。交感神经活动增强时心率加快，迷走神经兴奋使心率减慢；血液循环中的肾上腺素、去甲肾上腺素和甲状腺素水平升高使心率加快。此外，心率随体温升高而加快，一般体温升高 1℃，心率加快 12～18 次/min。

（六）心脏泵血功能的储备

健康成年人静息状态下的心输出量约为 5～6L/min，剧烈运动时可增大至 25～30L/min，为静息时的 5～6 倍，这表明健康人心脏泵血功能有相当大的储备量。心输出量随机体代谢需要而增加的能力称为心泵功能储备或心力储备（cardiac reserve）。心泵功能储备可用每分最大输出量表示。训练有素的运动员的心输出量最高可达 35～40L/min，其心泵功能储备远高于普通人，而某些心脏病患者静息时的心输出量尚能够满足机体代谢需要，表现与正常人无区别，但代谢活动增强时心输出量不能相应地增加，其最大心输出量远低于正常人，说明其心力储备明显降低。每分输出量的提升取决于搏出量和心率能够提高的程度，故心泵功能储备包括搏出量储备（stroke volume reserve）和心率储备（heart rate reserve）两个方面。搏出量等于心室舒张末期容积和心室收缩末期容积之差，因而搏出量储备又分为舒张期储备和收缩期储备。静息状态下，心室舒张末期容积约为 125ml，因心肌的伸展性很小，使心室最大程度舒张时其容积也只能达到 140ml 左右，即舒张期储备量仅约 15ml。与收缩期储备相比，舒张期储备要小得多。静息时的心室收缩末期容积与心室作最大射血后的心室收缩末期容积之差即收缩期储备。静息时左心室收缩末期容积约为 55ml，当心肌作最强收缩时，可以使心室收缩末期容积小于 15～20ml，收缩期储备可达 35～40ml。健康成年人静息时心率为 60～100 次/min，如果搏出量保持不变使心率逐渐增快至 160～180 次/min 时，心输出量最多可增加至静息时的 2～2.5 倍即心率储备。但如果心率超过 180 次/min，由于舒张期过短，心室充盈不全使搏出量减少，每分输出量下降。剧烈体力活动使交感-肾上腺髓质系统活动增强，一方面通过动用心率储备和收缩期储备，使心输出量增加；另一方面由于肌肉泵的作用，使静脉回流增加，心室舒张末期容积增大，也动用了舒张期的储备，使心输出量增加。经常进行体育锻炼可以使心肌纤维增粗、收缩能力增强、心肌收缩和舒张的速度加快，因而收缩期储备、舒张期储备及心率储备均增加，使心输出量增多的心率水平可提高至 200～220 次/min。相反，心力衰竭患者的心肌收缩力减弱，心室收缩末期容积增大，搏出量减少，射血后心室内剩余血量增多，进而影响大静脉和心房内血液向心室的充盈，表明收缩期储备和舒张期储备均下降。此时，主要通过代偿性心率加快使心输出量不致过低，即静息时心率储备已被动用；当心力衰竭患者的心率增快到 120～140 次/min 时，心输出量往往就开始下降，表明心力衰竭患者的心率储备也显著降低。

二、心肌的生物电现象和生理特性

心脏的泵血功能是通过心脏的机械活动实现的，而心脏的机械活动是以心脏的生物电活动为基础的。

与神经和骨骼肌组织的生物电活动相比较,心肌细胞动作电位持续时间长、形态复杂。尽管心肌组织中不同细胞的动作电位及其形成的跨膜离子流有相当的差异,但其动作电位的每个时期均有两种以上的离子流参与,一次动作电位的过程均包括被动的和主动的离子转移两个过程。根据组织学和电生理特性及功能特征不同,心肌细胞可分为两大类:一类是工作细胞(cardiac working cell),包括心房肌和心室肌细胞,它们含丰富的肌原纤维,具有稳定的静息电位,具有收缩性、兴奋性和传导性,但不具有自动节律性,执行收缩功能。另一类是自律细胞(autorhythmic cell),即特殊分化的心肌细胞,组成心脏的特殊传导系统,主要包括窦房结P细胞和浦肯野细胞,除了具有兴奋性和传导性之外,它们的静息电位不稳定,具有自动节律性,其主要功能是产生和传播兴奋、控制心脏活动的节律。根据心肌细胞动作电位去极化的快慢及其产生机制又可将心肌细胞分为快反应细胞(fast response cell)和慢反应细胞(slow response cell)。快反应细胞包括心房肌、心室肌和浦肯野细胞,其动作电位的特点是去极化速度和幅度大,兴奋传导速度快,复极过程缓慢且可分成几个时相,动作电位时程长。慢反应细胞包括窦房结和房室结细胞,其动作电位特点是去极化的速度和幅度小,兴奋传导速度慢,复极过程缓慢而没有明确的时相区分。不同类型的细胞在实现各自职能的基础上互相配合,共同完成心脏的整体功能(图4-4)。

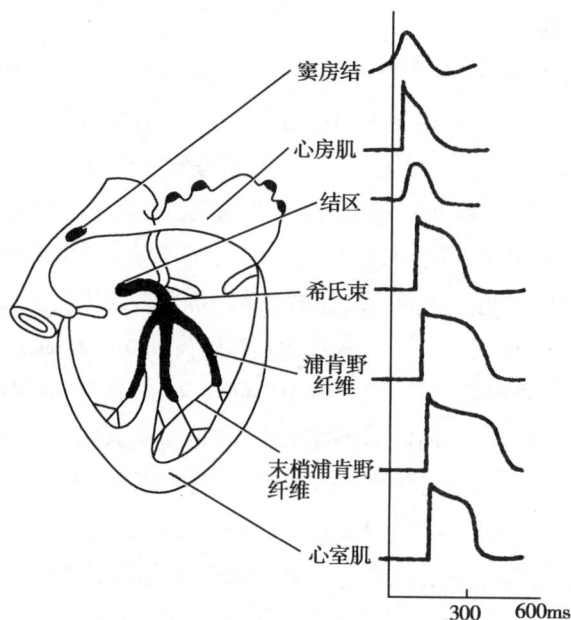

图4-4　心脏各部分心肌细胞的跨膜电位

(一)心肌细胞的生物电现象

心肌细胞膜上的电活动即心肌细胞的生物电现象,包括安静时的静息电位与活动时的动作电位。与骨骼肌和神经细胞相似,心室肌细胞的静息电位也主要由K^+外流形成的K^+平衡电位所构成,但由于同时存在着少量的Na^+内流,使静息电位的数值略低于由Nernst公式计算的K^+平衡电位。心室肌细胞的静息电位稳定,约-90mV,但动作电位与骨骼肌和神经细胞相比有较大区别。

1. 心室肌细胞的动作电位及形成机制　心室肌细胞动作电位也分为去极化和复极化两个阶段,整个过程分为0期(快速去极期)、1期(快速复极初期)、2期(平台期)、3期(快速复极末期)和4期(完全复极期或静息期)五个时期,复极化过程复杂,时程长(图4-5)。

(1)去极化过程(0期):心室肌细胞受到刺激而兴奋,细胞膜发生去极化,膜电位由静息状态时的-90mV迅速升高到+30mV左右,即出现反极化,构成动作电位的上升支,幅度可达120mV。0期去极化时程短,仅1～2ms;幅度高,可达120mV;速度快,最大速率可达200～400V/s。

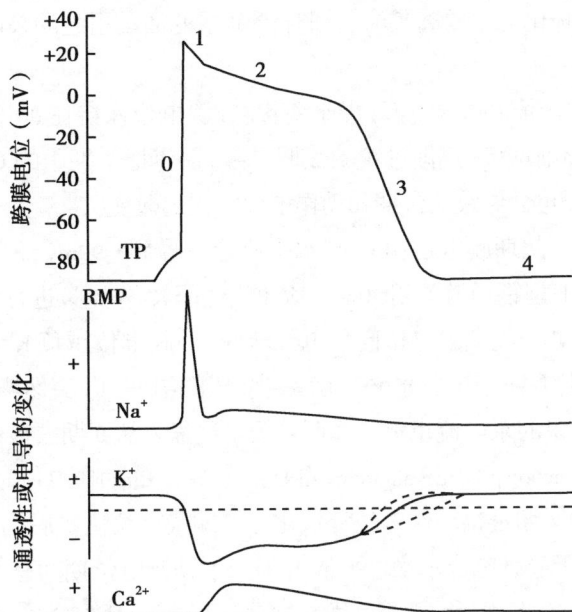

图 4-5　心室肌细胞跨膜电位及其形成的离子机制

RMP: 静息电位；TP: 阈电位

0 期去极化主要由 Na^+ 内流引起。当心肌细胞受到刺激使细胞膜去极化达到阈电位水平（−70mV）时，细胞膜快 Na^+ 通道开放，Na^+ 顺浓度梯度和电位梯度进入细胞，使细胞膜快速去极化，膜内电位急剧升高至接近 Na^+ 平衡电位，形成动作电位的上升支。快 Na^+ 通道激活速度极快，膜电位去极化至阈电位时，Na^+ 内流引起更多的快 Na^+ 通道开放，以正反馈形式引起再生性 Na^+ 内流循环，使膜电位在约 1ms 时间内去极化至接近 Na^+ 平衡电位水平；快 Na^+ 通道失活也快，开放时间小于 1ms，当膜去极化到 0mV 左右时开始有 Na^+ 通道失活，最终使 Na^+ 内流终止，这是 0 期去极化速度快、动作电位升支陡峭的原因。快 Na^+ 通道可被河豚毒素（tetrodotoxin，TTX）阻断，但由于 Na^+ 通道蛋白亚型的分布具有组织学差异，使心肌细胞的快 Na^+ 通道对 TTX 的敏感性仅为神经细胞和骨骼肌细胞的 $1/1000 \sim 1/100$，故 TTX 不能用作抗心律失常药物。

（2）复极化过程：心室肌细胞的复极过程缓慢，包括 1 期、2 期和 3 期，历时 $200 \sim 300ms$。

1）1 期（快速复极初期）：0 期去极化后，膜电位由 +30mV 迅速下降到 0mV 左右，形成动作电位的快速复极初期，即 1 期，该期持续约 10ms，与前面的 0 期构成尖锋形状，常合称为锋电位（spike potential）。1 期复极主要是由瞬时外向电流（transient outward current，I_{to}）引起，其主要离子成分是 K^+。I_{to} 具有明显的种属差异使不同动物的心室肌细胞动作电位 1 期有不同的表现。I_{to} 可以被钾通道阻断剂 4- 氨基吡啶（4-aminopyridine，4-AP）所阻断。

2）2 期（平台期）：1 期复极至接近 0mV 上下时即进入 2 期复极。本期复极缓慢，膜电位几乎停滞于 0mV 左右，形成平台，故又称平台期（plateau）。持续 $100 \sim 150ms$，是心室肌细胞动作电位时程长的主要原因，也是与骨骼肌和神经细胞动作电位不同的主要特征。平台期形成的主要机制是 Ca^{2+} 内流和 K^+ 外流共存并保持相对平衡的状态，随后 Ca^{2+} 内流逐步减弱，而 K^+ 外流逐步增强，形成一个微弱的净外向电流，平台期结束。

L 型钙通道（L type calcium channel，I_{Ca-L}）引起的缓慢而持久的 Ca^{2+} 内流是平台期形成的主要内向电流。I_{Ca-L} 激活、失活和复活都很慢，故称 L 型（long lasting）通道，又称为慢通道（slow channel）。此外，慢失活的内向 Na^+ 电流（I_{Na}）和 Na^+-Ca^{2+} 交换电流（Na^+-Ca^{2+} exchange current，I_{Na-Ca}）对平台期的形成也起一定的作用。在外向电流中，内向整流钾电流（inward rectifying potassium current，I_{K1}）通道对 K^+ 通透性因膜的去极化而降低的现象称为内向整流（inward rectification），这一特性使平台期因 K^+ 外流减少而持续较长时间。其次，延迟整流钾通道（delayed rectifier K channel，I_K）引起的 K^+ 外流在 2 期复极早期主要起到抗衡 I_{Ca-L} 电流的作用，而在 2 期复极晚期逐渐增强成为膜复极化的主要离子流。同时,Na^+泵的活动引起的泵电流也是持续存在的外向电流,但对动作电位的影响较小。

在 2 期平台的早期,Ca^{2+} 内流和 K^+ 外流处于平衡状态,膜电位保持在 0 电位上下。随着时间的推移,Ca^{2+} 内流逐渐失活,K^+ 外流逐渐增多,逐渐过渡到 2 期平台的晚期。2 期中的 Ca^{2+} 和 Na^+ 内向电流及 K^+ 外向电流即使发生轻微的波动,也会导致平台期和动作电位时程的改变。

3)3 期(快速复极末期):此期膜电位由 0mV 水平快速下降到 −90mV,完成复极化过程,历时 100~150ms。3 期快速复极主要是 L 型钙通道关闭,Ca^{2+} 内流停止,而 K^+ 外流又进行性增加所致。I_K 的逐渐加强是促进复极化的重要因素。K^+ 外流使膜电位向负电位转变,而膜电位越负 K^+ 外流越快,这种正反馈过程使膜的复极化越来越快直至静息时膜电位水平。在 3 期复极的中期,I_{K1} 突然增强,对 3 期复极化也起重要作用。此外,I_{Na-Ca} 电流和 Na^+ 泵的泵电流也参与 3 期复极化过程。从 0 期去极化开始至 3 期复极化完成的这段时间称为动作电位时程(action potential duration,APD)。心室肌的动作电位时程为 200~300ms。

(3)静息期:动作电位的 4 期是指动作电位复极化完毕即膜电位恢复后的时期,又称静息期。尽管心室肌细胞的 4 期膜电位稳定于静息电位水平(-90mV),但由于动作电位期间有 Na^+ 和 Ca^{2+} 进入细胞内和 K^+ 流出细胞,使细胞内外离子分布发生了改变,因而 Na^+ 泵启动,每消耗 1 分子 ATP 转运 3 个 Na^+ 至细胞外,同时摄入 2 个 K^+,该过程是生电性的,产生的外向电流即泵电流;同时,Na^+-Ca^{2+} 交换体启动,通过继发性主动转运将 3 个 Na^+ 转运至细胞内,同时将 1 个 Ca^{2+} 转运至细胞外,进入细胞的 Na^+ 再由 Na^+ 泵排出。Na^+-Ca^{2+} 交换体转运过程也是生电性的,产生内向电流,即 Na^+-Ca^{2+} 交换电流。此外,尚有少量的 Ca^{2+} 通过细胞膜上的 Ca^{2+}-ATP 酶(即 Ca^{2+} 泵)主动转运至细胞外。这样,细胞内外各种离子正常的浓度梯度得以恢复,从而保持心肌细胞正常的兴奋性。实际上,Na^+ 泵和 Na^+-Ca^{2+} 交换体的活动不仅在 4 期而是持续进行的,只是在动作电位的不同时相其活动强度有所不同,这对维持细胞膜内外离子分布的稳态起重要作用。

除心室肌细胞外,心房肌细胞也既是工作细胞又是快反应细胞。因心房肌细胞膜上 I_{K1} 通道密度较心室肌细胞膜稍低且静息时受 Na^+ 内漏影响大,其静息电位负值较心室肌细胞小,约为 −80mV。心房肌细胞动作电位的形状与心室肌细胞相似,但心房肌细胞无明显的 2 期平台,复极化较快,动作电位时程较短,历时仅 150~200ms,可能是因为心房肌细胞膜上的乙酰胆碱敏感的钾通道激活,以及 I_{to} 通道较发达,使细胞膜对 K^+ 通透性增大所致。

相关链接

人工心脏起搏器

将一脉冲发生器通过电极与心内膜相连,脉冲发生器发放的具有一定频率和振幅的电脉冲,通过电极刺激心脏,使之有规律地收缩和舒张,这种代替心脏自身起搏点的人工装置即人工心脏起搏器。当心脏的各种疾病导致自身起搏点功能失常时,应用人工起搏器可以达到控制心率、维持心脏"泵"功能的作用。人工起搏器主要由三部分组成:①电极及其导线;②脉冲发生器;③电池。根据安装部位不同将人工起搏器分为两类:①体外式(携带式或经皮式):脉冲发生器位于体外,适用于临时起搏;②埋藏式:脉冲发生器和电极均埋藏于体内,这种永久起搏方法目前被广泛采用。人工心脏起搏器常采用心内膜心脏起搏,该起搏方式通过右心导管经静脉将导管电极送至右心腔接触心内膜,植于胸部皮下的脉冲发生器发放的电脉冲经心内膜而刺激心肌,引起心脏收缩。

2. **自律细胞的跨膜电位及形成机制** 心脏内特殊传导组织的心肌细胞具有自动节律性即自律细胞。房室束、束支和浦肯野细胞属于快反应细胞,兴奋时产生快反应动作电位。窦房结和房室结细胞属于慢反应细胞,兴奋时产生慢反应动作电位。自律细胞动作电位 3 期复极末达到最大极化状态时的膜电位值称为最大复极电位(maximal repolarization potential),此后的4期膜电位并不稳定于这一水平,而是立即开始自动去极化,自律细胞的这种4期自动去极化(phase 4 spontaneous depolarization)具有随时间而递增的特点。因此自律细胞与工作细胞的最大区别在于没有稳定的静息电位,通常用最大复极电位值代表自律细胞的静息电位值。4期自动去极化是自律细胞产生自动节律性兴奋的基础。不同类型自律细胞4期自动去极化的速度和机制有不同特点。

(1)浦肯野细胞:浦肯野细胞属于快反应自律细胞,最大复极电位约为-90mV,除4期外,动作电位其他各期的形态及产生机制与心室肌细胞基本相同。与心室肌细胞不同的是,浦肯野细胞0期去极化的速度更快,可达(200~800)V/s;1期与2期界限更明显,两期之间形成一个明显的切迹;因其细胞膜I_{K1}通道密度高、对K^+的通透性大,使其3期复极末达到的最大复极电位较心室肌细胞的静息电位更负;4期膜电位不稳定,能发生自动去极化,这是与心室肌细胞最显著的区别;动作电位时程较其他所有心肌细胞都长。4期自动去极化是因为内向电流随时间而逐渐增强而外向电流逐渐减弱所致。I_K通道在3期复极化至-50mV时开始关闭使I_K电流逐渐减弱,而I_f通道则开始激活且激活的程度随膜电位负值增大和时间推移而加强,至-100mV左右时充分激活使I_f电流达到最大值。与其他通道只在膜去极化时激活相反,I_f通道在膜超极化时被激活,因其表现奇异(funny)而得名。I_f电流是一种混合离子流,尽管其主要成分也是Na^+,但I_f通道与Na^+通道完全不同,该通道不被河豚毒素(TTX)阻断,而被低浓度的铯(Cs^{2+})完全阻断,而且激活的膜电位条件也完全不同。I_f的增强在浦肯野细胞4期自动去极化过程中起主要作用。但因I_f通道密度低、激活开放的速度慢,使其4期自动去极化的速度仅约0.02V/s,正常时其节律性活动受窦房结超速驱动压抑。即使在窦性节律停止时,浦肯野细胞的自动节律也不能立即发生,而必须经过一定的时间后才能开始,所以在三度房室传导阻滞突然发生时,心室在一定时间内停搏(图4-6)。

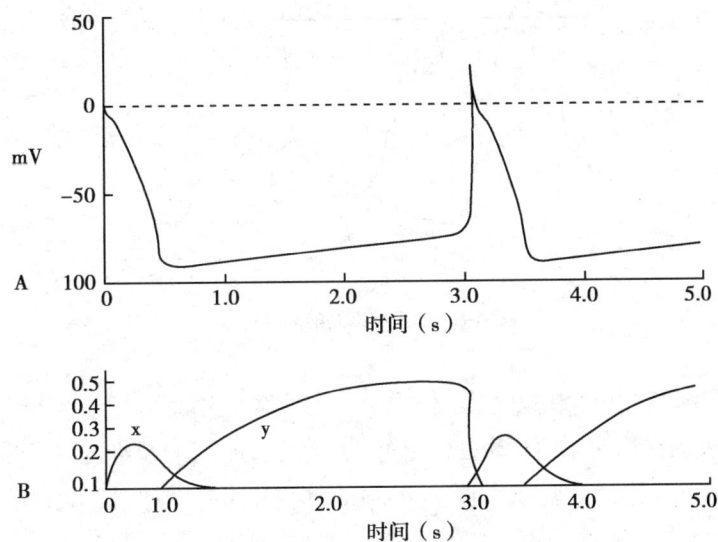

图4-6 浦肯野细胞起搏机制
A. 跨膜电位;B. 由x闸门控制的I_K衰减以及由y闸门控制的I_f,两者在形成起搏电位中的相对关系

(2)窦房结细胞:窦房结(sino-atrial node, SAN)内的自律细胞为P细胞(pace-maker cell),为慢反应自律细胞。P细胞的动作电位与快反应细胞相比有很大不同:①最大复极电位幅度低,仅约-70mV,阈电位约-40mV;②0期除极化的速度慢,约10V/s,膜内电位最高至0mV上下,无明显超射,动作电位幅度小,约70mV,时程长,约7ms;③无明显的复极1期和平台期;④4期自动去极化的速度(约0.1V/s)比其他自律细胞快(图4-7)。

1）去极化过程：P细胞膜因缺乏 I_{K1} 和 I_{Na} 通道，使复极化时最大复极电位只有 $-70mV$，然后开始自动去极化，至阈电位水平（约 $-40mV$）时，只有膜上的 L 型 Ca^{2+} 通道被激活，引起 Ca^{2+} 内流，引起 0 期去极化，该过程受细胞外 Ca^{2+} 浓度影响，可被 Ca^{2+} 通道阻断剂所阻断，故 I_{Ca-L} 是 P 细胞 0 期产生的主要机制。由于 L 型 Ca^{2+} 通道的激活和失活都较缓慢，故窦房结 P 细胞的 0 期去极化过程较缓慢，持续时间较长。除 P 细胞外，房室交界区细胞 0 期去极化也由慢 Ca^{2+} 通道开放引起，因此它们均为慢反应细胞，其动作电位称为慢反应动作电位。

2）复极化过程：窦房结 P 细胞缺乏 I_{to} 通道，使动作电位没有明显的 1 期和 2 期，0 期去极化后直接进入 3 期。0 期去极化达到 0mV 左右时，L 型 Ca^{2+} 通道逐渐失活关闭，这时 I_k 通道被激活开放，出现 K^+ 外流，使膜电位复极到最大复极电位。

3）4 期自动去极化：窦房结 P 细胞的自律性最高，是心脏的正常起搏点，其 4 期自动去极化的机制复杂，至今尚未完全阐明。这一过程涉及多种离子流，既有外向电流的衰减，也有内向电流的增加，其中较重要的有 I_k、I_f 和 I_{Ca-T}（图 4-8）。

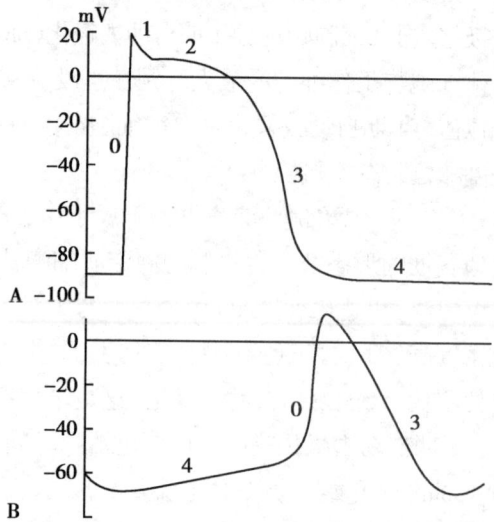

图 4-7　心室肌细胞（A）和窦房结细胞（B）跨膜电位比较

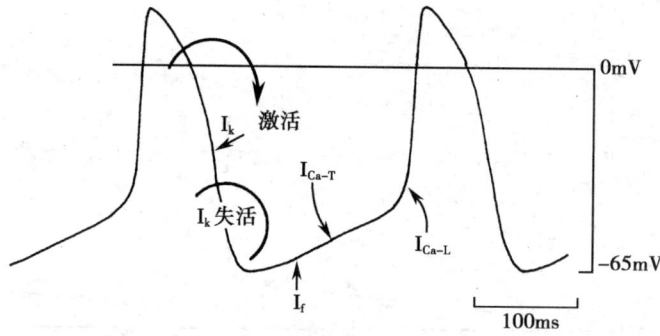

图 4-8　窦房结细胞的动作电位

膜去极化时 I_k 通道激活开放，复极化至 $-50 \sim -40mV$ 时逐渐失活，I_k 逐步衰减，使外向电流减弱而内向电流相对增强，I_k 的衰减是引起 4 期自动去极化重要的离子基础。心肌细胞膜上除了含有引起 0 期去极化的 L 型（I_{Ca-L}）Ca^{2+} 通道外，还有 T 型 Ca^{2+} 通道（transient，I_{Ca-T}），由 I_k 衰减引起的自动去极化使膜电位升至 $-50mV$ 时，I_{Ca-T} 通道激活，产生 Ca^{2+} 内流，尽管 I_{Ca-T} 微弱而短暂，却也是 4 期自动去极化后期的一个内向离子流。当自动去极化达到 I_{Ca-L} 通道的阈电位水平时，I_{Ca-L} 通道激活开放，从而产生一个新的动作电位。T 型钙通道不能被通常的钙拮抗剂所阻断，但可被镍（$NiCl_2$）阻断。在窦房结 P 细胞最大复极电位时，I_f 通道激活程度很小，I_f 形成的内向电流也很小，所以在窦房结细胞 4 期自动去极化中不起主要作用。

（二）心肌生理特性

心肌细胞具有兴奋性、自动节律性、传导性和收缩性四种生理特性。其中兴奋性、自动节律性和传导性以心肌细胞的生物电活动为基础，称为电生理特性；而收缩性是以收缩蛋白的功能活动为基础，属于心肌的机械特性。心脏的电生理特性与机械特性是紧密联系的，正常时先产生动作电位，而后通过兴奋-收缩耦联引起心肌收缩。

1. 兴奋性 与其他可兴奋细胞一样，心肌细胞受到一定强度的适宜刺激后，可产生动作电位。心肌的兴奋性也可以用阈值来衡量，阈值大则兴奋性低，阈值小则兴奋性高。

（1）影响心肌兴奋性的因素

1）静息电位或最大复极电位水平：当阈电位水平不变而静息电位或最大复极电位增大时，与阈电位之间的距离加大，引起兴奋所需的阈值也增大，因而兴奋性降低。反之，静息电位或最大复极电位减小时，与阈电位之间的距离缩小，引起兴奋所需的阈值也减小，因而兴奋性升高。但静息电位显著减小可使部分 Na^+ 通道失活而使阈电位水平上移，结果使兴奋性降低。例如，细胞外 K^+ 浓度轻度升高使静息电位负值轻度减小更靠近阈电位，细胞兴奋性增大；但细胞外液 K^+ 浓度显著升高可导致 Na^+ 通道失活而使阈电位水平上移，使兴奋性反而降低。

2）阈电位水平：阈电位反映的是 Na^+ 通道或 Ca^{2+} 通道可被激活而大量开放的膜电位高度。如果静息电位或最大复极电位水平不变而阈电位水平上移，则静息电位与阈电位之间的距离增大，引起兴奋所需的刺激阈值增大，兴奋性降低。反之，阈电位水平下移，与静息电位之间的距离减小，使兴奋性升高。

3）引起 0 期去极化的离子通道性状：引起快、慢反应细胞动作电位 0 期去极化的 Na^+ 通道和 Ca^{2+} 通道都有激活、失活和备用三种状态。这些通道所处的状态取决于此时膜电位水平和动作电位时程。处于备用状态的通道可被激活是兴奋产生的前提。在快反应细胞，当膜电位处于静息电位水平（-90mV）时，Na^+ 通道处于备用状态，这时的 Na^+ 通道是关闭的，在阈刺激使膜去极化到阈电位水平（-70mV）时 Na^+ 通道被激活、开放，Na^+ 快速内流并发生再生性循环，随后 Na^+ 通道迅速失活、关闭。失活的 Na^+ 通道短时间内不能被再次激活，只有当膜复极化至 -60mV 及更负时才开始复活，直至膜电位恢复到静息电位水平时，Na^+ 通道才全部恢复到备用状态。可见，Na^+ 通道所处功能状态直接影响着快反应细胞兴奋性的高低。同样，L型 Ca^{2+} 通道的功能状态决定了慢反应细胞兴奋性的高低，但由于 L 型 Ca^{2+} 通道激活、失活和复活的速度均较慢，使得细胞的有效不应期较长，可持续到完全复极化以后。Na^+ 通道和 Ca^{2+} 通道是否处于备用状态是心肌细胞是否具有兴奋性的前提条件，一些药物可通过影响这些离子通道的功能状态而发挥抗心律失常的作用。

（2）心肌细胞一次兴奋过程中兴奋性的周期性变化：与其他可兴奋细胞一样，心肌细胞每兴奋一次，在膜电位发生一系列规律性变化的同时其兴奋性也发生相应的周期性改变。兴奋性的周期性变化使心肌细胞在动作电位的不同时期对重复刺激做出的反应不同，对此后的兴奋产生与传导，甚至收缩反应均产生重要影响。心室肌细胞在一次兴奋过程中兴奋性的周期性变化可分为以下几个时期（图 4-9）。

1）有效不应期：从 0 期去极化开始到复极化 3 期膜电位到达 -55mV 的这段时间内，不论接受多强的刺激细胞都不会再次发生去极化，这段时间称为绝对不应期（absolute refractory period，ARP）。从复极化

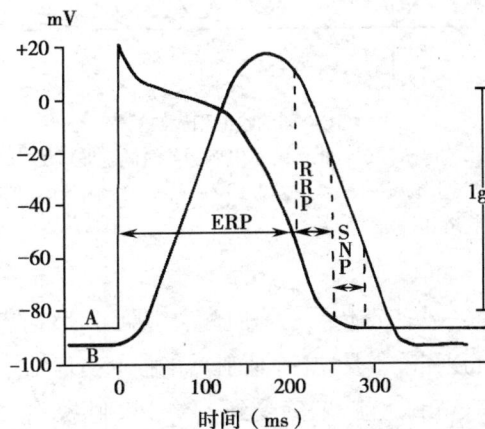

图 4-9 心室肌动作电位期间兴奋性的变化及其与机械收缩的关系
A: 动作电位；B: 机械收缩；ERP: 有效不应期；RRP: 相对不应期；SNP: 超常期

至 -55mV 开始到 -60mV 这段时间内，尽管阈上刺激可以使细胞膜发生局部兴奋，但仍不能引起新的动作电位，该时段称为局部反应期（local response period）。上述两段时间（从 0 期去极化到复极化至 -60mV，约 200～300ms）合称为有效不应期（effective refractory period，ERP）。此期心肌细胞兴奋性的暂时缺失或极度低下是因为 Na^+ 通道完全失活（绝对不应期）或仅有少量复活（局部反应期）的结果，但兴奋性的这一变化是可逆的。

2）相对不应期：从有效不应期结束到复极化基本完成（-60～-80mV）的时间段内，阈上刺激可使细胞产生可扩布的兴奋，该段时间称为相对不应期（relative refractory period，RRP）。此期内，尽管已有相当数量的 Na^+ 通道复活到静息状态备用，但阈刺激激活的 Na^+ 通道数量其产生的内向电流尚不足以使膜去极化到达阈电位水平，故需要阈上刺激才能引起一次新的兴奋。

3）超常期：膜电位从 -80mV 复极化到 -90mV 这段时间，尽管膜电位仍低于静息电位水平，但绝大部分钠通道已基本恢复至静息时的备用状态，因该期膜电位距阈电位水平更近，兴奋性高于正常，阈下刺激就可引起一次新的动作电位，故称为超常期（supranormal period，SNP）。

相对不应期和超常期的膜电位均低于静息电位，Na^+ 通道开放的速率和数量均比静息电位水平时低，使该两期产生的动作电位 0 期去极化的速度和幅度均低于正常，兴奋传导速度慢，动作电位时程和不应期也较短，容易引起期前收缩和心律失常。超常期过后，膜电位恢复到静息电位水平，兴奋性也恢复至正常。

（3）兴奋性的周期性变化与收缩活动的关系：与其他可兴奋细胞不同，心肌细胞的有效不应期特别长，一直延续到收缩活动的舒张早期（图 4-10）。因此，心肌在收缩期和舒张早期以前不可能再接受刺激产生第二次兴奋和收缩，即心肌不会像骨骼肌那样发生完全强直收缩，而是始终进行收缩和舒张相交替的活动，从而保证了心脏泵血功能的正常完成。

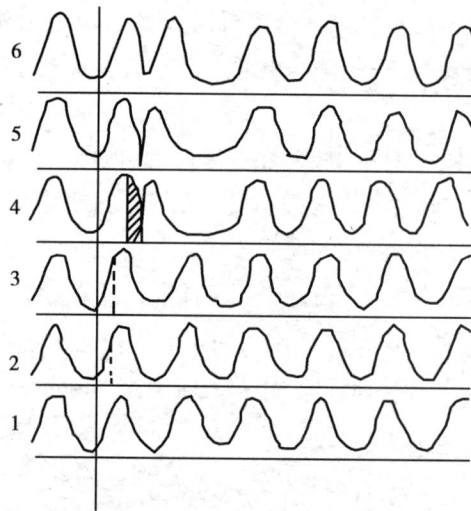

图 4-10 期前收缩和代偿间歇

每条曲线下的电磁标记号指示给予电刺激的时间。曲线 1～3：刺激落在有效不应期内，不引起反应。曲线 4～6：刺激落在相对不应期内，引起期前收缩和代偿性间隙

生理情况下，窦房结产生的每一次兴奋传到心房肌和心室肌时，均恰逢心房肌和心室肌上一次兴奋的不应期已过，因此能不断产生新的兴奋，于是，整个心脏就能按照窦房结的节律进行活动。如果在心室肌的有效不应期后、下一次窦房结兴奋到达前，心室受到一次外来刺激，则可提前产生一次兴奋和收缩，分别称为期前兴奋（premature excitation）和期前收缩（premature systole）。期前兴奋也有其自身的有效不应期，当紧接在期前兴奋后的一次窦房结兴奋传到心室时，如果正好落在期前兴奋的有效不应期内，则此次正常下

传的窦房结兴奋将不能引起心室的兴奋与收缩，即形成一次兴奋与收缩的"脱失"，须待再下一次窦房结的兴奋传过来时才能引起兴奋和收缩。这样，在一次期前收缩之后往往会出现一段较长的心室舒张期，称为代偿性间歇（compensatory pause）（图 4-10），然后再恢复窦性节律。窦性心动过缓时，下一次窦房结的兴奋也可在期前兴奋的有效不应期结束后传到心室，此时，代偿性间歇将不会出现。

2. 自动节律性　心脏的部分细胞能够在没有外来刺激的情况下，自动地发生节律性兴奋的特性，称为自动节律性（autorhythmicity），简称自律性。具有自动节律性的组织或细胞称为自律组织或自律细胞。心脏中的自律细胞属于特殊传导系统，包括窦房结、房室结、房室束及心室内的浦肯野细胞等。自律细胞每分钟内能够自动产生兴奋的次数，即自动兴奋的频率，是衡量自律性高低的指标。

（1）自律细胞与心肌自律性的关系：心脏特殊传导系统中各部分细胞的自律性不同，其中窦房结 P 细胞自律性最高（100 次 /min），其次是房室结（约 50 次 /min）和房室束（约 40 次 /min），而末梢浦肯野细胞的自律性最低（25 次 /min）。生理情况下，心脏按自律性最高组织的节律进行活动，由于窦房结的自律性最高，它发出的冲动依次传给心房肌、房室交界、房室束、室内传导组织和心室肌，引起整个心脏兴奋和收缩。因此，窦房结是控制心脏活动的正常起搏点（normal pacemaker），由窦房结起搏而形成的心脏活动节律称为窦性心律。其他自律组织尽管也有起搏能力，但因自律性低，通常受控于窦房结的节律之下，只起兴奋传导作用而不表现出自身的节律性，故称为潜在起搏点（latent pacemaker）。当正常起搏点或传导障碍时，潜在起搏点的起搏作用将显现出来并转为优势，代替窦房结产生可传播的兴奋，控制心脏的活动，这种异常的起搏部位称为异位起搏点（ectopic pacemaker），由异位起搏点引起的心脏活动节律，即异位心律。

窦房结控制潜在起搏点的主要机制：

1）抢先占领：因窦房结的自律性高于其他潜在起搏点，使潜在起搏点在 4 期自动去极化尚未达到阈电位水平之前，已经被窦房结传来的兴奋所激动而产生动作电位，从而使心脏只能按照窦房结的节律进行活动。由于这种抢先占领（capture）的作用，使潜在起搏点自身的自律性不能显现出来。

2）超速驱动压抑：当自律细胞在受到高于其固有频率的刺激时，就按外加刺激的频率发生兴奋，称为超速驱动。在外来的超速驱动刺激停止后，自律细胞不能立即呈现其固有的自律性活动，需经一段静止期后才能逐渐恢复其自身的自动节律性活动，这种现象称为超速驱动压抑（overdrive suppression）。因为窦房结的自律性远高于其他潜在起搏点，所以生理情况下窦房结对于潜在起搏点自律性的直接抑制作用就是一种超速驱动压抑。

超速驱动压抑具有频率依赖性，即超速驱动压抑的程度与两个起搏点自动兴奋频率的差值呈正相关，频率差值愈大，压抑效应愈强，驱动中断后受压抑的潜在起搏点停止活动的时间也愈长。临床常见的突发性窦性停搏后，往往要间隔较长时间才会出现房室交界性或室性的自主心律，就是这个缘故。发生超速驱动压抑的原因之一，是心肌细胞膜上钠泵活动的增强。当自律细胞受到超速驱动时，其单位时间内产生的动作电位数目远超按其自身节律产生的动作电位数目，使 Na^+ 内流和 K^+ 外流均增加，继而钠泵活动增强，外向性泵电流随之增大，使细胞膜发生超极化，即最大复极电位绝对值增大，因此自律性降低。当超速驱动压抑停止后，增强的钠泵活动仍将继续维持一段时间，使膜电位继续保持在超极化状态，尽管此时细胞自身的 4 期自动去极化已经启动，但由于最大复极电位距阈电位水平远，使自动去极化达不到阈电位水平而不能产生兴奋，故出现短时的心搏暂停期，直至钠泵活动恢复正常后方可产生起搏活动。因此，在心脏人工起搏的情况下，当需要暂时中断起搏器工作时，不宜突然终止而必须逐渐减慢起搏器的驱动频率直至停止，以免发生心搏骤停而危及生命。

（2）影响自律性的因素：自律性即 4 期膜自动去极化使膜电位从最大复极电位升至阈电位水平而诱发动作电位。因此，自律性受最大复极电位和阈电位水平，特别是 4 期膜自动除极速度高低的影响（图 4-11）。

1）4 期自动去极化速度：在最大复极电位和阈电位水平不变的情况下，4 期自动去极速度越快，膜电位从最大复极电位达到阈电位水平所需时间越短，单位时间内发生兴奋的次数增多，自律性增高。反之，则自律性降低。儿茶酚胺增强 I_{Ca-T} 和 I_f 使 4 期自动去极速度加快,自律性升高;而乙酰胆碱增强外向钾电流降低内向电流使 4 期自动去极化的速度减慢,自律性降低。

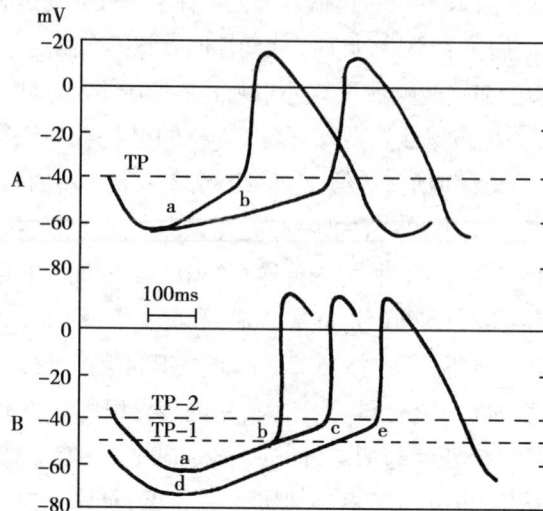

图 4-11　影响自律性的因素

A. 起搏电位斜率由 a 减小到 b 时,自律性降低;B. 最大复极电位水平由 a 达到 d,
或阈电位由 TP-1 升到 TP-2 时,自律性均下降;TP: 阈电位

2）最大复极电位水平:在 4 期自动去极化速度不变的情况下,最大复极电位绝对值减小则距离阈电位越近,自动去极化达到阈电位水平所需的时间缩短,自律性增高;反之,自律性降低(见图 4-11)。迷走神经兴奋时末梢释放的 ACh 与 M 受体结合可使窦房结 P 细胞对 K^+ 通透性增高,使复极 3 期 K^+ 外流增加,最大复极电位增大,自律性降低,心率减慢。

3）阈电位水平:在 4 期自动去极化速度不变的情况下,阈电位水平升高,与最大复极电位的距离增大,自动去极化达到阈电位水平所需的时间延长,则自律性降低;反之,自律性升高。正常时阈电位水平变化不大,但当细胞外 Ca^{2+} 浓度升高时,阈电位水平上移,自律性降低。

3. 传导性　心肌的传导性(conductivity)是指心肌细胞所具有的传导兴奋的能力或特性。所有心肌细胞都具有传导兴奋的能力,兴奋不仅在同一心肌细胞上传导,而且由于心肌细胞之间的闰盘处存在较多的缝隙连接,在相邻细胞之间形成亲水通道,使兴奋在细胞间快速传导。

(1)心脏内兴奋的传播:正常情况下窦房结发出的兴奋通过心房肌传播到整个右心房和左心房,特别是沿着心房肌组成的"优势传导通路(preferential pathway)"迅速传到房室交界区,经房室束和左、右束支传播至浦肯野纤维网,引起心室肌兴奋。由于不同心肌细胞的传导性不等,使得兴奋在心脏不同部位传播的速度有很大差异。心房肌的传导速度约为 0.4m/s,窦房结的兴奋传遍左、右心房仅需 0.06 秒。心房内组成"优势传导通路"的一些小肌束,由于纤维粗、方向直使其传导速度较快,可达 1.0～1.2m/s,可以将窦房结的兴奋直接传到房室交界区(atrioventricular junction)即房室结(atrioventricular node, AVN)。由于房室交界区纤维细、细胞间缝隙连接的数量少且胚胎型细胞多,使得兴奋在房室交界区的传导速度最慢,仅为 0.02m/s,兴奋通过房室交界区约耗时 0.1 秒。由于房室结区传导速度慢,且房室结是兴奋由心房传向心室的唯一通路,兴奋经过此处有一个时间延搁,称为房室延搁(atrioventricular delay)。房室延搁的重要生理意义在于,使心房肌的兴奋不能过快地传到心室肌,使得心房和心室不可能同时收缩,从而保证了心房内的血液在心室收缩之前充分排入心室,有利于心室的充盈和射血。浦肯野纤维的直径粗大、肌原纤维含量少而缝隙连接的数量又很多,且呈网状分布于心室壁,使得兴奋在浦肯野纤维的传导速度最快,可达 4m/s,可将兴奋迅速传至心室肌。兴奋从房室束传至浦肯野纤维末端,耗时仅约 0.03 秒。心室肌传导兴奋的速度约为 1m/s,由于心室肌纤维呈螺旋状环绕心室腔排列,使得兴奋需要呈一定角度沿螺旋方向由心内膜传至心外膜,此过程耗时约 0.03 秒。兴奋从房室束传遍左右心室仅需 0.06 秒，这使得两侧心室几乎同步兴奋和收缩（图 4-12）。

（2）影响传导性的因素：心肌的传导性受细胞结构和生理两个方面的影响。

1）结构因素：决定传导性大小的主要结构因素是心肌细胞的直径。细胞直径与细胞内的纵向电阻呈反变关系，细胞直径越大，细胞内电阻越小，局部电流越大，传导速度越快；反之，传导速度越小。心房肌、心室肌和浦肯野细胞的直径都较大，末梢浦肯野细胞的直径最大，在某些动物可达 $70\mu m$，所以传导速度很快。窦房结 P 细胞的直径很小，$5 \sim 10\mu m$，其传导速度慢；房室结区细胞的直径最小，仅约 $3\mu m$，故传导速度最慢。此外，细胞间缝隙连接的数量和功能状态也是影响传导速度的重要因素，缝隙连接通道数量越多，电阻越低，传导性越大。在窦房结和房室交界区，细胞间的缝隙连接数量较少，因而传导速度较慢。在心肌缺血等病理情况下，细胞间的缝隙连接通道可关闭，兴奋传导也明显减慢。传导速度还受细胞分化程度的影响，分化程度低的细胞传导速度慢。

2）生理因素：结构因素相对固定，而生理因素变动较大，因此心肌细胞的电生理特性是影响心肌传导性的主要因素。心脏内兴奋的传导即动作电位的传导，影响心肌传导性的电生理因素有：① 0 期去极化的速度和幅度：动作电位 0 期去极化的速度和幅度是影响心肌传导速度最重要的因素。0 期去极化的速度愈快，局部电流形成就愈快，因而能加速邻旁未兴奋部位膜的去极化过程，因而兴奋传导愈快。0 期去极化的幅度愈大，细胞膜上兴奋部位和未兴奋部位之间的电位差就愈大，形成的局部电流就愈强，电紧张电位扩布的距离就更长，使更远部位的细胞膜受到刺激而兴奋，因而兴奋传导速度加快。②邻旁未兴奋区心肌膜的兴奋性：兴奋的传导是细胞膜依次发生兴奋的过程，因此，未兴奋区心肌膜的兴奋性高低影响到该处动作电位产生的难易程度，也必将影响兴奋沿细胞膜的传导。在静息电位或最大复极电位与阈电位之间的距离增大时，该处肌膜兴奋性降低，去极化达到阈电位水平所需的时间延长，使传导速度减慢。邻旁未兴奋区心肌膜电位过低时，膜上的钠通道处于失活状态，兴奋经过此处不能使之产生动作电位，传导则受阻于此。③膜电位水平：兴奋前膜电位水平影响 0 期去极化的速度和幅度。正常静息电位条件下，快反应细胞膜上的钠通道处于最佳可利用状态。静息电位减小时，动作电位上升支的幅度和速度均降低使传导速度减慢或阻滞。外来刺激引起的期前兴奋可以使细胞膜上的离子通道处于不同的状态，如果恰逢有效不应期，则因通道处于失活状态，使局部电流不能兴奋该处心肌膜，结果导致传导阻滞；如果恰逢相对不应期或超常期，则通道处于部分失活状态，局部电流使该处肌膜产生的动作电位 0 期去极化的速度和幅度都将降低，使传导速度减慢。

4. 收缩性 与骨骼肌一样，心肌细胞的收缩也由动作电位触发，也通过兴奋 - 收缩耦联使肌丝滑行而引起。但因功能的不同，心肌收缩又有不同于骨骼肌的特点。

（1）同步收缩：不同骨骼肌细胞的收缩分别由支配它们的运动神经纤维发放的冲动诱发，兴奋不能在相邻的骨骼肌细胞之间传播。心肌细胞之间低电阻的闰盘使兴奋可以通过缝隙链接在细胞间迅速传播，使所有心肌细胞几乎同步兴奋和收缩，因此，心肌可看作是一个功能上的合胞体。由于心房和心室之间在结构上存在纤维环和结缔组织将二者隔开，所以心脏实际上是由左、右心房和左、右心室分别构成的两个合胞体所组成。连接心房与心室的唯一结构是房室交界传导纤维。心肌一旦兴奋后，可使心房和心室两个功能合胞体的所有心肌细胞先后发生同步收缩。心肌的同步收缩保证了心脏各部分能够协调地工作并有效地发挥泵血功能。心肌的同步收缩也称"全或无"式收缩。

（2）不发生强直收缩：心肌兴奋性周期的有效不应期特别长，相当于整个收缩期和舒张早期。在有效

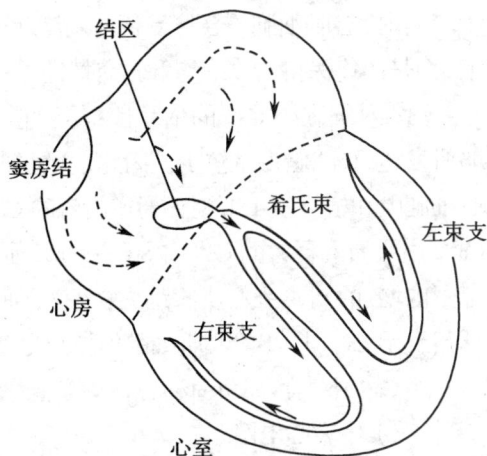

图 4-12 兴奋在心内的传导途径

不应期内，心肌细胞不会接受任何刺激而产生新的兴奋和收缩。因此，正常情况下，心脏不会发生强直收缩，而是始终保持着收缩与舒张交替进行的节律活动，这保证了心脏的正常充盈和泵血。

（3）对细胞外 Ca^{2+} 的依赖性：尽管心肌细胞的质膜也含有与骨骼肌相似的 T 管，但其肌质网不如骨骼肌发达，Ca^{2+} 储备量较少。因此，心肌细胞的兴奋 - 收缩耦联过程高度依赖于细胞外 Ca^{2+} 的内流。经心肌细胞膜和横管膜上 L 型钙通道内流的 Ca^{2+} 占 $10\% \sim 20\%$，这部分 Ca^{2+} 进入细胞后触发肌质网释放大量的 Ca^{2+}，由肌质网释放的 Ca^{2+} 占 $80\% \sim 90\%$，使胞浆 Ca^{2+} 浓度迅速升高引起心肌收缩。细胞外 Ca^{2+} 浓度在一定范围内增加，可增强心肌收缩力；反之，细胞外 Ca^{2+} 浓度降低，使心肌收缩力减弱。当细胞外 Ca^{2+} 浓度很低甚至无 Ca^{2+} 时，尽管心肌细胞仍能产生动作电位，却不能引起收缩，这一现象称为兴奋 - 收缩脱耦联。

除 Ca^{2+} 外，前、后负荷和心肌收缩能力，以及运动、肾上腺素和洋地黄类药物等也都能影响心肌的收缩。

（三）体表心电图

在每一个心动周期中，由窦房结发出的兴奋，按一定的途径依次传向心房和心室，引起整个心脏兴奋。人体相当于一个容积导体，心脏各部分在兴奋过程中出现的生物电变化可以通过周围的导电组织和体液传到体表，如果将测量电极置于体表的一定部位可以将这种电的变化引导出来，经处理并记录到特殊的记录纸上，这样得到的心脏电活动曲线图，称为心电图（electrocardiogram，ECG）。心电图反映的是整个心脏在兴奋的产生、传导和恢复过程中生物电的变化，它与心脏的机械收缩活动无直接关系。作为一种无创记录技术，心电图已广泛应用于临床对心律失常和心肌损害等心脏疾病的诊断。

心肌细胞的生物电变化是心电图的来源，但是，心电图曲线和单个心肌细胞的动作电位波形存在明显不同，其主要原因是：①单个心肌细胞电变化是用微电极技术通过细胞内记录法测得的，而心电图则是用细胞外记录法，将两个记录电极都置于体表，测得心脏兴奋部位与未兴奋部位或已复极部位膜外两点之间的电位差。因此，放置记录电极的位置不同，记录到的心电图曲线也不相同。②心肌细胞的动作电位曲线是单个细胞的膜电位变化，而心电图是整个心脏在心动周期中每一瞬间的综合电位变化。

正常心电图的波形及其生理意义介绍如下（图 4-13）。

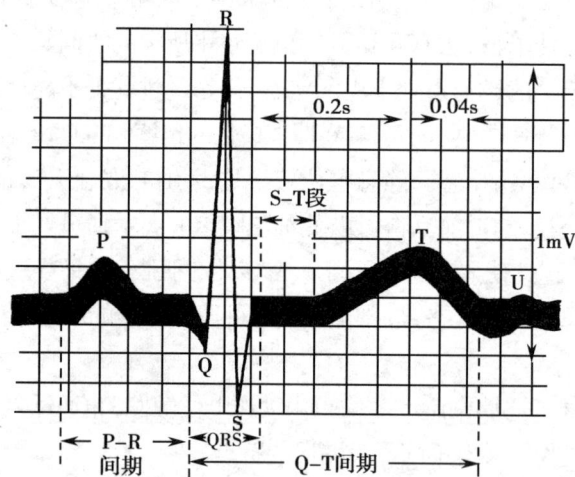

图 4-13　正常人心电模式图

1. **P 波**　是反映左右心房去极化过程的电变化波形。P 波波形小而圆钝，历时 $0.08 \sim 0.11$ 秒，波幅不超过 0.25mV。

2. **QRS 波群**　反映左右心室去极化过程的电位变化。典型的 QRS 波群，包括三个紧密相连的电位波动：第一个向下的波为 Q 波，第一个向上且高而尖峭的波是 R 波，紧接 R 波之后向下的波为 S 波。在不同导联中，这三个波不一定都出现，且波幅变化较大，QRS 波群历时 $0.06 \sim 0.10$ 秒，代表兴奋在心室内传播所需的时间。

3. **T波**　反映心室复极化过程中电位的变化,波幅为 0.1~0.8mV,历时 0.05~0.25 秒。在 R 波为主波的导联,T 波不应低于 R 波的 1/10。T 波的方向与 QRS 波的主波方向相同。

4. **U波**　有时在 T 波后 0.02~0.04 秒可能出现一个低而宽的波,称为 U 波。U 波方向与 T 波一致,波幅常在 0.05mV 以下,波宽 0.1~0.3 秒。U 波的成因及生理意义尚不十分清楚,可能与浦肯野纤维网的复极化有关。

5. **PR 间期(或 PQ 间期)**　是指从 P 波起点到 QRS 波起点之间的时程,为 0.12~0.20 秒。PR 间期代表由窦房结产生的兴奋经由心房、房室交界和房室束传到心室,并引起心室肌开始兴奋所需要的时间,也称为房室传导时间。房室传导阻滞时,PR 间期延长。

6. **QT 间期**　是从 QRS 波起点到 T 波终点的时程,代表从心室开始去极化到完全复极化到静息状态所经历的时间,也就是整个心室激动的总时程。

7. **ST 段**　是从 QRS 波终点到 T 波起点之间的线段。ST 段代表心室的缓慢复极期,向量较小,正常时 ST 段应与基线平齐,常描记为一段直线,即等电位线。ST 段代表心室各部分细胞已全部处于去极化状态,各部分之间电位差很小,相当于动作电位的平台期。ST 段异常抬高或压低提示心肌缺血或损伤。

第二节　血管生理

　　机体内的血管包括动脉、毛细血管和静脉,是一个连续且相对密闭的管道系统,它们与心脏一起构成的循环管道即心血管系统。血管系统主要起运输血液和物质交换的作用。由心室射出的血液依次经由动脉、毛细血管和静脉,再返回心房,如此循环往复。机体内各类血管的结构不尽相同,构成血管壁的内皮、弹性纤维、平滑肌、胶原纤维的比例也不相同,使得血液流经各类血管时表现出不同的血流特征。

一、各类血管的功能和特点

1. **弹性储器血管**　弹性储器血管(windkessel vessel)是指主动脉、肺动脉主干及其发出的最大分支。这类血管的管壁坚厚,富含弹性纤维,有明显的可扩张性和弹性。左心室收缩射入到主动脉内的血液一部分向前流入外周,另一部分则暂时储存于大动脉内,使其管壁扩张,动脉压升高。这一过程使心肌收缩的机械能一部分转化为血流的动能,另一部分转变为血管壁的弹性势能。在心室舒张期,大动脉管壁的弹性回缩将弹性势能转化为动能,推动射血期储存于其中的那部分血液继续流向外周。大动脉的这种弹性储器作用使心室的间断射血转换为血液在血管内的连续流动,同时减小了心动周期中血压的变化幅度。

2. **分配血管**　从弹性贮器血管以后到分支为小动脉前的动脉管道,即中动脉,其功能是将血液输送至各器官组织,故称为分配血管(distribution vessel)。

3. **毛细血管前阻力血管**　主要指小动脉和微动脉,它们的管径细,对血流的阻力大,位于毛细血管之前,称为毛细血管前阻力血管(precapillary resistance vessel),是血流阻力的主要来源。微动脉的管壁富含平滑肌,在生理状态下保持一定的紧张性收缩,其舒缩活动可使血管口径发生明显变化,从而极大地改变对血流的阻力和所在器官、组织的血流量,对动脉血压的维持有重要意义。

4. **毛细血管前括约肌**　环绕在真毛细血管起始部的平滑肌,称为毛细血管前括约肌(precapillary sphincter),属于阻力血管的一部分。其舒缩活动可控制毛细血管的开放或关闭,因此可以决定某一时间内毛细血管开放的数量。

5. **交换血管**　指真毛细血管(capillary)。它们位于动静脉之间,分布广泛,相互连通,形成真毛细血管网。毛细血管口径细小,管壁仅由单层内皮细胞构成,外面包绕一薄层基膜,故通透性很高,成为血管内血液和血管外组织液之间进行物质交换的主要场所,因而又称为交换血管(exchange vessel)。

6. 毛细血管后阻力血管　毛细血管后阻力血管(postcapillary resistance vessel)即微静脉。微静脉因管径细小,对血流也产生一定的阻力,但仅占总的血流阻力的一小部分。其舒缩活动可影响毛细血管前、后阻力的比值,从而改变毛细血管血压和体液在血管内、外的分配,使血容量发生变化。

7. 容量血管　与同级动脉相比较,静脉的数量多,口径粗,管壁薄,可扩张性大,故其容量大。在安静状态下,循环血量的 60%~70% 容纳在静脉系统中。静脉的口径发生较小变化时,其容积可发生较大变化,使静脉内容纳的血量发生很大的变化,明显影响回心血量,而静脉压变化不大。因此,静脉系统具有血液储存库的作用,在生理学中将静脉称为容量血管(capacitance vessel)。

8. 短路血管　短路血管(shunt vessel)指血管床内小动脉和小静脉之间的直接吻合支,它们开放时,小动脉内的血液不经过毛细血管而直接流入小静脉。短路血管主要分布于手指、足趾、耳廓等处的皮肤中,在功能上与体温调节有关。

二、血流量、血流阻力和血压

血液在心血管系统中流动的力学称为血流动力学(hemodynamics),其主要研究血流量、血流阻力和血压以及它们之间的相互关系。与理想液体在刚性管道中的流动相比较,血管是可扩张的弹性管道,血液是含血细胞和胶体物质等多种成分的液体,因此血流动力学既有一般流体力学的共性,又有其自身的特点。

(一)血流量

单位时间内流过血管某一截面的血量称为血流量(blood flow),又称容积速度(volume velocity),通常以 ml/min 或 L/min 来表示。血液中的一个质点在血管内移动的线速度称为血流速度(blood velocity)。血液在血管流动时,血流速度与血流量成正比,与血管的横截面积成反比。根据液体在管道系统内流动的规律,单位时间内液体的流量(Q)可用下式表示:

$$Q = \Delta P / R$$

其中 ΔP 为管道两端的压力差,R 为管道对液体的阻力。循环系统是一个封闭的系统,体循环各个截面的血流量都应该等于心输出量,此时 R 为体循环的血流阻力,也称为外周阻力,ΔP 则为主动脉与右心房的压力差,约等于主动脉压(P),则体循环血流量可表示为 $Q = P / R$。通常机体各器官动脉血液灌注压基本相同,因而器官的血流量大小主要受器官内血流阻力的影响。

(二)血流阻力

血液在血管内流动时所遇到的阻力,称为血流阻力(blood resistance),主要由流动的血液与血管壁之间以及血液内部分子之间的相互摩擦产生。血液流动过程中克服阻力不断消耗能量并将其转化为热能,使血压逐渐降低。根据流体力学规律得出计算血流阻力的公式:

$$R = 8\eta L / \pi r^4$$

由该公式可知,血流阻力(R)与血管的长度(L)和血液的黏滞度(η)成正比,与血管半径(r)的 4 次方成反比。由于血管的长度变化很小,因此血流阻力主要由血管口径和血液黏滞度决定,口径越细、黏滞度越大,则血流阻力越大。在一个器官的同一血管床内,L 和 η 在一定时间内变化不大,影响血流阻力的主要因素是血管的口径。血管口径增大时,血流阻力降低,血流量增多;反之,血流量就减少。循环中产生阻力的主要部位是微动脉,机体通过控制各器官阻力血管的口径实现器官血流量的调节与分配。

血液黏滞度(blood viscosity)也是影响血流阻力的重要因素。通常全血的黏滞度为水的 4~5 倍。影响血液黏滞度的主要因素有以下四个方面。

1. 红细胞比容　红细胞比容是决定血液黏滞度最重要的因素。红细胞比容越大,血液黏滞度就越高。

2. 血流的切率　在层流情况下,相邻两层血液流速之差和液层厚度的比值,称为血流的切率(shear rate)。

匀质液体的黏滞度不随切率的改变而改变，这类液体称为牛顿液（Newtonian fluid）。血浆为牛顿液。非匀质液的黏滞度随切率的减小而增大，这类液体称为非牛顿液（non-Newtonian fluid），全血即非牛顿液。当血液在血管内以层流形式流动时，红细胞有向中轴移动的趋势，这种现象称为轴流（axial flow）。当血流的切率较高时，轴流现象更为明显，红细胞集中在中轴，其长轴与血管纵轴平行，红细胞移动时发生旋转和细胞相互撞击的机会少，故血液黏滞度低。而血流的切率较低时，红细胞向中轴集中的趋势被细胞间的相互碰撞所打破，使血液黏滞度增大。当血液速度很低时，红细胞有发生聚集的趋势，使血液黏滞度明显增大。

3. 血管口径 血液在较粗的血管内流动时，血管口径并不影响血液黏滞度。但当血液在直径小于0.2～0.3mm的微动脉内流动时，只要切率足够高，则在一定的范围内血液黏滞度随血管口径变小而降低。这一现象称为Fahraeus-Lindqvist效应，可大大降低血液流经小血管时的阻力，这显然对机体有益。其机制可能与小血管内血细胞比容较低有关。

4. 温度 血液黏滞度可随温度的降低而升高。人的体表温度比深部温度低，故血液流经体表部位时黏滞度会升高。如果将手指浸在冰水中，局部血液的黏滞度可增加2倍。

生理情况下，体循环血流阻力的大致分配是，主动脉和大动脉约占9%，小动脉及其分支约占16%，微动脉约占41%，毛细血管约占27%，静脉约占7%。可见小动脉和微动脉是形成血流阻力的主要部位，二者被称为阻力血管，其舒缩活动对血流阻力影响最大。

（三）血压

血压（blood pressure）是指血管内流动的血液对单位面积血管壁的侧压力，也即压强。血压的国际计量单位是千帕（kPa）或帕（Pa），但临床上习惯采用毫米汞柱（mmHg）来表示，1mmHg＝0.133kPa。由于血液从大动脉经毛细血管、静脉向心房流动过程中不断克服阻力，消耗能量，使势能不断转化为动能，故血压逐渐降低，使整个血管系统存在一定的压力差，即动脉血压＞毛细血管血压＞静脉血压，该压力差是推动血液流动的基本动力。安静状态下，体循环中的小动脉和微动脉因阻力最大，使血压在这一部位降落的幅度也最大，血液通过静脉回流至右心房时压力已接近于零（图4-14）。通常所说的血压指的是动脉血压。大静脉和心房压较低，常用厘米水柱（cmH$_2$O）来表示，1cmH$_2$O＝0.098kPa。此外，由于心脏射血是间断性的，尽管大动脉弹性储器作用使动脉内血液持续流动的同时大幅度减小了血压变化的幅度，但在心动周期中动脉血压依然会在一定范围内发生周期性的变动。

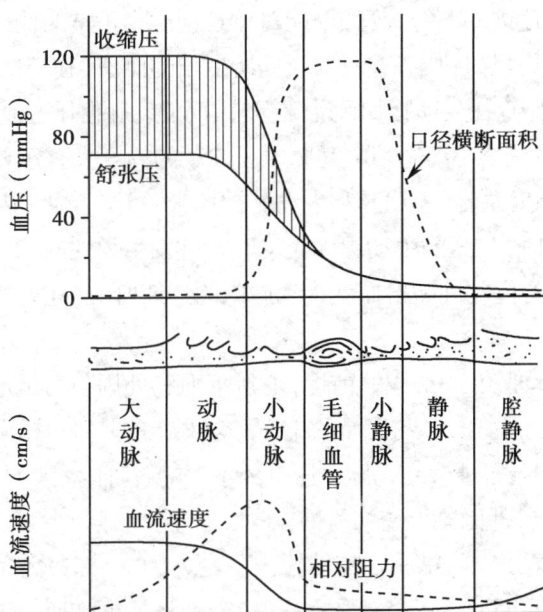

图4-14 血流速度与血压

三、动脉血压

1. 动脉血压及其正常值 动脉血压（arterial blood pressure）通常指的是主动脉血压。由于主动脉和大动脉段血压降幅很小，故通常将由上臂测得的肱动脉压来代表主动脉压，亦即通常所说的血压。心室收缩射血使主动脉压急剧升高，至收缩中期达到最高值，称为收缩压（systolic pressure）。心室舒张时，主动脉压下降，在心舒末期动脉血压降到最低值，称为舒张压（diastolic pressure）。收缩压和舒张压的差值称为脉搏压，简称脉压（pulse pressure）。一个心动周期中每一个瞬间动脉血压的平均值，称为平均动脉压（mean arterial pressure）。平均动脉压大约等于舒张压加上1/3脉压。

我国健康青年人安静状态下的收缩压为100～120mmHg，舒张压为60～80mmHg，脉搏压为30～40mmHg，平均动脉压在100mmHg左右。动脉血压存在个体、性别和年龄差异。随年龄增长动脉血压逐渐升高，且收缩压比舒张压升高更显著。女性的血压在更年期前略低于同龄男性，更年期后则趋于相同或略高于同龄男性。新生儿的收缩压较低，仅约40mmHg，此后收缩压很快升高，到出生后一个月时升高到80mmHg左右，以后缓慢升高，至12岁时约升至105mmHg，青春期时又较快上升，男孩到17岁时收缩压达到120mmHg。青春期以后，收缩压随年龄增长而缓慢升高，至60岁时，收缩压约为140mmHg。正常稳定的血压是推动血液循环和保证组织器官血液灌注的必要条件，血压过高或者过低都对健康不利。

2. 动脉血压的形成 血压的形成条件中，首先是心血管系统有足够的血液充盈，这是血压形成的前提条件。循环系统中血液充盈的程度一般用循环系统平均充盈压（mean circulatory filling pressure）来表示。当心脏停止搏动时，血液会均匀地分布在心血管系统中，此时测得各处的压力相等，这个压力值即为循环系统平均充盈压，其高低取决于血量和循环系统容量之间的相对关系。在血量增多或血管容量下降时，循环系统平均充盈压升高；反之，当血量减少或血管容量增大时，循环系统平均充盈压降低。在用狗所做的动物实验中，测得的循环系统平均充盈压约为7mmHg。人的循环系统平均充盈压估计接近这一数值。

心脏射血和外周阻力是动脉血压形成的两个基本条件。心脏射血时，心室肌收缩所释放的能量，一部分转化为推动血液流动的动能；另一部分转化为血液对血管壁的侧压力，并使大动脉扩张形成势能储备（即压强能），表现为血压，其最高点为收缩压；心室舒张时，大动脉的弹性回缩将储存的势能转化为动能，在继续推动血液向前流动的同时再次对血管壁形成侧压力，其最低点为舒张压。外周阻力主要是指小动脉和微动脉对血流的阻力，假如外周阻力为零，则心室收缩释放的能量将全部转化为血流的动能，使心室射出的血液全部流向外周，迅速进入毛细血管，不能对血管壁产生正常的侧压力，也就不能形成正常的动脉血压。实际上，由于存在外周阻力，使心室一次收缩所射出的血液，在心缩期内大约只有三分之一流至外周，其余约三分之二被暂时储存在主动脉和大动脉内，因而使动脉血压升高。

大动脉的弹性储器作用对减小心动周期中动脉血压波动的幅度具有重要意义，因而是缓冲和稳定动脉血压的重要条件。心室收缩射血时，主动脉和大动脉被扩张，可多容纳一部分血液，使动脉血压在射血期不至于升得过高；心室舒张时，扩张的主动脉和大动脉管壁发生弹性回缩，推动心缩期多容纳的那部分血液继续流向外周，这不仅使心室的间断射血变为动脉内的连续血流，还能维持舒张期的动脉血压，使之不会过度降低。

总之，足够的血液充盈是动脉血压形成的前提；心脏射血和外周阻力是形成动脉血压的基本条件；大动脉的弹性贮器作用是缓冲动脉血压，维持正常收缩压和舒张压的基础（图4-15）。

3. 影响动脉血压的因素 凡是能改变动脉血压形成条件的各种因素都能影响动脉血压的高低。下列各因素对血压的影响均以假定其他因素不变为前提。

（1）心脏每搏输出量：主要影响收缩压。每搏输出量增大，心缩期射入主动脉的血量增多，动脉管壁承受的压强增大，故收缩压升高明显。由于动脉血压升高，血流速度加快，使舒张期末存留在大动脉内的血量增加并不多，舒张压升高相对较小，故脉压增大。反之，当每搏输出量减少时，收缩压降低的程度比舒张压下降更显著,故脉压减小。通常情况下,收缩压的高低主要反映每搏输出量的多少。

(2)心率:心率的变化主要影响舒张压。心率加快时,心舒期缩短,心舒期由大动脉流向外周的血液减少,使心舒期末主动脉内存留的血量增多,舒张压升高明显;尽管同时也使心缩期主动脉内血液增多,但由于血压升高、血流速度加快,心缩期内有较多的血液流至外周,使收缩压升高程度较小,脉压减小。相反,心率减慢时,舒张压降低的幅度比收缩压降低的幅度更大,故脉压增大。

(3)外周阻力:外周阻力是影响舒张压的最重要因素。外周阻力增大时,心舒期血液流向外周的速度减慢,心舒期末存留在主动脉内的血液增多,故舒张压升高。在心缩期,由于动脉血压升高使血流速度加快,使收缩压升高不如舒张压升高明显,故脉压减小。当外周阻力减小时,收缩压与舒张压均下降,但舒张压降低更明显,故脉压增大。通常情况下,舒张压的高低主要反映外周阻力的大小。

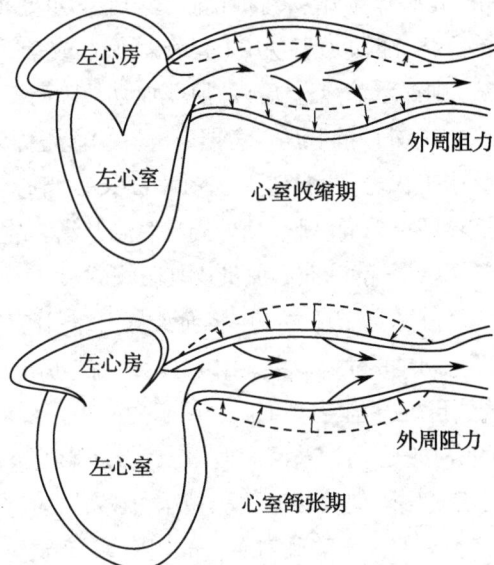

图 4-15　主动脉弹性作用示意图

(4)主动脉和大动脉的弹性储器作用:正常的弹性储器作用缓冲收缩压,维持舒张压,降低动脉血压的波动幅度。老年人因动脉管壁硬化,管壁弹性纤维减少而胶原纤维增多,使主动脉与大动脉的可扩张性降低、弹性贮器作用减弱,对血压的缓冲作用降低,使收缩压升高而舒张压降低,脉压明显增大。在同时伴中小动脉硬化的老年人,因外周阻力增大,最终使舒张压变化不明显,但因收缩压升高显著,故脉压增大。

(5)循环血量和血管容积的比例:正常情况下,循环血量与血管系统容量是相匹配的,即循环血量稍多于血管系统容量,维持正常的循环系统平均充盈压,这是动脉血压形成的前提。大失血时,循环血量减少,此时如果血管系统的容量改变不大,则循环系统平均充盈压降低,动脉血压下降。当循环血量不变而血管系统容量增大时,也会导致动脉血压下降。

不同生理条件下,上述影响动脉血压的因素实际上可同时发生改变。因此,某种生理情况下动脉血压的变化,往往是各种因素相互作用的综合结果。

四、静脉血压和静脉回心血量

静脉是血液回流入心脏的通道,又因其易扩张、容量大而被称为容量血管。安静状态下,循环血量的 60% ~ 70% 容纳在静脉中,静脉起着血液储存库的作用。静脉的收缩和舒张可有效地调节回心血量和心输出量,以适应机体在各种生理条件下的需要。

(一)静脉血压

体循环的血液经动脉和毛细血管时不断消耗能量、克服阻力,至微静脉时,血压已降至 15 ~ 20mmHg(2.0 ~ 2.7kPa)。微静脉血压几乎不受心脏活动的影响,因而无收缩压、舒张压之分。血液通过静脉最后进入右心房。作为体循环的终点,右心房血压最低,接近于零。

1. **中心静脉压**　通常将右心房和胸腔内大静脉的血压称为中心静脉压(central venous pressure,CVP),其高低取决于心脏泵血能力和静脉回心血量之间的相互关系。正常时,中心静脉压较低,其变动范围是 4 ~ 12cmH$_2$O。右心衰竭使心脏泵血能力减弱时,右心房和腔静脉淤血,中心静脉压升高。另一方面,当输血、输液过多、过快时,静脉回心血量增多、回流速度加快,中心静脉压也会升高。此外,全身静脉收缩、微动脉舒张引起的外周静脉压升高等均导致中心静脉压增大。中心静脉压可反映心脏功能状态和静脉回心血量,是临床上用以判断心血管功能的重要指标,也可作为监测指标控制补液速度和补液量。在用输液法治疗休克时,若发现中心静脉压偏低或有下降趋势,提示输液量不足;若中心静脉压高于正常或有升高趋势,则提示输液过快或心脏泵血功能障碍。

2. 外周静脉压 各器官静脉的血压称为外周静脉压(peripheral venous pressure),常用人体平卧时的肘静脉压来代表,正常值为 5~14cmH₂O。当心脏射血功能减弱时,中心静脉压升高,静脉回流减慢,较多的血液滞留于外周静脉,使外周静脉压升高。故外周静脉压也可用以判断心脏的功能。

(二)静脉回心血量及其影响因素

静脉是循环系统中将血液从组织引流至心脏的通道。正常情况下,静脉对血流的阻力很小,仅占体循环总阻力的15%,尽管由微静脉至右心房的压力落差仅约15mmHg(2kPa),却足以使静脉回心血量与循环功能相适应。作为毛细血管后阻力血管,微静脉的舒缩活动影响毛细血管血压,调控体液在血管和组织间隙的分布,进而调节回心血量;跨壁压影响静脉的扩张状态,改变静脉对血流的阻力,影响静脉回流。静脉受压、塌陷使管腔截面积减小、阻力增大,静脉回流受限。单位时间内的静脉回心血量与心输出量相等,其多少取决于静脉对血流的阻力和外周静脉压与中心静脉压的差值。凡是能影响外周静脉压、中心静脉压以及静脉阻力的因素,都能影响静脉回心血量。

(1)体循环平均充盈压:体循环平均充盈压是反映血管系统充盈程度的指标。实验证明,血管系统内血液充盈程度愈高,静脉回心血量也就愈多。当血量增加或容量血管收缩时,体循环平均充盈压升高,静脉回心血量增多。相反,大出血使血量减少或容量血管舒张时,体循环平均充盈压下降,静脉回心血量减少。

(2)心肌收缩力:心肌收缩力增强时,射血量多、心室内剩余血量少,心舒期室内压低,对心房和大静脉内血液的抽吸力量大,回心血量增多;相反,则回心血量减少。右心衰竭时,右心室收缩能力减弱,心舒期右心室内压较高,血液淤积在右心房和大静脉内,回心血量减少,患者可出现颈外静脉怒张,肝充血肿大,下肢水肿等体征。左心衰竭时,左心房压和肺静脉压升高,可出现肺淤血和肺水肿。

(3)骨骼肌的挤压作用:静脉内的瓣膜使静脉血只能向心脏方向流动而不能倒流。肌肉收缩挤压肌肉内和肌肉间的静脉,使静脉回流加速。因此,骨骼肌和静脉瓣膜一起,对静脉回流起着"泵"的作用,称为"肌肉泵"或"静脉泵"。下肢肌肉进行节律性舒缩活动时,例如跑步,肌肉收缩将静脉内的血液挤向心脏,而肌肉舒张时,静脉内压力降低,有利于血液由毛细血管、微静脉向小静脉回流,使静脉充盈。运动时肌肉泵的这种作用,可以加速全身血液循环,对心脏泵血起到很好地辅助作用。但若肌肉持续紧张性收缩而非节律性舒缩,则静脉将持续受压,静脉回流反而减少。肌肉泵的作用对降低下肢静脉压、减少血液在下肢静脉内的潴留具有十分重要的意义。长久站位或坐位时,下肢静脉缺乏肌肉挤压,可因血液淤积而出现下肢水肿。

(4)重力和体位改变:血管内的血液因受重力作用,产生一定的静水压或跨壁压。由于静脉管壁薄,弹性纤维和平滑肌含量少,跨壁压对静脉的影响远比动脉要大。当体位由平卧位转为直立位时,身体低垂部位的静脉因跨壁压增大而扩张,容纳更多的血液,使回心血量减少。长久站立不动时,因下肢静脉跨壁压增大,使回心血量减少,但可被静脉瓣的功能所减缓;而下肢静脉瓣膜受损的人,常不能长久站立。高温环境下长久站立不动时,尽管下肢静脉瓣正常,但因皮肤血管舒张,也容纳了较多的血液,跨壁压增大引起的下肢静脉回流下降可使回心血量明显减少,甚至导致心输出量减少和脑供血不足而出现头晕甚至昏厥。长期卧床的患者,静脉管壁的紧张性较低,可扩张性较高,加之腹腔和下肢肌肉的收缩力减弱,对静脉的挤压作用减小,因而由平卧位突然站立时,可因大量血液淤积于下肢,回心血量过小而发生昏厥。

(5)呼吸运动:胸膜腔内压低于大气压,称为胸膜腔负压。胸膜腔负压使胸腔内大静脉的跨壁压较大,右心房和大静脉呈扩张状态。在吸气时,胸腔容积加大,胸膜腔负压增大,使胸腔大静脉和右心房更加扩张,其内压进一步降低,因而有利于外周静脉血液回流到右心房,使回心血量增加,心输出量也相应增加。呼气时,胸膜腔负压减小,则静脉回心血量也相应减少。可见,呼吸运动对静脉回流也起着"泵"的作用,称为"呼吸泵"。

五、微循环

微循环(microcirculation)是指微动脉和微静脉之间的血液循环。实现血液与组织之间的物质交换是血液循环的根本功能,而这一功能恰恰是由微循环来实现的。微循环对维持组织细胞正常的新陈代谢和内环境稳态起着重要作用。

(一)微循环的组成

各器官、组织的结构和功能不同,微循环的组成也不同。人手指甲皱皮肤的微循环组成比较简单,微动脉和微静脉之间仅由呈袢状的毛细血管相连,而骨骼肌和肠系膜的微循环结构则十分复杂。典型的微循环由微动脉、后微动脉、毛细血管前括约肌、真毛细血管、通血毛细血管(或称直捷通路)、动 - 静脉吻合支和微静脉等部分组成(图 4-16)。

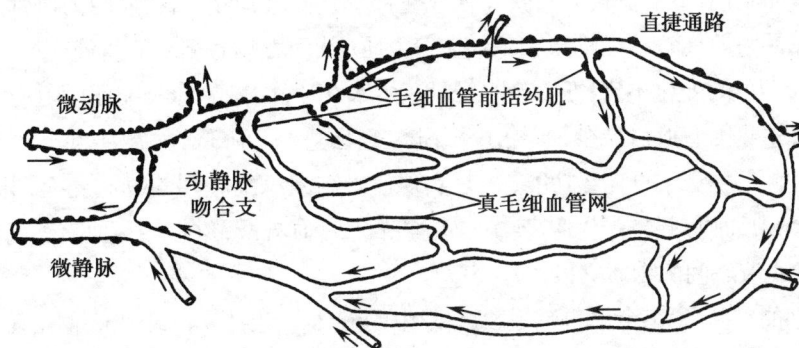

图 4-16　微循环模式图

血液流经微循环的通路有三条:

1. **迂回通路**　迂回通路(circuitous channel)是指血液经微动脉、后微动脉、毛细血管前括约肌、真毛细血管网,最后进入微静脉的微循环通路。该通路因毛细血管数量多且迂回曲折,故得名。真毛细血管管壁薄、通透性好,穿插于细胞间隙之中,相互交错成网,血流缓慢,是血液和组织液之间进行物质交换的主要场所,故又称为营养通路。同一器官、组织中不同部位的真毛细血管是轮流开放的,而同一毛细血管也是开放和关闭交替进行的。毛细血管的开闭由毛细血管前括约肌的舒缩来控制,其开放的数量与器官、组织当时的代谢水平相适应,安静状态下,同一时间内约有 20% 的毛细血管开放。

2. **直捷通路**　直捷通路(thoroughfare channel)指血液从微动脉经后微动脉和通血毛细血管进入微静脉的通路。通血毛细血管是后微动脉的移行部分,其管壁平滑肌逐渐稀少以至消失。直捷通路在骨骼肌组织的微循环中较为多见,其血流速度较快,经常处于开放状态。尽管通血毛细血管中的血液也可与组织液进行少量的物质交换,但其主要功能是使一部分血液经此通路快速进入静脉,以保证静脉回心血量。

3. **动 - 静脉短路**　动 - 静脉短路(arterio-venous shunt)是吻合微动脉和微静脉的通道,即动静脉吻合支,其结构与微动脉相似,管壁较厚,有发达的纵行平滑肌层和丰富的血管运动神经末梢,血流速度快,没有物质交换的功能,故又称非营养通路,其功能是参与体温调节。该通路主要分布于指、趾、唇、鼻和耳廓等处的皮肤和某些器官内,经常处于关闭状态,以保存体内的热量。当环境温度升高时,动 - 静脉吻合支开放,血液由微动脉直接经动 - 静脉吻合支流入微静脉,皮肤血流量增加,皮温升高,有利于散热。感染性和中毒性休克时,尽管患者处于休克状态,但由于动 - 静脉短路和直接通路大量开放,使皮肤温度较温暖,即所谓"暖休克",此时因大量血液由微动脉经吻合支进入微静脉,未与组织细胞进行物质交换,故可加重组织的缺氧。

（二）微循环的调节与功能

1. 微循环的调节　微动脉和微静脉主要受交感神经支配，毛细血管前括约肌主要受局部体液因素调节。正常情况下，交感神经使微动脉（arteriole）管壁保持一定的紧张性，使器官的血流量在一定时间内保持相对稳定。微动脉管壁外层的环形肌收缩或舒张使管腔内径显著缩小或扩大，使微动脉在功能上起着控制微循环血流量"总闸门"的作用。毛细血管前括约肌的收缩状态控制从微动脉、后微动脉进入真毛细血管的血流量，是微循环的"分闸门"或"前闸门"。血液中的肾上腺素与去甲肾上腺素等收缩血管的物质和 CO_2、乳酸等局部代谢产物分别控制毛细血管前括约肌的收缩和舒张，特别是交替出现的局部代谢产物的积聚和局部氧分压的降低使真毛细血管的开闭轮流交替进行。在真毛细血管关闭一段时间后，局部代谢产物逐渐堆积、氧分压降低，代谢产物和低氧都能导致局部的后微动脉和毛细血管前括约肌舒张，真毛细血管开放，血流增多，代谢产物被清除，毛细血管前括约肌又收缩，真毛细血管又关闭，如此反复进行。一般情况下，真毛细血管每分钟交替开闭 5～10 次。安静状态下，骨骼肌组织中只有 20%～35% 的真毛细血管处于开放状态。当机体活动增强时，组织代谢水平升高，局部代谢产物增多，开放的真毛细血管增多，从而使血液和组织细胞间的交换面积增大，交换距离缩短，使微循环的血流量与组织代谢水平相适应。

微静脉是微循环的"后闸门"。较大的微静脉管壁有平滑肌，为毛细血管后阻力血管，其活动受神经体液因素的影响，管壁平滑肌的舒缩活动影响毛细血管血压，从而影响微循环的体液交换和血液流出量。生理情况下，毛细血管后阻力变化不大；但病理状态下，如休克时，因微静脉收缩使后阻力增大，大量血液淤积在真毛细血管内，造成回心血量减少，心输出量下降，血压进一步降低，病情加重。

2. 微循环的功能　微循环的主要功能，一是实现血液与组织细胞间的物质交换，将血液中各种营养物质和氧气运送给组织细胞，并带走代谢产物；二是调节器官血流量，维持循环血量和稳定动脉血压。

（三）血液和组织液之间的物质交换

组织、细胞之间的空隙称为组织间隙，组织间隙中的液体即组织液。组织液是组织、细胞直接接触并赖以生存的内环境。组织、细胞通过细胞膜与组织液进行物质交换，而组织液则通过毛细血管壁与血液进行物质交换。因此，组织液是组织、细胞和血液之间进行物质交换的媒介。

血液和组织液之间通过扩散、滤过、重吸收及吞饮等方式进行物质交换。

扩散是血液和组织液之间进行物质交换的最重要方式。毛细血管内皮细胞之间的连接处存在细微的孔隙（图 4-17）。凡是直径小于孔隙的物质，都能以扩散方式进出毛细血管壁。尽管毛细血管壁上孔隙的总面积仅占管壁全部面积的约千分之一，但由于分子运动的速度高出毛细血管血流速度数十倍，故血液在流经毛细血管时，血浆和组织液的溶质分子仍有足够的时间进行扩散交换。一些小分子脂溶性物质如 O_2、CO_2 等还可直接通过内皮细胞进行扩散。液体在静水压和胶体渗透压梯度驱使下由毛细血管内向毛细血管外的移动称为滤过（filtration），而液体向相反方向的移动则称为重吸收（reabsorption）。尽管直径小于管壁孔隙的溶质分子也可和水一起被滤过或重吸收，但以这种方式交换的物质的量远少于以扩散方式进行的物质交换。但滤过与重吸收在组织液的生成与回流中起重要的作用。跨血管壁的物质交换中，吞饮

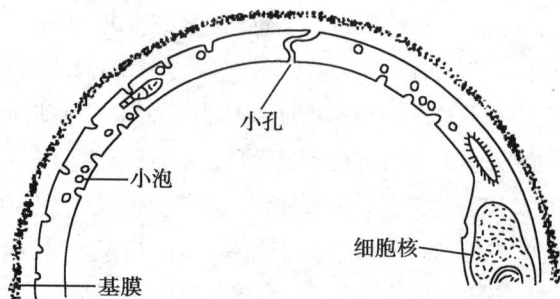

图 4-17　毛细血管壁亚微结构示意图

（pinocytosis）发生概率较小。较大的分子如血浆蛋白等可以由吞饮这种方式通过毛细血管壁进行交换。靠近毛细血管内皮细胞一侧的液体（血浆或组织液）和较大的分子可被内皮细胞膜包围并吞饮入细胞内，形成吞饮囊泡，后者被运送至细胞的另一侧，并被排至细胞外。

六、组织液的生成

存在于组织、细胞间隙内的组织液绝大部分呈胶冻状，不能自由流动，因而不会因重力作用而流至身体的低垂部位；将注射针头插入组织间隙，也不能抽出组织液。组织液凝胶的基质是胶原纤维和透明质酸细丝。临近毛细血管的小部分组织液呈溶胶状态，可自由流动。毛细血管壁的通透性具有选择性，组织液中除蛋白质浓度明显低于血浆外，各种离子成分与血浆相同。

（一）组织液的生成与回流

血浆经毛细血管动脉端滤过生成组织液，同时一部分组织液经毛细血管静脉端重吸收返回血管，另一部分组织液则经淋巴管回流到血液循环，使正常组织液的量处于动态平衡。液体通过毛细血管壁的滤过和重吸收取决于四个因素，即毛细血管血压（P_c）、组织液静水压（P_{if}）、血浆胶体渗透压（π_p）和组织液胶体渗透压（π_{if}）。其中，毛细血管血压和组织液胶体渗透压是促使液体由毛细血管内向毛细血管外滤过的力量，而血浆胶体渗透压和组织液静水压是促使液体由毛细血管外向毛细血管内重吸收的力量。滤过的力量和重吸收的力量之差，称为有效滤过压（effective filtration pressure，EFP）。可以用下式表示：

有效滤过压 =（毛细血管血压 + 组织液胶体渗透压）-（血浆胶体渗透压 + 组织液静水压）

将图 4-18 所设的各种压力数值代入上式计算可得，毛细血管动脉端的有效滤过压为 10mmHg，是正值，则液体滤出毛细血管；而在毛细血管静脉端的有效滤过压是 -8mmHg，为负值，故液体被重吸收回血管，即组织液回流。总的来说，流经毛细血管的血浆有 0.5% ~ 2% 在毛细血管动脉端以滤过的方式进入组织间隙，约 90% 的滤出液在毛细血管静脉端被重吸收，其余约 10%（包括滤出的白蛋白分子）进入毛细淋巴管，成为淋巴液。

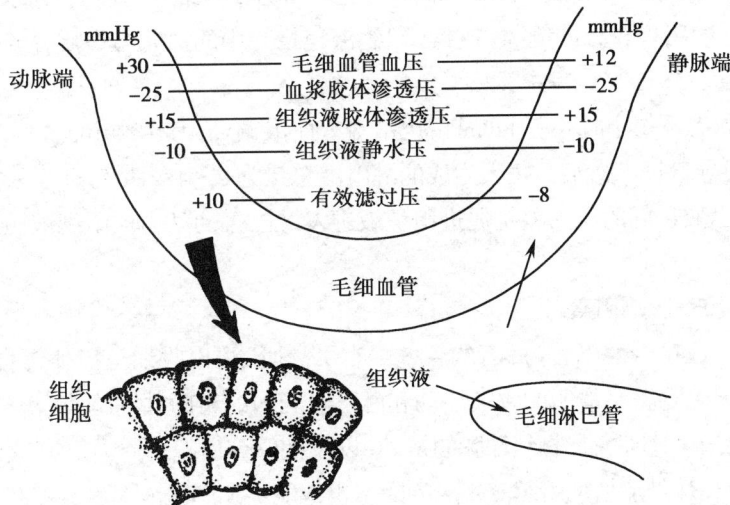

图 4-18　组织液生成与回流示意图

（二）影响组织液生成的因素

在正常情况下，组织液不断生成，又不断被重吸收，保持动态平衡，故血容量和组织液量能维持相对稳定。如果这种动态平衡遭到破坏，使组织液生成过多或重吸收减少，就会有过多的液体潴留在组织间隙而形成水肿（edema）。上述决定有效滤过压的各种因素均可影响组织液的生成。

1. **毛细血管通透性**　正常情况下，毛细血管壁对蛋白质几乎不通透，使蛋白质滤出的数量极少，故能维持正常的有效胶体渗透压。在感染、烧伤、过敏等病理情况下，毛细血管壁的通透性增大，血浆蛋白随液体渗出毛细血管，导致血浆胶体渗透压下降，组织液胶体渗透压升高，有效滤过压增大，组织液生成增多，引起水肿。

2. **毛细血管血压**　毛细血管血压的高低取决于毛细血管前阻力和毛细血管后阻力的比值。当局部炎症引起微动脉舒张，使毛细血管前阻力下降，或右心衰竭导致微静脉回流受阻时，使毛细血管后阻力升高时，毛细血管血压升高，其与组织液静水压的差值即毛细血管有效流体静压增大，有效滤过压升高，组织液生成增多，引起局部或全身性水肿。左心衰竭引起的肺静脉压升高可导致肺水肿；肿瘤或瘢痕压迫局部静脉或血栓堵塞静脉腔也均可导致静脉压增大，引起水肿。

3. **血浆胶体渗透压**　营养不良时蛋白质摄入不足，严重肝病时白蛋白合成下降，以及肾脏疾病时蛋白质丢失过多，均导致血浆胶体渗透压降低，使血浆胶体渗透压与组织液胶体渗透压的差值即有效胶体渗透压下降，有效滤过压升高，造成水肿。

4. **淋巴回流**　正常情况下，由毛细血管滤出的液体中约 10% 需经过淋巴管回流入血；且组织液生成增多时淋巴系统可代偿性增加回流以防止水肿的发生，所以淋巴系统是否通畅对组织液的回流影响很大。病理情况下，如丝虫病时淋巴管被堵塞，淋巴回流受阻，含蛋白质的淋巴液积聚在组织间隙，导致淋巴水肿（lymphedema）。

七、淋巴液的生成和回流

组织液进入淋巴管，即成为淋巴液。淋巴液在淋巴系统内流动称为淋巴循环，是组织液向血液回流的一个重要辅助系统。

（一）淋巴液的生成

在毛细淋巴管起始端，内皮细胞呈叠瓦状排列，形成向管腔内开启的单向活瓣。另外，当组织间隙内积聚较多的组织液时，组织中的胶原纤维和毛细淋巴管之间的胶原细丝可以将叠瓦状排列的内皮细胞边缘拉开，使内皮细胞之间出现较大的缝隙，这样，组织液包括其中的血浆蛋白质分子，甚至红细胞等可以自由地进入毛细淋巴管。

正常成人在安静状态下每小时约有 120ml 淋巴液流入血液循环，其中约 100ml 经由胸导管，20ml（来自右侧上身）经由右淋巴导管进入血液。每天生成的淋巴液总量为 2~4L，大致相当于全身血浆总量。组织液和毛细淋巴管内淋巴液之间的压力差是促进组织液进入淋巴管的动力。组织液压力升高时，能加快淋巴液的生成。

（二）淋巴液的回流及影响因素

毛细淋巴管汇合形成集合淋巴管，后者的管壁中有平滑肌，可以收缩。另外，淋巴管中有瓣膜，可防止淋巴液倒流。集合淋巴管壁平滑肌的收缩活动和淋巴管腔内的瓣膜共同构成"淋巴管泵"，推动淋巴向心回流。外周骨骼肌的节律性收缩，相邻动脉的搏动，以及按摩等引起的周围组织对淋巴管的压迫均能促进淋巴液的回流。此外，凡是能增加组织液生成的因素也都能增加淋巴液的生成和回流。

淋巴液回流的生理功能，主要是将组织液中的蛋白质分子、不能被毛细血管重吸收的其他大分子物质，以及组织中的红细胞和细菌等带回到血液中，以维持血浆蛋白的正常浓度。小肠绒毛的毛细淋巴管对营养物质特别是脂肪的吸收起重要的作用。淋巴系统也是机体吸收营养物质的主要途径之一，由肠道吸收的脂肪 80%~90% 经由这一途径被输送入血，故来自小肠的淋巴液呈乳糜状。尽管淋巴回流的速度较缓慢，但一天中回流的淋巴液相当于全身血浆总量，故淋巴液回流在保持组织液生成与回流的平衡，乃至调节体液平衡中起着一定的作用。淋巴系统中的淋巴结、脾和胸腺还具有防御和免疫功能。

第三节　心血管活动的调节

人体为适应各器官组织在不同情况下对血流量的需要，可通过神经和体液机制调节心脏和各部分血管的活动，协调分配各器官的血流。

一、神经调节

心肌和血管平滑肌接受自主神经支配。机体对心血管活动的神经调节是通过各种心血管反射实现的。

（一）心脏和血管的神经支配

1. 心脏的神经支配　支配心脏的传出神经为心交感神经（cardiac sympathetic nerve）和心迷走神经（cardiac vagus nerve）（图4-19）。

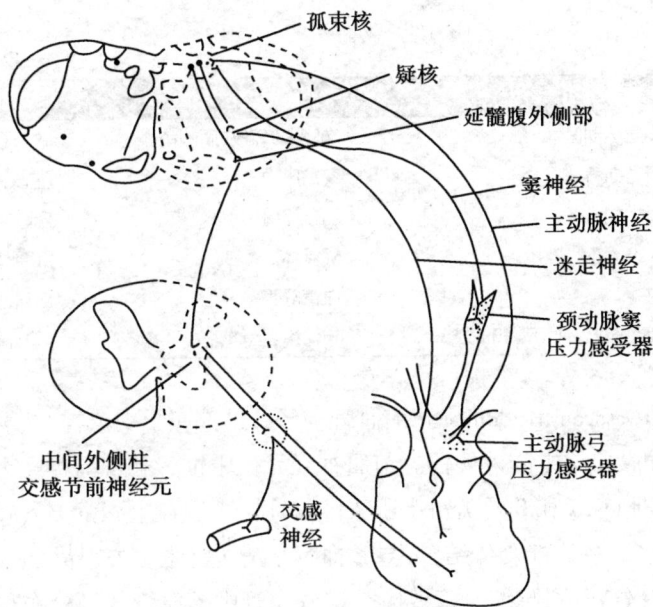

图4-19　心脏的神经支配

（1）心交感神经及其作用：心交感神经的节前神经元发源于脊髓第1~5胸段的中间外侧柱，在星状神经节或颈交感神经节内换元后，节后神经元的纤维组成心脏神经丛，支配心脏各个部分，包括窦房结、房室交界、房室束、心房肌和心室肌。支配窦房结的交感纤维主要来自右侧心交感神经，其兴奋时以引起心率加快的效应为主，支配房室交界的交感纤维主要来自左侧心交感神经，其兴奋时以加强心肌收缩能力的效应为主。

心交感节后神经元末梢释放的递质为去甲肾上腺素，主要与心肌细胞膜β肾上腺素能受体结合，导致心率加快，房室交界传导加快，心房肌和心室肌收缩能力加强，分别称为正性变时、正性变传导和正性变力作用。去甲肾上腺素通过作用于心肌细胞膜β肾上腺素能受体，激活腺苷酸环化酶，升高细胞内cAMP浓度，激活蛋白激酶和细胞内蛋白质磷酸化，使心肌膜钙通道激活，增加Ca^{2+}内流，细胞内肌浆网释放Ca^{2+}增加，心肌收缩能力增强，每搏做功增加。β受体阻断剂如盐酸普萘洛尔等可阻断心交感神经对心脏的兴奋作用。

（2）心迷走神经及其作用：支配心脏的副交感神经节前纤维起自延髓迷走神经背核和疑核，行走于迷走神经干中。在心内神经节换元后，节后神经纤维支配窦房结、心房肌、房室交界、房室束及其分支。心室肌也有迷走神经支配,但纤维末梢的数量远少于心房肌。右侧迷走神经对窦房结的影响占优势;左侧迷走神经对房室交界的作用占优势。

心迷走神经节后纤维末梢释放的递质是乙酰胆碱,它作用于心肌细胞膜的 M 型胆碱能受体,导致心率减慢,心房肌收缩能力减弱,心房肌不应期缩短,房室传导速度减慢,即负性变时、变力和变传导作用。迷走神经抑制心肌收缩能力的机制是其末梢释放的乙酰胆碱作用于 M 胆碱能受体,提高心肌细胞膜 K^+ 通道开放概率,增加 K^+ 外流,抑制膜上的 Ca^{2+} 通道开放,减少 Ca^{2+} 内流,降低心肌的自律性、收缩性和传导性。M 型胆碱受体阻断剂阿托品能阻断心迷走神经对心的抑制作用。

心脏还有肽能神经的支配,其末梢释放肽类递质,如神经肽 Y、阿片肽和血管活性肠肽等,它们与单胺类和乙酰胆碱等递质共存于同一神经元,兴奋时一起释放。血管活性肠肽可舒张冠状动脉,增加心肌收缩力,降钙素基因相关肽能加快心率。

2. 血管的神经支配 除真毛细血管外,血管壁都有平滑肌分布。绝大多数血管平滑肌都受自主神经支配。支配血管平滑肌的神经纤维可分为缩血管神经纤维和舒血管神经纤维两大类(表 4-1)。

表 4-1

项目	交感缩血管纤维	交感舒血管纤维	副交感舒血管纤维
起源	大脑皮层运动区	胸腰段脊髓灰质侧角	脑干副交感核,脊髓 $S_2 \sim S_4$
神经支配	几乎所有血管	骨骼肌血管	脑膜、消化腺和外生殖器的血管
末梢释放地址	去甲肾上腺素	乙酰胆碱	乙酰胆碱
受体	α 受体、$β_2$ 受体	M 受体	M 受体
效应	血管收缩	血管舒张	血管舒张
特点	调节血流助力、血流量和血压	与情绪、运动有关	调节局部血流量

(1)缩血管神经纤维(vasoconstrictor fiber):缩血管神经纤维都属于交感神经,称为交感缩血管纤维,其节前神经元位于脊髓胸和腰段的中间外侧柱。节后神经元位于椎旁和椎前神经节,末梢释放递质为去甲肾上腺素。血管平滑肌细胞有 α 和 β 两类肾上腺素能受体。去甲肾上腺素与 α 肾上腺素能受体结合,导致血管平滑肌收缩;与 β 肾上腺素能受体结合,导致血管平滑肌舒张。去甲肾上腺素与 α 受体结合的能力强于 β 受体,缩血管纤维兴奋时引起缩血管效应。皮肤血管中缩血管纤维分布最密,骨骼肌和内脏的血管次之,冠状血管和脑血管中分布较少。在同一器官中,动脉的缩血管纤维密度高于静脉,微动脉密度最高,但毛细血管前括约肌分布很少。

人体内多数血管只接受交感缩血管纤维的单一神经支配。安静状态下,交感缩血管纤维持续发放 1 ~ 3 次 /s 的低频冲动,称为交感缩血管紧张,这种紧张性活动使血管平滑肌保持一定的收缩状态。当交感缩血管紧张增强时,血管平滑肌进一步收缩;交感缩血管紧张减弱时,血管平滑肌收缩程度减低,血管舒张。

(2)舒血管神经纤维(vasodilator fiber)

1)交感舒血管神经纤维:主要分布于骨骼肌微动脉中,其末梢释放递质为乙酰胆碱,阿托品可阻断其效应,只有在处于情绪激动状态和发生防御反应时才发放冲动,使骨骼肌血管舒张,血流量增多。

2)副交感舒血管神经纤维:分布于少数器官如脑膜、唾液腺、胃肠外分泌腺和外生殖器等。副交感舒血管纤维末梢释放的递质为乙酰胆碱,后者与血管平滑肌的 M 型胆碱能受体结合,引起血管舒张,只对器官组织局部血流起调节作用。

3)脊髓背根舒血管神经纤维:当皮肤受到伤害性刺激时,感觉冲动一方面沿传入纤维向中枢传导,另一方面可在末梢分支处沿其他分支到达受刺激部位邻近的微动脉,使微动脉舒张,局部皮肤出现红晕。这种仅通过轴突外周部位完成的反应,称为轴突反射(axon reflex)。

4）血管活性肠肽神经元：有些自主神经元内有血管活性肠肽和乙酰胆碱共存，如支配汗腺的交感神经元和支配颌下腺的副交感神经元等。这些神经元兴奋时，其末梢一方面释放乙酰胆碱，引起腺细胞分泌；另一方面释放血管活性肠肽，引起舒血管效应，使局部组织血流增加。

（二）心血管中枢

心血管中枢（cardiovascular center）是指与心血管活动有关的神经元胞体集中的部位（图4-20）。

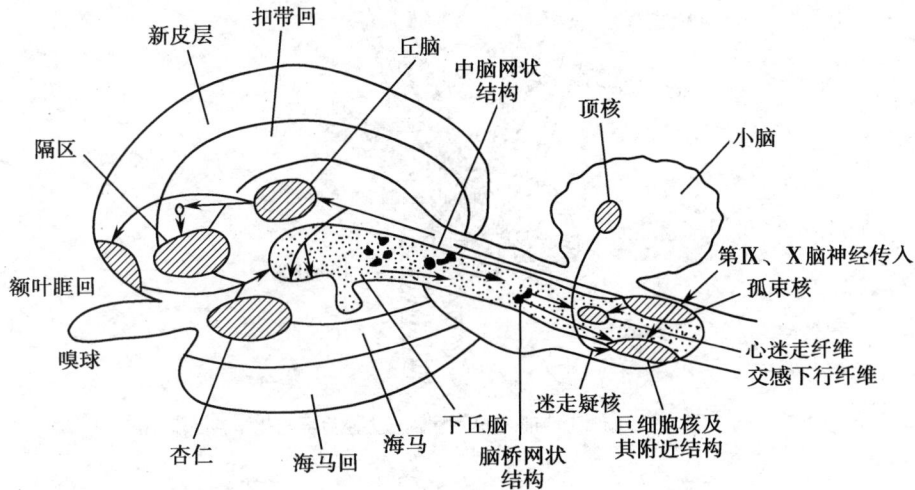

图4-20　心血管中枢示意图

1. 延髓心血管中枢　延髓心血管中枢包括以下四个部位的神经元：①缩血管区：位于延髓头端的腹外侧部，称为 C1 区，可引起交感缩血管神经正常的紧张性活动，心交感紧张也起源于此区神经元；②舒血管区：位于延髓尾端腹外侧部 A1 区（即在 C1 区的尾端），其去甲肾上腺素神经元在兴奋时可抑制 C1 区神经元的活动，导致交感缩血管紧张降低，血管舒张；③传入神经接替站：延髓孤束核的神经元接受由颈动脉窦、主动脉弓和心脏感受器经舌咽神经和迷走神经传入的信息，然后发出纤维至延髓和中枢神经系统其他部位的神经元，继而影响心血管活动；④心抑制区：心迷走神经元的细胞体位于延髓的迷走神经背核和疑核。

延髓心血管中枢的神经元在平时都有紧张性活动，分别称为心迷走紧张、心交感紧张和交感缩血管紧张。在安静状态时，这些延髓神经元的紧张性活动表现为心迷走神经纤维和交感神经纤维持续的低频放电活动。心迷走中枢和心交感中枢的紧张性活动对心脏的作用是相互拮抗的。

2. 延髓以上的心血管中枢　在延髓以上的脑干部分以及大脑和小脑中，存在与心血管活动有关的神经元，主要表现为对心血管活动等功能的复杂整合。例如下丘脑在体温调节、摄食、水平衡和情绪反应的整合中，都起着重要作用。电刺激下丘脑的"防御反应区"，可引起动物的防御反应（defense reaction），包括警觉状态，骨骼肌肌紧张加强和出现防御姿势等行为反应，同时出现一系列心血管活动改变。

（三）心血管反射

1. 颈动脉窦和主动脉弓压力感受性反射　当动脉血压升高时，可引起压力感受性反射（baroreceptor reflex），其反射效应是使心率减慢、外周血管阻力降低和血压回降，这一反射也被称为降压反射。

（1）动脉压力感受器：在颈动脉窦和主动脉弓血管外膜下，存在一些感觉神经末梢，对机械牵张敏感，称为动脉压力感受器（图4-21）。动脉压力感受器感受血管壁的机械牵张程度。当动脉血压升高时，动脉管壁被牵张的程度升高，压力感受器发放的神经冲动增多，因而传入神经的冲动发放频率可随心动周期中动脉血压的波动而发生相应变化。在一定范围内，压力感受器的传入冲动频率与动脉管壁扩张程度成正比。在一个心动周期内，随着动脉血压的波动，窦神经的传入冲动频率也发生相应变化（图4-22）。

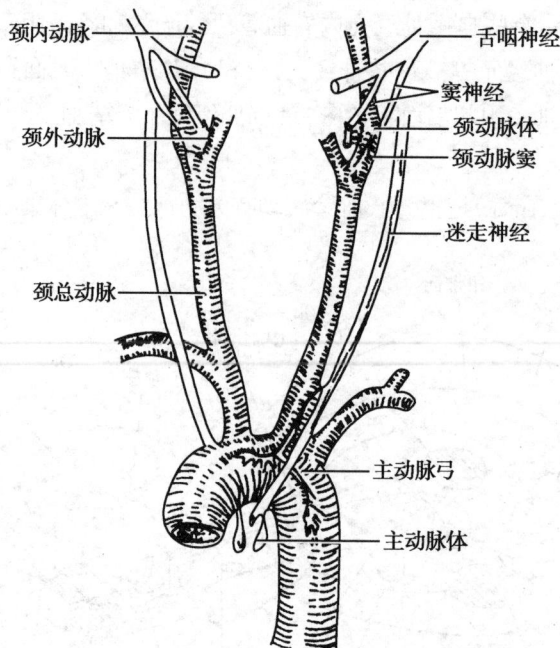

图4-21 颈动脉窦区与主动脉弓区的压力感受器与化学感受器

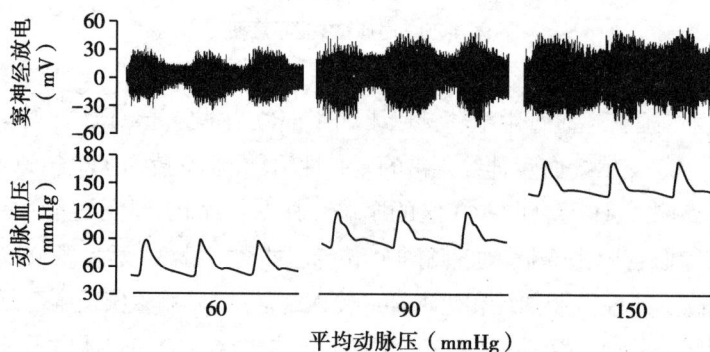

图4-22 动脉血压对窦神经放电的影响

（2）传入神经和中枢联系：颈动脉窦压力感受器的传入神经纤维组成颈动脉窦神经，窦神经加入舌咽神经，进入延髓，和孤束核的神经元发生突触联系。主动脉弓压力感受器的传入神经纤维行走于迷走神经干，进入延髓，到达孤束核。兔的主动脉弓压力感受器传入纤维自成一束，与迷走神经伴行，称为主动脉神经。压力感受器的传入神经冲动到达孤束核，可通过延髓的神经通路使延髓头端腹外侧部的血管运动神经元抑制从而使交感神经紧张性活动减弱；孤束核神经元还与延髓内其他神经核团以及脑干其他部位如脑桥和下丘脑等一些神经核团发生联系，其效应也是使交感神经紧张性活动减弱。另外，压力感受器的传入冲动到达孤束核后还与迷走神经背核和疑核发生联系，使迷走神经活动加强。

（3）反射效应：颈动脉窦和主动脉弓压力感受性反射表现为，动脉血压突然升高时，压力感受器传入冲动增多，通过中枢机制，使心迷走紧张加强，心交感紧张和交感缩血管紧张减弱，通过心迷走神经、心交感神经和交感缩血管神经传递到心脏和血管，引起心率减慢，心输出量减少，外周血管阻力降低，故动脉血压下降。当动脉血压降低时，压力感受器传入冲动减少，使迷走紧张减弱，交感紧张加强，心率加快，心输出量增加，外周血管阻力增高，血压回升（图4-23）。

（4）压力感受性反射的生理意义：压力感受性反射是一种负反馈调节，在心输出量、外周血管阻力和血量等发生突然变化的情况下，对动脉血压进行快速调节，防止动脉血压大幅波动。压力感受性反射在动脉血压的长期调节中并不起重要作用。在动物实验中将颈动脉窦区和循环系统其余部分隔离,仍保留它通过窦神经与中枢的联系。人为改变颈动脉窦区灌注压,可引起体循环动脉压的变化,得到压力感受性反射功能曲线(图4-24)。压力感受性反射对动脉血压的调节也存在调定点(set point),作为调节动脉血压的参照水平。在高血压患者或实验性高血压动物中,压力感受性反射功能曲线向右移位,这种现象称为压力感受器反射的重调定(resetting)。

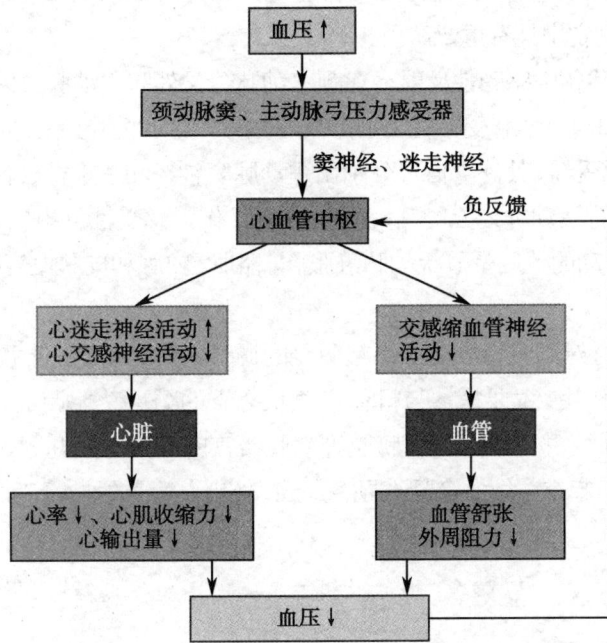

图4-23　颈动脉窦和主动脉弓压力感受性反射

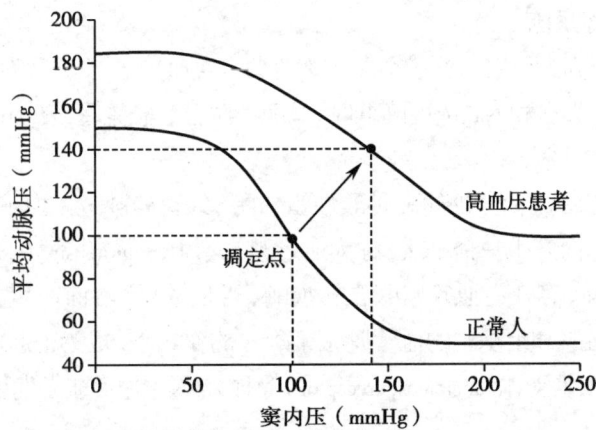

图4-24　正常人和高血压患者的压力感受性反射功能曲线

问题与思考

突然从卧位变为站立为何感到头晕眼花? 片刻后恢复的机制如何?

2. 心肺感受器引起的心血管反射　在心房、心室和肺循环大血管壁内存在许多感受器,总称为心肺感受器,其传入神经纤维行走于迷走神经干。引起心肺感受器兴奋的适宜刺激有两大类。一类是血管壁的机械牵张。当心房、心室或肺循环大血管中压力升高或血容量增多使心脏或血管壁受到牵张,这些机械或压力感受器发生兴奋。另一类心肺感受器的适宜刺激是化学物质,如前列腺素和缓激肽等,有些药物如藜芦碱等也能刺激心肺感受器。大多数心肺感受器受刺激时引起的反射效应是交感紧张降低,心迷走紧张加强,导致心率减慢,心输出量减少,外周血管阻力降低,血压下降。心肺感受器的传入冲动可抑制血管升压素的释放,影响肾脏对水的重吸收。这表明心肺感受器引起的反射在血量及体液的量和成分的调节中有重要的生理意义。心-肾反射(cardiorenal reflex)是指心肺感受器受到压力或化学因素刺激后,经迷走神经传入,在中枢整合,使肾交感神经活动抑制,肾血流量增多,尿量和尿钠排出增多的过程。该反射在维持整体循环血量和血压稳定中具有重要作用。

3. 颈动脉体和主动脉体化学感受性反射 在颈总动脉分叉处和主动脉弓区域,存在颈动脉体(carotid body)和主动脉体(aortic body)化学感受器,当血液的某些化学成分发生变化,如缺氧、CO_2 分压过高和 H^+ 浓度过高等,可刺激化学感受器,其感觉信号分别由颈动脉窦神经和迷走神经传入至延髓孤束核,然后使延髓内呼吸神经元和心血管活动神经元的活动发生改变。化学感受性反射的效应主要是呼吸加深加快(详见第五章),对心血管活动的效应是冠状动脉舒张,骨骼肌、内脏和皮肤血管收缩,外周血管阻力增大,血压升高。

化学感受性反射在平时对心血管活动并不起明显的调节作用,只有在低氧、窒息、失血、动脉血压过低和酸中毒情况下才发生作用,主要是参与机体应急状态下的循环功能调节,维持血压,实现血流再分配。此外,刺激躯体传入神经,扩张肺、胃和膀胱等空腔器官以及挤压睾丸等,可引起心率减慢和外周血管舒张等效应。脑缺血可引起交感缩血管紧张显著加强,外周血管强烈收缩,动脉血压升高。

二、体液调节

心血管活动的体液调节指血液和组织液中一些化学物质对心肌和血管平滑肌的活动发生影响,从而起调节作用。

(一)肾素-血管紧张素系统

肾素、血管紧张素和醛固酮三者关系密切,合称为肾素-血管紧张素-醛固酮系统(renin-angiotensin-aldosterone system, RAAS)。在失血和 Na^+ 浓度降低时,肾素-血管紧张素系统(renin-angiotensin system, RAS)的活动加强,调节循环功能。

肾素是由肾脏近球细胞合成和分泌的一种酸性蛋白酶,经肾静脉进入血液循环。肾素可使血浆中来自肝脏的血管紧张素原水解而产生一个十肽,称为血管紧张素Ⅰ(angiotensin Ⅰ, AⅠ)。在血浆和组织中,特别是在肺循环血管内皮表面,存在有血管紧张素转换酶,可使 AⅠ水解而产生一个八肽,即血管紧张素Ⅱ(angiotensin Ⅱ, AⅡ)。AⅡ在血浆和组织中的血管紧张素酶 A 的作用下,成为七肽的血管紧张素Ⅲ(angiotensin Ⅲ, AⅢ)(图 4-25)。血管紧张素受体(angiotensin receptor)简称 AT 受体,目前已发现有四种亚型,分别为 AT1、AT2、AT3 和 AT4 受体。

在心肌、血管平滑肌、骨骼肌、脑、肾和性腺等多种器官组织中均有肾素及血管紧张素原的基因表达,且这些组织富含血管紧张素转换酶(angiotensin-converting enzyme, ACE)和血管紧张素Ⅱ的受体,在心血管等器官组织中还存在相对独立的局部 RAS,通过旁分泌和(或)自分泌方式直接调节心血管活动。心脏内局部 RAS 对心脏的主要作用包括:正性变力作用、致心肌肥大、调节冠状动脉阻力和抑制心肌细胞增长。血管内局部 RAS 的主要作用包括

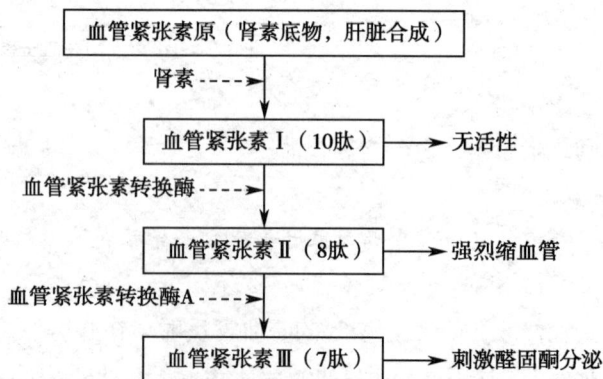

图 4-25 肾素-血管紧张素系统

舒缩血管、影响血管的结构和凝血系统功能。

对体内多数组织和细胞来说，血管紧张素Ⅰ不具有活性。血管紧张素Ⅱ的作用如下：①使全身微动脉收缩，血压升高，静脉收缩，回心血量增多；②作用于交感缩血管纤维末梢上的血管紧张素受体，使交感神经末梢释放递质增多；③作用于中枢神经系统内第四脑室后缘区的血管紧张素受体，使交感缩血管紧张加强；④刺激肾上腺皮质球状带细胞合成和释放醛固酮，后者可促进肾小管对 Na^+ 的重吸收，使循环血量增加。血管紧张素Ⅱ还引起或增强渴觉，导致饮水行为。血管紧张素Ⅲ的缩血管效应仅为血管紧张素Ⅱ的 10%~20%，刺激合成和释放醛固酮的作用较强。

（二）肾上腺素和去甲肾上腺素

肾上腺素和去甲肾上腺素都属于儿茶酚胺（catecholamine）。循环血液中的肾上腺素和去甲肾上腺素主要来自肾上腺髓质的分泌，其中肾上腺素约占 80%，去甲肾上腺素约占 20%。肾上腺素能神经末梢释放的递质去甲肾上腺素也有一小部分进入血液循环。

血液中的肾上腺素和去甲肾上腺素对心脏和血管的作用基本与交感神经作用相同。肾上腺素与 α 和 β 两类肾上腺素能受体结合的能力均较强；去甲肾上腺素与 α 肾上腺素能受体结合的能力最强，与 β 肾上腺素能受体，尤其是 $β_2$ 肾上腺素能受体结合的能力较弱。

在心脏，肾上腺素能受体为 β1，肾上腺素与其结合后，产生正性变时和变力作用，使心率加快，心肌收缩力加强，心输出量增加。在血管，肾上腺素的作用取决于血管平滑肌上 α 和 β 肾上腺素能受体的分布。在皮肤、肾和胃肠血管平滑肌上，α 肾上腺素能受体在数量上占优势，肾上腺素的作用是使这些器官的血管收缩；在骨骼肌和肝脏血管，$β_2$ 肾上腺素能受体占优势，小剂量的肾上腺素常以兴奋 $β_2$ 肾上腺素能受体的效应为主，引起血管舒张，大剂量时兴奋 α 肾上腺素能受体引起血管收缩。去甲肾上腺素主要激活 α 和 $β_1$ 受体，而与 $β_2$ 受体结合的能力较弱，故对血管的作用与肾上腺素不同，它可使全身血管广泛收缩，动脉血压升高，使压力感受性反射活动加强，压力感受性反射对心脏的效应超过去甲肾上腺素对心脏的直接效应，故心率减慢。临床上肾上腺素常用作强心药，去甲肾上腺素用作升压药。

（三）血管升压素

血管升压素（vasopressin，VP）是在下丘脑视上核和室旁核一部分神经元内合成的。这些神经元的轴突下行在丘脑垂体束并入垂体后叶，其末梢释放血管升压素，作为垂体后叶激素进入血液循环。血管升压素在肾集合管可促进水的重吸收，故又称为抗利尿激素（见第八章）。血管升压素作用于血管平滑肌的相应受体，引起血管平滑肌收缩，是最强的缩血管物质之一。生理状态下，血浆中血管升压素浓度升高时，先出现抗利尿效应；当其血浆浓度明显高于正常时，才引起血压升高。血管升压素调节细胞外液量。在禁水、失水和失血等情况下，血管升压素释放增加，有利于保留体内液体量和维持动脉血压。

（四）血管内皮生成的血管活性物质

血管内皮细胞可以生成并释放若干种血管活性物质，引起血管平滑肌舒张或收缩。

1. 血管内皮生成的舒血管物质 血管内皮生成和释放的舒血管物质有多种。

内皮舒张因子（endothelium-derived relaxing factor，EDRF）可使血管平滑肌内的鸟苷酸环化酶激活，cGMP 浓度升高，游离 Ca^{2+} 浓度降低，使血管舒张。另外，内皮细胞内的前列环素合成酶可以合成前列腺素 I_2（prostaglandin I_2，PGI_2）。血管内的搏动性血流对内皮产生的切应力可使内皮释放 PGI_2，使血管舒张。

2. 血管内皮生成的缩血管物质 血管内皮细胞可产生多种缩血管物质，称为内皮缩血管因子（endothelium-derived vasoconstrictor factor，EDCF）。研究得较深入的是内皮素。内皮素（endothelin，ET）是内皮细胞合成和释放的由 21 个氨基酸构成的多肽，具有强烈而持久的缩血管效应和促进细胞增殖和肥大的效应，并参与心血管细胞凋亡、分化和表型转化等多种病理过程。ET 主要有 ET_1、ET_2 和 ET_3 三种亚型，相应的 ET 受体（endothelin receptor，ETR）有 ETAR、ETBR 和 ETCR 三种。

（五）激肽释放酶 - 激肽系统

激肽是一类具有舒血管活性的多肽类物质，可参与对血压和局部组织血流的调节。最常见的有血管舒张素（kallidin）和缓激肽（bradykinin）。激肽释放酶（kallikrein）是体内的一类蛋白酶，可使某些蛋白质底物激肽原（kininogen）分解为激肽（kinin）。激肽释放酶可分为：①血浆激肽释放酶：存在于血浆，使高分子量激肽原水解成为九肽的缓激肽；②组织激肽释放酶：存在于肾、唾液腺和胰腺等器官组织内，使低分子量激肽原水解成为十肽的血管舒张素，后者可在氨基肽酶作用下脱去一个氨基酸而成为缓激肽。激肽可通过内皮释放 NO 而使血管平滑肌舒张，并增加毛细血管通透性，是已知最强烈的舒血管物质。激肽受体（kinin receptor）分为 B_1 和 B_2 两种亚型。B_1 受体可能介导激肽的致痛作用；B_2 受体存在于许多组织中，并与组胺（H_2）受体有高度的同源性。激肽的作用与组胺相似，可使血管平滑肌舒张和毛细血管通透性增高。

（六）心房钠尿肽

心房钠尿肽（atrial natriuretic peptide，ANP）是由心房肌等多种组织合成和释放的一类多肽。心房壁受牵拉可引起 ANP 释放。ANP 的作用如下：

1. 对肾脏的作用　ANP 使肾入球小动脉舒张，出球小动脉收缩，肾毛细血管血流增多，血压升高，有效滤过压增大，原尿生成增多。抑制肾集合管对 Na^+ 和水的重吸收。

2. 对心血管的作用　ANP 刺激心脏感受器，经迷走神经传入中枢，可使心交感神经紧张性降低，心活动减弱。ANP 同血管平滑肌细胞上的受体结合，激活鸟苷酸环化酶，细胞内 cGMP 升高，进而激活蛋白激酶 C，阻断 Ca^{2+} 通道和增强钙泵活动使血管舒张；还通过抑制血管紧张素的活性，使血管紧张素 II 生成减少引起血管舒张，产生很强的降压作用。当血容量增多，取头低足高的体位，身体浸入水中时，血浆心房钠尿肽浓度升高，引起利尿和尿钠排出增多等效应。ANP 在早期心功能不全的病人血浆中含量增多，作为一种代偿机制，有助于体内 Na^+ 和水的排出；心衰病人因心肌细胞各种功能降低，心房肌合成 ANP 减少，导致 Na^+ 和水的潴留。

三、局部血流调节

体内各器官的血流量一般取决于器官组织的代谢活动，代谢活动愈强，耗氧愈多，血流量也就愈多。器官血流量主要通过对灌注该器官的阻力血管的口径调节而控制。不同器官的血流量变化范围有较大的差别，功能活动变化较大的器官，如骨骼肌、胃肠、肝和皮肤等，血流量的变化范围较大；脑和肾等器官的血流量比较稳定。关于器官组织血流量的局部调节机制，主要有以下两类。

（一）代谢性自身调节机制

组织细胞代谢需要氧，并产生各种代谢产物。局部组织中的氧和代谢产物对该局部组织的血流量起自身调节作用。当组织代谢活动增强时，局部组织中氧分压降低，代谢产物积聚增加，如 CO_2、H^+、腺苷、ATP 和 K^+ 等都能使局部的微动脉和毛细血管前括约肌舒张，局部血流量增多，向组织提供更多的氧，带走代谢产物。如果同时发生交感缩血管神经活动加强，该局部组织的血管仍舒张。

有一些体液因素可在组织中形成，对局部的血流量起调节作用，例如激肽、前列腺素和组胺等。

（二）肌源性自身调节机制

许多血管平滑肌本身经常保持一定的紧张性收缩，称为肌源性活动。当供应某一器官的血管灌注压突然升高时，由于血管跨壁压增大，血管平滑肌受到牵张刺激，肌源性活动增强，在毛细血管前阻力血管段特别明显。其结果是器官的血流阻力增大，器官的血流量不致因灌注压升高而增多，即器官血流量保持相对稳定。当器官血管灌注压突然降低，发生相反变化，即阻力血管舒张，血流量保持相对稳定。这种肌源性的自身调节在肾血管表现特别明显，也表现在脑、心、肝、肠系膜和骨骼肌的血管，但皮肤血管没有。

四、动脉血压的短期调节和长期调节

根据各种神经和体液因素对动脉血压调节的特点,可将动脉血压调节分为短期调节(short-term regulation)和长期调节(long-term regulation)。短期调节指对短时间内发生的血压变化起即刻调节作用,主要是神经调节,包括各种心血管反射,通过调节心肌收缩力和血管外周阻力使动脉血压恢复正常并保持相对稳定。当血压在较长时间内(数小时,数天,数月或更长)发生变化时,单纯依靠神经调节不足以将血压调节到正常水平,主要是通过肾脏调节细胞外液量来实现,构成肾-体液控制系统(renal-body fluid system)(图 4-26)。当体内细胞外液量增多时,循环血量增多,循环血量和血管系统容量之间的相对关系发生改变,使动脉血压升高,直接导致肾排水和排钠增加,使血压恢复到正常水平。

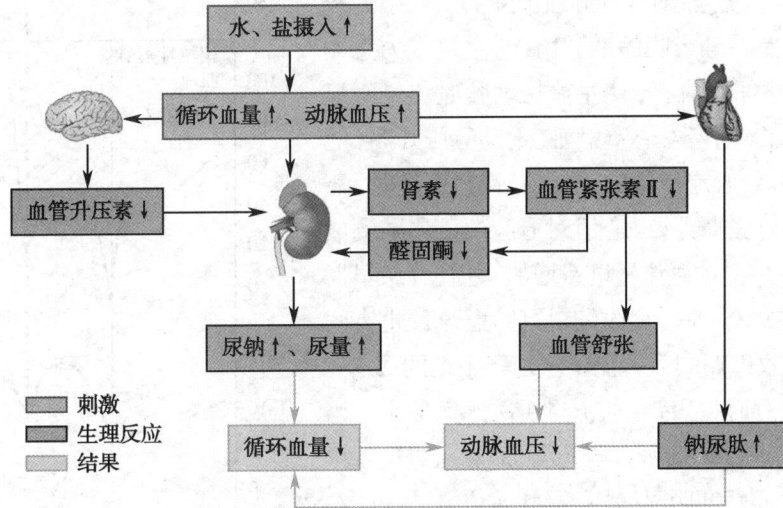

图 4-26 动脉血压长期调节的主要机制

第四节 器官循环

体内每一器官的血流量一般取决于主动脉压和中心静脉压之间的压力差,也取决于该器官阻力血管的舒缩状态。由于各器官的结构和功能各不相同,器官内部的血管分布又各有特征。

一、冠脉循环

(一)冠脉循环的解剖特点

冠脉循环(coronary circulation)是指心脏的血液循环。心肌的血液供应来自左和右冠状动脉。冠状动脉的主干行走于心脏的表面,其小分支以垂直于心脏表面的方向穿入心肌,在心内膜下层分支成网,使冠脉血管容易在心肌收缩时受到压迫。心肌的毛细血管数和心肌纤维数的比例为1:1。在心肌横截面上,每平方毫米面积内有 2500~3000 根毛细血管,心肌和冠脉血液之间的物质交换可以很快地进行。当心肌因负荷过重而发生代偿性肥厚时,肌纤维直径增大,毛细血管数目不增加,易发生供血不足。正常心脏的冠脉侧支较细小,血流量很少。当冠状动脉突然阻塞时,不易很快建立侧支循环,可导致心肌梗死。当冠状动脉阻塞缓慢形成,侧支可逐渐扩张,建立新的侧支循环,起代偿作用。

(二)冠脉循环的生理特点

1. **血压较高,血流量大** 冠状动脉直接开口于主动脉根部,血流途径短,在其较小的分支血管内,血压维持在较高水平。冠脉血流量的大小取决于心肌的活动水平,左心室单位克重的心肌组织的血流量大于右心室。

2. 摄氧率高,耗氧量大 心肌富含肌红蛋白,摄氧能力强。动脉血流经心脏后,其中65%～70%的氧被心肌摄取。由于心肌耗氧量大,冠状静脉血液中的氧含量就较低,即动-静脉血中的含氧量差很大。当机体进行剧烈运动时,心肌耗氧量增加,心肌依靠提高从单位血液中摄氧的潜能就较小,主要依靠扩张冠脉血管来增加其血流量,满足心肌对氧的需求。

3. 血流量受心肌收缩的影响显著 由于冠脉的分支大部分深埋于心肌组织中,故心肌的节律性收缩对冠脉血流量有很大影响(图4-27)。左冠状动脉血流受心肌收缩的影响尤为显著。左心室在等容收缩期开始,心室壁张力急剧升高,压迫肌纤维之间小血管,使左冠状动脉血流量明显减少,甚至发生逆流。随着左心室射血,主动脉压升高,冠状动脉压也升高,冠脉血流量增加;进入减慢射血期时,冠脉血流量减少。在舒张期开始,心肌对冠脉的压迫减弱或消失,冠脉血流阻力减小,血流量迅速增加,并在舒张早期达到高峰,再逐渐减少。左心房收缩对冠脉血流量也有一定影响。左心室在收缩期的冠脉流量仅是舒张期的20%～30%;当心肌收缩增强时,心缩期血流量所占比例更小。当体循环外周阻力增大时,动脉舒张压升高,冠脉血流量就增加;当心率加快时,心舒期明显缩短,冠脉血流量减少。右心室心肌比左心室薄弱,收缩时对冠脉血流量的影响不如对左心室明显,在安静状态下,右心室收缩期的血流量和舒张期血流量相差不大。

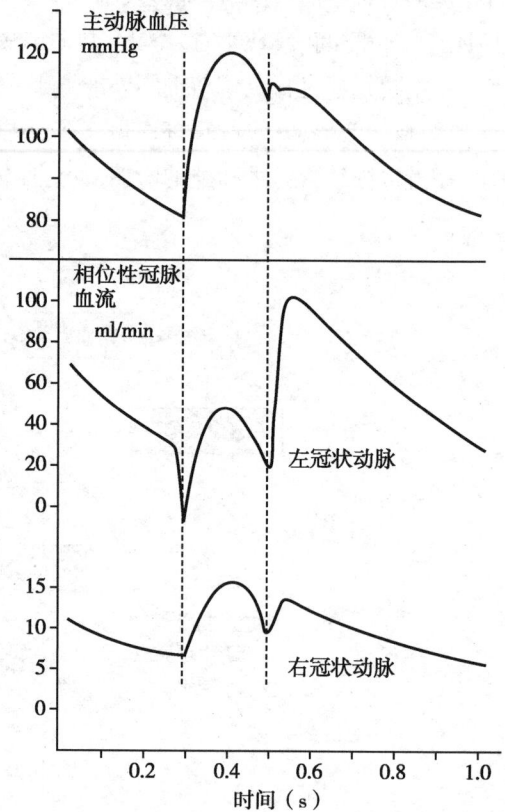

图4-27 心动周期中冠脉流量的变化

理论与实践

冠心病

冠心病是冠状动脉粥样硬化性心脏病的简称,是由于冠状动脉器质性狭窄或阻塞引起的心肌缺血、缺氧(心绞痛)或心肌坏死(心肌梗死)的心脏病,亦称缺血性心脏病。冠状动脉狭窄多系脂质等物质沿血管内壁堆积所致,这一过程称为动脉硬化。动脉硬化发展到一定程度,冠状动脉狭窄逐渐加重,冠脉血流减少,心脏供血不足,就会发生胸部不适和心绞痛。心绞痛发作表现因人而异,多数人形容其为胸部“压迫感”和“憋闷感”等,部分患者感觉向双侧肩部和背部放射,休息或者含服硝酸甘油缓解。心肌梗死为冠心病的严重表现,多数由于狭窄部分形成血凝块、粥样斑块破裂或血管痉挛等因素引起。此时,冠状动脉完全阻塞,由其供血的心肌因为缺乏氧供而坏死。患者胸痛症状持久和剧烈,休息或含服硝酸甘油无效。

(三)冠脉血流量的调节

对冠脉血流量进行调节的因素中,最重要的是心肌的代谢水平,交感和副交感神经的调节作用是次要的。

1. 心肌代谢水平对冠脉血流量的影响 冠脉血流量和心肌代谢水平成正比。心肌代谢增强引起冠脉血管舒张的原因主要是由于代谢产物的增加,其中腺苷起最重要的作用。当心肌代谢增强而使局部组织中氧分压降低时，心肌细胞中的ATP分解为ADP和腺苷一磷酸（AMP）。在冠脉血管周围的间质细胞中有5'-核苷酸酶，可使AMP分解产生腺苷。腺苷具有强烈的舒张小动脉的作用。腺苷在生成后几秒钟内即被破坏。心肌的其他代谢产物如H^+、CO_2和乳酸等也能使冠脉舒张，但作用较弱。缓激肽和前列腺素E等体液因素也能使冠脉血管舒张。

2. 神经调节　冠状动脉受迷走神经和交感神经支配。迷走神经兴奋对冠状动脉的直接作用是引起舒张，这是通过激活血管平滑肌上的M受体而实现的。但迷走神经兴奋又使心率减慢，心肌代谢率降低，抵消迷走神经对冠状动脉的直接舒张作用。在动物实验中，如果使心率保持不变，则刺激迷走神经引起冠脉舒张。刺激心交感神经时，可激活冠脉平滑肌的α肾上腺素能受体，使血管收缩，但交感神经兴奋又同时激活心肌的β_1肾上腺素能受体，使心率加快，心肌收缩加强，耗氧量增加，从而继发性引起冠脉舒张。给予β肾上腺素能受体拮抗剂后，刺激交感神经表现出直接的冠脉收缩反应。总之，在整体条件下，冠脉血流量主要是由心肌本身的代谢水平来调节的。

3. 激素调节　肾上腺素和去甲肾上腺素可通过增强心肌的代谢活动和耗氧量使冠脉血流量增加；也可直接作用于冠脉血管α或β肾上腺素能受体，引起冠脉血管收缩或舒张。甲状腺素增多时，心肌代谢加强，耗氧量增加，使冠状动脉舒张，血流量增加。大剂量血管升压素使冠状动脉收缩，冠脉血流量减少。血管紧张素Ⅱ也能使冠状动脉收缩，冠脉血流量减少。

二、肺循环

肺和支气管有两套血管系统：一是从肺动脉到肺静脉的肺循环，其功能是在血液流经肺泡时与肺泡气之间进行气体交换；二是从支气管动脉到支气管静脉的体循环分支，其功能是向呼吸性细支气管以上的呼吸道组织提供营养。两套血管的末梢之间有吻合支相通，有一部分支气管静脉的血液可经过这些吻合支进入肺静脉，因此，主动脉血液中有1%～2%未与肺泡气进行气体交换的静脉血。

（一）肺循环的特点

1. 血流阻力小、血压低　肺动脉及其分支短而粗，管壁较薄，肺循环的全部血管都位于胸腔内，而胸腔内的压力低于大气压，即胸膜腔负压。因此肺循环的血流阻力明显小于体循环。而右心室的心输出量却与左心室基本相同，肺循环压力明显低于体循环，是一个血流阻力小和血压低的系统。当左心功能不全时可引起肺淤血和肺水肿，导致呼吸功能的障碍。

2. 血容量变化大　肺部的血容量约450ml，占全身血量的9%左右。肺组织和肺血管的顺应性大，故肺部血容量的变化范围较大。在用力呼气时，肺部血容量可减少到200ml左右，而在深吸气时可增加到1000ml左右。因此，肺循环血管可起储血库的作用。当机体失血时，肺循环可将一部分血液转移到体循环，起代偿作用。在呼吸周期中，肺循环血容量可发生周期性变化，并对左心室输出量和动脉血压发生影响。在吸气时，由于胸腔内负压增大，从腔静脉回到右心房血量增多，右心室输出量也增多，肺循环的血管扩张，血容量增大。在呼气时则发生相反的变化过程。动脉血压在吸气相之初出现下降，至吸气相中期降到最低点，在吸气相后半期逐渐回升，呼气相前半期继续上升，至呼气相中期达最高点，在呼气相后半期又开始下降，周而复始。这种呼吸周期中出现的血压波动称为动脉血压的呼吸波。

3. 毛细血管的有效滤过压较低　肺循环毛细血管血压平均为7mmHg，血浆胶体渗透压平均为25mmHg。肺毛细血管对蛋白质分子相对通透，所以肺组织间液的胶体渗透压约为14mmHg。肺组织间液静水压比外周皮下组织间液的负值稍大，约为-5mmHg。肺毛细血管有效滤过压=（7+14+5）-25=26-25=+1mmHg。此有效滤过压引起肺毛细血管少量液体持续进入组织间隙。这些液体除少量渗入肺泡内被蒸发外，其余进入肺淋巴管而返回血液循环。在左心衰竭时，由于肺静脉压升高，肺毛细血管压也随之升高，就有血浆滤出毛细血管进入肺组织间隙和肺泡内，使肺泡内液体积聚，形成肺水肿。

（二）肺循环血流量的调节

1. 神经调节 肺循环血管受交感神经和迷走神经支配。刺激交感神经对肺血管的直接作用是引起收缩和血流阻力增大。但在整体情况下，交感神经兴奋时体循环的血管收缩，将一部分血液挤入肺循环，使肺循环内血容量增加。循环血液中的儿茶酚胺也有同样的效应。刺激迷走神经可使肺血管舒张。乙酰胆碱也能使肺血管舒张，但在流经肺部后即分解失活。

2. 肺泡气的氧分压 肺泡气的氧分压对肺部血管的舒缩活动有明显的影响。低氧能使肺部血管收缩，血流阻力增大。在肺泡气的 CO_2 分压升高时，低氧引起的肺部微动脉的收缩更加显著。可见肺循环血管和体循环血管对局部低氧的反应不同。肺泡里低氧引起局部缩血管反应，具有一定的生理意义。当一部分肺泡因通气不足而氧分压降低时，这些肺泡周围的血管收缩，血流减少，而使较多的血液流经通气充足和肺泡气氧分压高的肺泡，从而保证血液中有充分的氧含量。假设没有这种肺血管反应，血液流经通气不足的肺泡时，血液将不能完全氧合，即导致肺换气效率降低，这种含氧量较低的血液回流入左心房，就会影响体循环血液中的含氧量。长期居住在高海拔地区的人，常可因吸入气氧分压过低，肺动脉广泛收缩，血流阻力增大，肺动脉高压使右心室负荷长期加重而导致右心室肥厚。

3. 血管活性物质对肺血管的影响 肾上腺素、去甲肾上腺素、血管紧张素Ⅱ、血栓素 A_2 和前列腺素 $F_2\alpha$ 等能使肺循环的微动脉收缩。组胺和 5-羟色胺能使肺循环静脉收缩，但在流经肺循环后即分解失活。

三、脑循环

脑的血液供应来自颈内动脉和椎动脉。前者供应大脑半球前 2/3 和部分间脑；后者供应大脑半球后 1/3、间脑后部、小脑和脑干。脑静脉血先汇入硬脑膜静脉窦，再经颈内静脉注入腔静脉。

（一）脑循环的特点

1. 血流量大，耗氧量大 脑的重量仅占体重的 2%，但脑血流量约为 750ml/min，占心输出量的 15%，说明脑血流量大。脑组织代谢率高，故耗氧量多。安静时每 100g 脑组织耗氧 3～3.5ml/min，脑的总耗氧量约为 50ml/min，占全身耗氧量的 20%。脑组织对缺血和缺氧很敏感，对缺氧的耐受力极低，脑缺血持续几秒钟即可发生昏迷，中断供血 5～6 分钟，将产生不可逆的脑损伤。

2. 血流量变化小 脑位于骨性颅腔内，颅腔容积固定不变，颅腔内的脑、脑血管和脑脊液，三者容积的总和也固定不变。由于脑组织不可压缩，脑血管舒缩的程度受到限制，脑血流量变化小。脑血流量存在自身调节，当平均动脉压在 60～140mmHg 范围内变动时，通过脑血管的自身调节作用，使脑血流量保持相对稳定。当平均动脉压低于 60mmHg 时，脑血流量将明显减少而引起脑功能障碍；在平均动脉压超过140mmHg 时，则可因脑毛细血管血压过高而引起脑水肿。

3. 血-脑脊液屏障和血-脑屏障的存在 详见后文。

（二）脑血流量的调节

1. 脑血管的自身调节 在正常情况下，影响脑血流量的主要因素是颈动脉压，平均动脉压降低或颅内压升高都可以使脑的灌流量降低。但当平均动脉压在 60～140mmHg 范围内变化时，脑血管可通过自身调节机制使脑血流量保持恒定。平均动脉压降低到 60mmHg 以下时，脑血流量显著减少，引起脑功能障碍。当平均动脉压超过脑血管自身调节上限时，脑血流量显著增加。

2. CO_2 和低氧对脑血流量的影响 CO_2 分压升高和低氧有直接的舒血管效应，但在整体情况下，CO_2 分压升高和低氧引起的化学感受性反射可引起血管收缩。由于化学感受性反射对脑血管的缩血管效应很小，所以血液中 CO_2 分压升高和低氧对脑血管的直接舒血管效应非常明显。当过度通气时，CO_2 呼出过多，动脉血 CO_2 分压过低，脑血流减少，可引起头晕等症状。

3. 脑的代谢对脑血流量的影响 脑各部分的血流量与该部分脑组织的代谢活动程度有关。实验证明，在同一时间内脑各部分的血流量是不同的，当脑的某一部分活动加强时，该部分的血流量就增多。例如在握拳时，对侧大脑皮质运动区的血流量就增加；阅读时脑的许多区域血流量增加，特别是皮层枕叶和颞叶与语言功能有关的部分血流量增加更为明显。

4. 神经调节 神经对脑血管活动的调节作用不十分明显。刺激或切除支配脑血管的交感或副交感神经，脑血流量没有明显变化。在多种心血管反射中，脑血流量一般变化都很小。

（三）血 - 脑脊液屏障和血 - 脑屏障

脑脊液的成分与血浆成分不同。脑脊液中蛋白质含量极微，葡萄糖含量以及 K^+、HCO_3^- 和 Ca^{2+} 的浓度也较低，但 Na^+ 和 Mg^{2+} 的浓度则较高。表明脑脊液的形成不是简单血浆滤过，而是主动转运过程。一些大分子物质难以从血液进入脑脊液，在血液与脑脊液之间存在特殊的屏障，称为血 - 脑脊液屏障（blood-cerebrospinal fluid barrier）。这一屏障的组织学基础是无孔的毛细血管壁和脉络丛细胞中运输各种物质的特殊载体系统。

血液与脑组织之间也存在类似的屏障，可限制物质在血液和脑组织之间的自由交换，故称为血 - 脑屏障（blood-brain barrier）。脂溶性物质如 CO_2、O_2、某些麻醉剂以及乙醇等，很容易通过血 - 脑屏障。脑内毛细血管处的物质交换有主动的转运过程。脑内大多数毛细血管表面都被星形胶质细胞伸出的突起（血管周足）所包围。毛细血管内皮细胞、内皮下基膜和星形胶质细胞的血管周足等结构是血 - 脑屏障的结构基础。毛细血管壁对各种物质的特殊的通透性也与这种屏障作用有重要的关系。

血 - 脑脊液屏障和血 - 脑屏障对于保持脑组织内环境理化性质的相对稳定和防止血液中有害物质侵入脑组织具有重要意义。在脑组织缺氧、损伤以及脑瘤所在部位，毛细血管的通透性增高，可使平时不易通过血 - 脑屏障的物质进入病变部位，并导致脑脊液的理化性质、血清学和细胞学特性发生改变。临床上检查脑脊液标本，可对神经系统某些疾病的诊断提供参考依据。脑脊液中的物质很容易进入脑组织。在临床上，可将药物直接注入脑脊液内，使那些不易透过血 - 脑屏障的药物较快进入脑组织。

（李玉明　殷盛明）

学习小结

循环系统由心血管系统和淋巴系统组成，而心血管系统由心脏、血管和位于其中的血液所构成。在心脏泵血功能推动下，血液在心腔和血管内按一定方向周而复始地流动，即血液循环。心脏的节律性收缩和舒张，为血液流动提供能量，因此心脏是血液循环的动力装置。心脏舒张时容纳返回的静脉血，收缩时将血液泵入动脉，借助瓣膜的规律性开启和关闭，推动血液沿单一方向循环流动。心脏的泵血功能是通过心脏的机械活动实现的，而心脏的机械活动是以心脏的生物电活动为基础的。与神经和骨骼肌的生物电活动相比较，心肌细胞动作电位持续时间长、形态复杂。尽管心肌组织中不同细胞的动作电位及其形成的跨膜离子流有相当的差异，但其动作电位的每个时期均有两种以上的离子流参与，一次动作电位的过程均包括被动的和主动的离子转移两个过程。心肌的生物电活动、机械收缩和瓣膜启闭相互协调与配合最终实现心脏的泵血功能。机体内的血管包括动脉、毛细血管和静脉是一个连续且相对密闭的管道系统。

机体内各类血管的结构不尽相同，构成血管壁的内皮、弹性纤维、平滑肌、胶原纤维的比例也不相同，使得血液流经各类血管时表现出不同的血流特征。血管系统主要起运输血液和物质交换的作用。血液循环通过其运输功能维持机体内环境理化特性的相对稳定并实现血液的免疫防御功能。由淋巴管和淋巴器官组成的淋巴系统收集部分组织液，以淋巴液的形式向心脏流动，最终汇入静脉。

心血管基本中枢在延髓。心血管活动的调节包括神经调节、体液调节和自身调节。心脏受心交感和心迷走神经双重支配。交感神经末梢释放去甲肾上腺素，在心脏主要与 β_1 受体结合产生正性变时、变力和变传导作用；迷走神经末梢释放乙酰胆碱，与心肌 M 受体结合，产生负性变时、变力和变传导作用。心血管调节中最重要的是压力感受性反射，在动脉血压的短期调节中起重要作用，以维持血压的相对稳定。此外还有化学感受性反射和心肺感受器反射等。较重要的体液调节机制有肾素 - 血管紧张素系统、肾上腺素和去甲肾上腺素，以及血管升压素等。动脉血压的长期调节有赖于肾 - 体液控制机制。

冠脉循环的特点包括血流量大、耗氧量高和血流量明显受心肌挤压的影响，其调节主要依赖于心肌的代谢产物，尤其是腺苷的作用；肺循环的特点是低压、低阻力和血容量大。肺泡内 O_2 分压的改变对肺血流量的影响较重要；脑循环的特点是血流量大、耗氧量高、血流量变化小、存在血 - 脑脊液屏障和血 - 脑屏障。在正常动脉血压范围内，脑血流量主要靠自身调节。

复习参考题

1. 在一个心动周期中，心室内压力、容积、心脏瓣膜及血流变化如何？

2. 第一心音和第二心音如何产生？各有何特点及意义？

3. 心室肌的动作电位分为哪几个期？各期是如何形成的？

4. 试述影响心输出量的因素。

5. 何谓中心静脉压？简述影响因素及生理意义？

6. 试述窦房结电活动的特点及自动起搏的离子机制。

7. 窦房结产生的兴奋在心内是如何传导的？有何特点和生理意义？

8. 心肌在一次兴奋过程中其兴奋性有何变化？其生理意义有哪些？

9. 与骨骼肌相比，心肌收缩活动有何特点？

10. 简述影响动脉血压的因素。

11. 简述组织液生成的过程。

12. 试述支配心脏和血管的主要神经及其功能特点。

13. 试述心交感神和心迷走神经影响心肌活动的机制。

14. 试述压力感受性反射的过程及其生理意义。

15. 试述人体动脉血压如何保持相对稳定。

16. 高血压病的压力感受性反射有何变化。

17. 比较肾上腺素和去甲肾上腺素对心和血管的作用有何异同。

18. 试述血管紧张素Ⅱ的生理作用。

19. 试述缩血管神经纤维的递质、受体、分布和效应。

20. 突然从卧位到立位为何感到头晕眼花？片刻后恢复的机制如何？

21. 当人体急性出血的时候，可能出现哪些代偿性反应？

22. 试述冠脉循环的特点及其血流的调节。

23. 分析改善冠脉循环的药物作用靶点。

第五章　呼　吸

5

学习目标

掌握	肺通气的动力；胸膜腔内压的形成及生理意义；肺活量、用力呼气量、肺泡通气量、血氧饱和度的概念；O_2 和 CO_2 在血液中的运输形式；氧解离曲线各段的意义及影响因素；化学感受性反射和肺牵张反射。
熟悉	呼吸的基本环节；影响肺换气的主要因素；肺表面活性物质的作用及其生理意义；潮气量、通气/血流比值的概念；延髓、脑桥呼吸中枢的作用。
了解	呼吸运动的形式；呼吸节律的形成。

呼吸(respiration)是指机体与外界环境之间进行气体交换的过程。呼吸包括三个相互联系的基本环节（图5-1）：①外呼吸，包括肺通气和肺换气：肺泡与外界环境之间的气体交换过程，称为肺通气(pulmonary ventilation)；肺泡与肺毛细血管血液之间的气体交换过程，称为肺换气(gas exchange in lungs)；②气体在血液中的运输；③内呼吸或组织换气(gas exchange in tissues)，即组织细胞与组织毛细血管血液之间的气体交换过程。呼吸的生理意义主要是排出机体代谢产生的CO_2，补充消耗的O_2，维持内环境中O_2和CO_2含量及酸碱度的相对稳定，保证机体新陈代谢和其他功能活动正常进行。

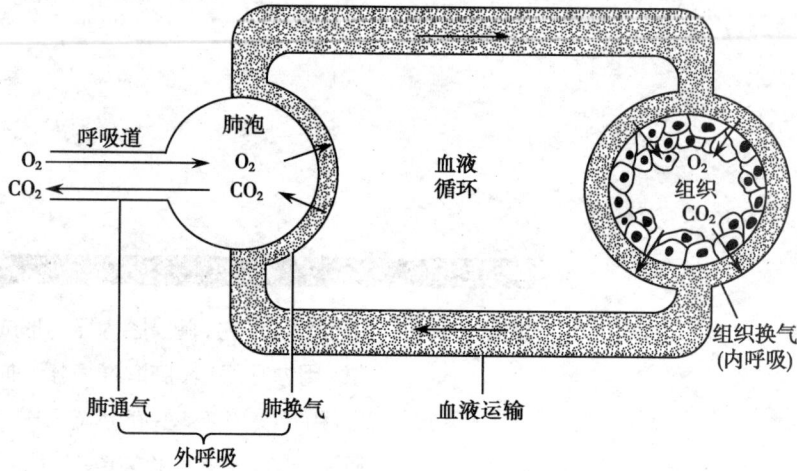

图 5-1　呼吸全过程示意图

第一节　肺通气

一、肺通气的原理

实现肺通气的基本结构包括呼吸道、肺泡、胸廓、呼吸肌、胸膜腔等。呼吸道是肺通气时气体进出肺的通道，还具有加温、加湿、过滤和清洁吸入气体的作用以及引起咳嗽、喷嚏等防御性反射保护功能。肺泡是肺换气的主要场所。呼吸肌是产生呼吸运动的动力组织。胸膜腔使肺在呼吸过程中能随胸廓有节律的张缩。肺通气是由肺通气的动力克服了肺通气的阻力而实现的。

（一）肺通气的动力

肺通气的直接动力是大气压与肺内压之间的压力差，由于在一定的海拔高度，外界大气压是相对恒定的，因而该压力差的形成只能取决于呼吸过程中肺的张缩所引起的肺内压的变化。但是肺本身不具有主动张缩能力，其张缩依赖于胸廓的节律性张缩，而胸廓的张缩则由呼吸肌的收缩和舒张引起。可见，呼吸肌收缩和舒张引起的胸廓节律性张缩即呼吸运动(respiratory movement)是实现肺通气的原动力。

1. **呼吸运动**　呼吸运动包括吸气和呼气运动。吸气是气体进入肺的过程；呼气是气体从肺泡流出的过程。

（1）呼吸运动的形式：机体参与活动的呼吸肌的主次、数量和用力程度不同，呼吸运动可表现为不同的形式。

1）平静呼吸与用力呼吸：机体在安静状态时平稳而均匀的呼吸称为平静呼吸，呼吸频率为12～18次/min。在机体运动、劳动、缺氧或CO_2含量增多等状态下，呼吸加深加快，这种呼吸称为用力呼吸或深呼吸。

2）胸式呼吸与腹式呼吸：以肋间外肌舒缩活动为主，表现为胸部起伏较明显的呼吸运动，称为胸式呼吸。以膈肌舒缩活动为主，表现为腹壁起伏较明显的呼吸运动，称为腹式呼吸。一般情况下，正常成人为混合式呼吸；婴幼儿因肋骨较为垂直且不易提起，主要呈腹式呼吸。

临床上，胸部有病变的患者如胸膜炎、胸腔积液、肋间骨折等疾病时，由于胸廓活动受限，患者呈腹式呼吸；如在妊娠晚期、腹膜炎、腹腔肿瘤等疾病时，因膈肌活动受限，则表现为胸式呼吸。

（2）呼吸运动的过程：平静呼吸主要由膈肌和肋间外肌的舒缩完成。具体过程是：平静吸气时，膈肌收缩，穹窿部下降，使胸腔上下径增大；同时肋间外肌收缩，肋骨上升并外展，使胸腔前后、左右径均增大。胸腔的上下径、前后径、左右径增大，引起胸腔扩大，肺容积随之增大，肺内压下降，当肺内压低于大气压时，外界气体流入肺内，形成吸气。平静呼气时，膈肌和肋间外肌舒张，胸廓和肺弹性回位，肺容积随之缩小，肺内压升高，当高于大气压时，气体由肺内流出，完成呼气。平静呼吸的特点是：吸气是主动过程，而呼气则属于被动过程。

用力吸气时，除膈肌和肋间外肌加强收缩外，辅助吸气肌如胸锁乳突肌、斜角肌等也参与收缩，使胸廓和肺容积进一步扩大，吸入更多的气体入肺。用力呼气时，除吸气肌和辅助吸气肌舒张外，肋间内肌和腹壁肌等呼气肌群也参与收缩，使胸廓和肺容积进一步缩小，呼出更多的气体。用力呼吸的特点是：吸气和呼气都是主动过程。

2. 肺内压 肺内压（intrapulmonary pressure）是指肺泡内的压力。肺内压在呼吸过程中呈周期性变化。吸气时，肺容积增大导致肺内压降低，当低于大气压时，外界气体入肺，随着肺内气体量增加，肺内压也逐渐升高，至吸气末，肺内压升高到与大气压相等，气体流动暂停，吸气结束；呼气时，肺容积缩小导致肺内压升高，当高于大气压时，肺泡内气体呼出，随着肺内气体量减少，肺内压也逐渐降低，至呼气末，肺内压降到与大气压相等，气体流动暂停，呼气结束（图5-2）。

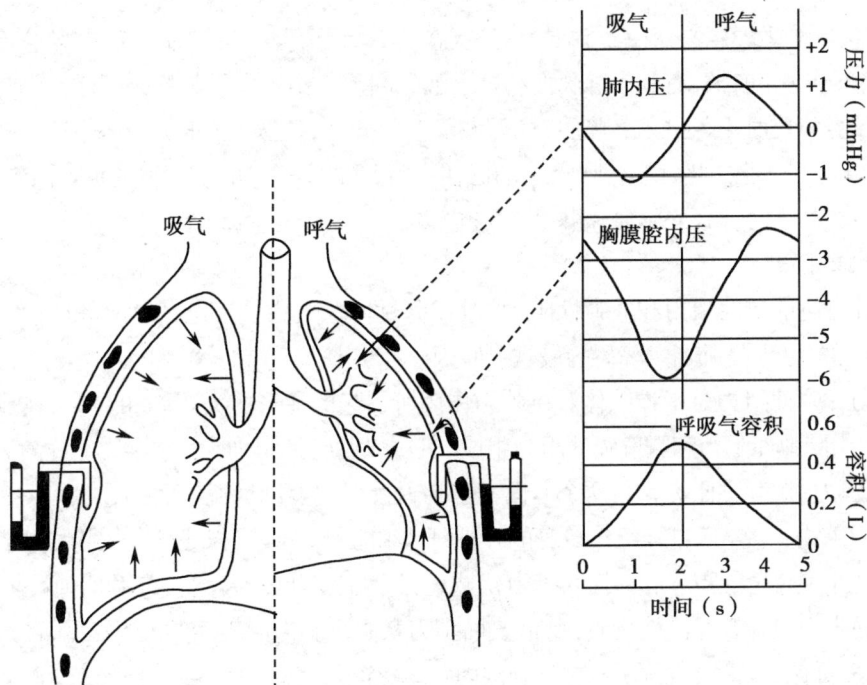

图5-2 吸气和呼气时，肺内压、胸膜腔内压及呼吸气容积的变化（右）和胸膜腔内压直接测量（左）示意图

在呼吸过程中，肺内压变化的幅度与呼吸运动的缓急、深浅和呼吸道通畅程度等因素有关。平静呼吸时，吸气时肺内压较大气压低 1～2mmHg；呼气时较大气压高 1～2mmHg。用力呼吸或呼吸道不够通畅时，肺内压将大幅波动。

3. 胸膜腔内压 胸膜腔是由胸膜脏层和壁层所形成的一个密闭的潜在腔隙，腔内没有气体，仅有少量浆液,这一薄层浆液不仅起滑润作用,减少呼吸运动时的摩擦;另一方面使两层胸膜紧贴在一起,不易分开,从而使肺可随胸廓的运动而被动张缩。

(1)胸膜腔内压的概念:胸膜腔内压(intrapleural pressure)是指胸膜腔内的压力,在平静呼吸时始终低于大气压(即负压),故又称为胸膜腔负压,简称胸内负压或胸内压。胸膜腔内压可用直接法或间接法进行测定。正常成人平静吸气末胸内负压为 $-10 \sim -5$ mmHg,平静呼气末为 $-5 \sim -3$ mmHg(图5-2)。紧闭声门用力吸气时,胸内压可降至 -90 mmHg,呼气时可为正值,高达110mmHg。

(2)胸膜腔负压的形成:胸膜腔负压的形成与作用于胸膜腔的两种方向相反的力有关,一是使肺泡扩张的肺内压;二是使肺泡缩小的肺回缩力(图5-2左,箭头所示)。胸膜腔内压是这两种方向相反压力的代数和,即:

$$胸膜腔内压=肺内压-肺回缩力$$

正常情况下,在吸气末及呼气末,肺内压等于大气压,上式可改写为

$$胸膜腔内压=大气压-肺回缩力$$

若设大气压为零,则

$$胸膜腔内压=-肺回缩力$$

可见胸膜腔负压主要是由肺回缩力造成的。吸气时,肺扩大,肺回缩力增大,胸膜腔负压增大;呼气时,肺缩小,肺回缩力减小,胸膜腔负压也减小。

从胎儿时期开始,胸廓的发育比肺快,胸廓的自然容积比肺的自然容积大;成年时,胸廓的自然容积比肺的自然容积大 $2 \sim 3$ 倍。由于胸腔的密闭性以及两层胸膜之间液体分子的吸引力,因而肺始终被胸廓牵拉处于扩张状态。由于肺是弹性组织,当肺被扩张时总存在回缩倾向,即肺有回缩力,故胸膜腔内压总是呈负值。

(3)胸膜腔负压的生理意义:①维持肺的扩张状态而不至于萎陷,并使肺能随胸廓的扩大而扩张;②使胸腔内腔静脉、胸导管等扩张,有利于静脉血和淋巴液的回流。由于胸膜腔的密闭性是胸膜腔负压形成和维持的前提,因此,气胸时空气进入胸膜腔,两层胸膜彼此分开,胸膜腔负压减小或消失,肺将因其本身的回缩力而塌陷,导致肺不张,此时尽管呼吸运动仍在进行,肺却不能随胸廓的运动而张缩,引起肺通气障碍,造成机体缺氧,严重时导致静脉血和淋巴液回流障碍,甚至危及生命。

(二)肺通气的阻力

肺通气的阻力包括弹性阻力和非弹性阻力,其中弹性阻力约占总阻力的70%,非弹性阻力约占30%。临床上肺通气阻力的增大是肺通气障碍的最常见原因。

1. **弹性阻力**　弹性阻力是指弹性体对抗外力作用所引起的变形的力。肺和胸廓都是弹性物体,呼吸的总弹性阻力即由肺弹性阻力和胸廓弹性阻力组成,其中以肺弹性阻力为主。

(1)肺弹性阻力:肺弹性阻力来自两个方面,即肺弹性回缩力和肺泡表面张力。

1)肺弹性回缩力:主要来自肺组织自身的弹性纤维和胶原纤维等弹性成分,约占肺弹性阻力的1/3。在一定范围内,肺扩张程度越大,肺弹性回缩力就越大,弹性阻力也越大;反之,肺的弹性阻力就越小。

2)肺泡表面张力与肺表面活性物质:肺泡表面张力来源于肺泡内表面的液-气界面,约占肺弹性阻力的2/3。肺泡内表面有一极薄的液体层,它与肺泡内气体之间形成液-气界面,在液-气界面上液体分子之间的引力远大于液体与气体分子之间的引力,故肺泡液体层的表面张力是使肺泡趋向缩小的力,称为肺泡表面张力(surface tension)。实验表明不存在肺泡表面张力时(如充满生理盐水的肺),肺的弹性阻力仅占肺总弹性阻力的1/3。可见,肺泡表面张力是肺弹性阻力的主要来源。

根据Laplace定律,肺泡内回缩压(P)与表面张力(T)成正比,与肺泡半径(r)成反比,即 $P=2T/r$。人的肺约有3亿个大小不等、彼此连通的肺泡,若大、小肺泡表面张力一样大,则小肺泡的回缩压大于大肺泡的回缩压,小肺泡内的气体将流入大肺泡,使小肺泡萎陷,大肺泡则过度膨胀,肺泡将失去稳定性(图5-3A、B)。

此外,若肺泡表面张力过大,还会降低肺顺应性,增加吸气阻力,甚至导致肺水肿。但由于肺泡内液-气交界面上肺表面活性物质的存在,避免了上述情况的发生。

肺表面活性物质(pulmonary surfactant)是一种主要由肺泡Ⅱ型细胞合成和分泌的复杂的脂蛋白混合物,主要成分是二棕榈酰卵磷脂(dipalmitoyl phosphatidyl choline,DPPC)。它以单分子层的形式覆盖在肺泡内液-气交界面上,其密度可随肺泡的张缩而改变,肺泡半径减小时其密度增大,肺泡半径增大时其密度减小。肺泡表面活性物质的主要作用是降低肺泡表面张力(可使肺泡表面张力降低达80%~90%),其生理意义有:①降低吸气阻力,减少吸气做功,有利于肺扩张,故肺顺应性增大;②减少肺间质和肺泡内的组织液生成,保持肺泡相对"干燥",防止肺水肿发生;③调节大小肺泡内压,维持肺泡的稳定性(图5-3C)。

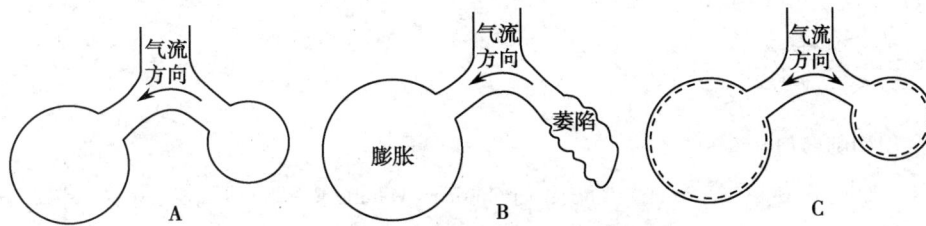

图5-3　肺泡表面活性物质使连通的大小肺泡维持相对稳定

A:无表面活性物质时,小肺泡回缩压大,气体流入大肺泡;B:为A的结果;C:大肺泡表面活性物质分子密度小,降低表面张力的作用弱,而小肺泡表面活性物质分子密度大,降低表面张力的作用强,使大小肺泡相对稳定

(2)胸廓弹性阻力:胸廓的弹性阻力来源于胸廓的弹性成分,其方向是双向性的,随胸廓所处的位置不同而改变。胸廓处于自然位置时,肺容量约为肺总量的67%(平静吸气末),此时胸廓无变形,胸廓弹性阻力等于零;当肺容量小于肺总量的67%(如平静呼气或深呼气)时,胸廓被牵引向内而缩小,其弹性阻力向外,是吸气的动力,呼气的阻力;当肺容量大于肺总量的67%(如深吸气)时,胸廓被牵引向外而扩大,其弹性阻力向内,成为吸气的阻力,呼气的动力。可见胸廓的弹性阻力既可能是吸气或呼气的阻力,也可能是吸气或呼气的动力,应视胸廓的位置而定。这与肺的弹性阻力不同,肺弹性阻力始终是吸气的阻力。

(3)肺与胸廓的顺应性:弹性阻力大小通常用顺应性表示。顺应性(compliance)是指在外力作用下,弹性组织扩张的难易程度。顺应性与弹性阻力成反比关系,即:顺应性=1/弹性阻力。

肺与胸廓的顺应性(C)的大小,用单位压力变化(ΔP)所引起的容积变化(ΔV)来表示,单位是L/cmH₂O,即

$$顺应性(C)=\Delta V/\Delta P(L/cmH_2O)$$

由于肺和胸廓呈串联关系,所以肺和胸廓的总弹性阻力是两者弹性阻力之和。正常成人肺和胸廓的顺应性都为0.2L/cmH₂O,故肺和胸廓的总顺应性为0.1L/cmH₂O。

2. 非弹性阻力　非弹性阻力(inelastic resistance)包括气道阻力、惯性阻力和黏滞阻力。在一般情况下,后两者阻力很小,可忽略不计。气道阻力是指气体通过呼吸道时,气体分子之间及气体分子与气道管壁之间的摩擦力,是非弹性阻力的主要成分,占80%~90%。气道阻力受气道口径、气流速度和气流形式等因素的影响。气流速度快、气流呈湍流(如气道内有黏液、渗出物、肿瘤、异物等造成气道狭窄时)、气道口径减小等都能使气道阻力显著增大,其中以气道口径最为重要。气道阻力随呼吸过程也出现周期性改变,吸气时因肺的扩张以及交感神经紧张性增强等,都使气道口径增大,气道阻力减小;呼气时则相反。这也是临床上哮喘患者呼气比吸气更为困难的主要原因。

心肺复苏(cardiopulmonary resuscitation, CPR)

心脏跳动停止者,如在4分钟内实施初步的CPR,在8分钟内由专业人员进一步心脏复苏,"死而复生"的可能性最大。时间就是生命,速度是关键,提高抢救成功率的关键点包括:按压频率至少100次/min;按压与呼吸的比例为30:2;胸外心脏按压的位置为胸骨中下1/3处,即两乳头连线中点;胸骨下陷深度至少5cm;尽可能减少胸外按压的中断,将中断时间控制在10秒内;避免过度通气,一般每次送气500～600ml。

CPR操作顺序:C-A-B。C(circulation):建立有效的人工循环;A(airway):保持呼吸顺畅;B(breathing):口对口人工呼吸。

二、肺通气功能的评价

(一)肺容积和肺容量

1. 肺容积 肺所容纳的气体量称为肺容积(pulmonary volume),包括潮气量、补吸气量、补呼气量和余气量(图5-4)。

(1)潮气量:平静呼吸时,每次吸入或呼出的气体量,称为潮气量(tidal volume, TV)。正常成人400～600ml。因潮气量生理变异大,单独测量潮气量不能反映肺通气功能的好坏。

(2)补吸气量:平静吸气末,再尽力吸气所能吸入的气体量,称为补吸气量(inspiratory reserve volume, IRV)。正常成人1500～2000ml。补吸气量反映吸气的储备量。

(3)补呼气量:平静呼气末,再尽力呼气所能呼出的气体量,称为补呼气量(expiratory reserve volume, ERV)。正常成人为900～1200ml。补呼气量反映呼气的储备量。

(4)余气量:最大呼气末尚存留于肺内不能呼出的气体量,称为余气量(residual volume, RV)。正常成人为1000～1500ml。支气管哮喘和肺气肿患者因呼气困难而使余气量增加。

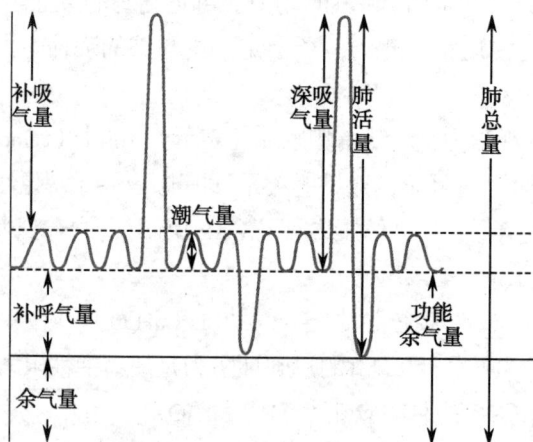

图5-4 肺容积和肺容量图解

2. 肺容量 肺容积中两项或两项以上的联合气体量称为肺容量,包括深吸气量、功能余气量、肺活量和肺总量。

(1)深吸气量:平静呼气末做最大吸气所能吸入的气体量,称为深吸气量(inspiratory capacity, IC)。深吸气量是潮气量与补吸气量之和,是衡量最大通气潜力的指标之一。

(2)功能余气量:平静呼气末存留于肺内的气体量,称为功能余气量(functional residual capacity, FRC)。功能余气量等于余气量与补呼气量之和,正常成人约为2500ml。功能余气量具有缓冲呼吸过程中肺泡气

PO_2 和 PCO_2 的变化幅度，有利于肺换气。老年人和肺气肿患者，肺弹性回缩力减小，功能余气量增加；肺纤维化时，弹性阻力增大，功能余气量减小。

（3）肺活量、用力肺活量与用力呼气量：尽力吸气后，再尽力呼气所能呼出的最大气体量，称为肺活量（vital capacity，VC）。它是潮气量、补吸气量和补呼气量之和。正常成人男性约为 3500ml，女性约为 2500ml。肺活量可反映肺一次通气的最大能力，其测定方法简单，重复性好，是肺功能测定的常用指标。

由于肺活量测定不受呼气时间限制，在某些肺组织弹性降低（如肺气肿）或气道狭窄（如支气管哮喘）患者，虽然肺通气功能已受损，但若延长呼气时间，所测得的肺活量值仍可正常。故肺活量难以充分反映肺通气功能的状况。用力肺活量和用力呼气量能更好地反映肺通气功能。

用力肺活量（forced vital capacity，FVC）是指一次最大吸气后，尽力尽快呼气所能呼出的最大气体量。正常时，用力肺活量略小于肺活量。用力呼气量（forced expiratory volume，FEV），旧称时间肺活量（timed vital capacity，TVC），是指一次最大吸气后尽力尽快呼气，测定最初三秒末所呼出的气体量分别占用力肺活量的百分比。正常人的 FEV_1/FVC、FEV_2/FVC、FEV_3/FVC 分别约为 83%、96% 和 99%，其中以 FEV_1/FVC 临床意义最大。用力呼气量是一种动态指标，它不仅反映肺活量的大小，而且能反映呼吸阻力的变化，是评价肺通气功能的较好指标，为阻塞性肺疾病常用的诊断指标之一。

（4）肺总量：肺总量（total lung capacity，TLC）是指肺所能容纳的最大气体量，由潮气量、补吸气量、补呼气量和余气量四部分组成。正常成人男性约 5000ml，女性约 3500ml。在限制性通气不足时肺总量降低。

（二）肺通气量和肺泡通气量

1. 肺通气量　肺通气量（minute ventilation volume）是指每分钟吸入或呼出肺的气体总量，肺通气量 = 潮气量 × 呼吸频率。平静呼吸时，正常成人呼吸频率为 12～18 次 /min，潮气量约 500ml，故肺通气量为 6～9L/min。肺通气量随性别、年龄、身材和运动量的不同而有差异。

尽力作深快呼吸时，每分钟所能吸入或呼出的最大气体量，称为最大随意通气量（maximal voluntary ventilation）。最大随意通气量反映单位时间内呼吸器官发挥最大潜力后，所能达到的最大通气量，是评估一个人能进行最大运动量的生理指标之一。测定时，一般只测 10 秒或 15 秒最深最快的吸入或呼出气量，一般可达 70～120L/min。

2. 肺泡通气量　肺泡通气量（alveolar ventilation）是指每分钟吸入肺泡的新鲜空气量，肺泡通气量 =（潮气量 – 无效腔气量）× 呼吸频率。

在呼吸过程中，每次吸入的气体，一部分留在鼻或口与终末细支气管之间的呼吸道内，不参与肺泡与血液之间的气体交换，这部分气道的容积称为解剖无效腔（anatomical dead space）。解剖无效腔与体重相关，约 2.2ml/kg，正常成人约为 150ml。进入肺泡的气体也可因血流在肺内分布不均而未能与血液进行气体交换，这部分未能进行气体交换的肺泡容积称为肺泡无效腔（alveolar dead space）。解剖无效腔与肺泡无效腔一起合称为生理无效腔（physiological dead space）。健康人平卧时，肺泡无效腔接近于零，故生理无效腔等于或接近于解剖无效腔。由于解剖无效腔基本不变，因此，肺泡通气量主要受潮气量和呼吸频率的影响。当潮气量减半、呼吸频率加倍，或当潮气量加倍、呼吸频率减半时，肺通气量都保持不变，但肺泡通气量却发生明显改变（表 5-1）。从表中可见，深而慢的呼吸比浅而快的呼吸效率高，更有利于肺泡的气体交换。

表 5-1　不同呼吸频率和潮气量时的肺通气量和肺泡通气量

呼吸频率 （次 /min）	潮气量 （ml）	肺通气量 （ml/min）	肺泡通气量 （ml/min）
16	500	8000	5600
8	1000	8000	6800
32	250	8000	3200

第二节 呼吸气体的交换

气体交换包括肺换气和组织换气,二者在气体交换机制及影响因素方面非常相似。

一、气体交换的原理

(一)气体交换方式和动力

1. **气体交换方式** 肺换气和组织换气的原理相同,都是通过物理扩散方式来实现的。

2. **气体交换动力** 气体扩散的动力和方向取决于换气组织两侧该气体的分压差,气体由分压高处向分压低处扩散,直至动态平衡。气体的分压(partial pressure,P)是指混合气体中各气体组分所产生的压力。液体中的气体分压也称为气体的张力(tension),是指溶解的气体分子从液体中逸出的力。体内肺泡气与静脉血之间、动脉血与组织之间都存在 O_2 和 CO_2 的分压差(表 5-2)。

表 5-2 空气、肺泡气、血液及组织中气体的分压(mmHg)

	空气	肺泡气	动脉血	静脉血	组织
PO_2	159	102	100	40	30
PCO_2	0.3	40	40	46	50

(二)气体扩散速率

单位时间内气体扩散的容积称为气体扩散速率(diffusion rate,D)。气体扩散速率与各影响因素的关系如下式所示:

$$D \propto \frac{\triangle P \cdot T \cdot A \cdot S}{d \cdot \sqrt{MW}}$$

式中 $\triangle P$ 为某气体的分压差;T 为温度;A 为气体扩散的面积;S 为气体的溶解度;d 为气体扩散距离;MW 为气体的分子量。

二、肺换气

(一)肺换气过程

如图 5-5 所示,肺泡气的 PO_2(102mmHg)高于静脉血的 PO_2(40mmHg);而肺泡气的 PCO_2(40mmHg)则低于静脉血的 PCO_2(46mmHg)。因此,肺动脉的静脉血流经肺毛细血管时,在分压差的推动下,O_2 由肺泡扩散入静脉血;而 CO_2 则由静脉血扩散入肺泡,完成肺换气过程。O_2 和 CO_2 的扩散速率极快,平静状态下,仅需 0.3 秒即可达到交换平衡。经过肺换气,使含 O_2 较低的静脉血变成含 O_2 较高的动脉血。

(二)影响肺换气的因素

1. **气体扩散的速率** 前已述及,气体分压差、温度、扩散面积、扩散距离、气体的溶解度等因素均可影响气体的扩散速率。由于温度、扩散面积和扩散距离对体内 O_2 和 CO_2 扩散的影响是相同的,所不同的是 CO_2 在血浆中的溶解度约为 O_2 的 24 倍,而 O_2 的分压差约为 CO_2 的 10 倍,再结合 CO_2 分子量的平方根约为 O_2 的 1.17 倍,综合各因素的影响结果,CO_2 的扩散速率约为 O_2 的 2 倍。由于 CO_2 比 O_2 容易扩散,因此,临床上缺氧比 CO_2 潴留更为常见,呼吸困难的病人常先出现缺氧。

2. **呼吸膜的厚度和面积** 呼吸膜是肺换气时气体必须通过的结构。它由六层结构组成(图 5-6):①含肺表面活性物质的液体层;②肺泡上皮细胞层;③肺泡上皮细胞基膜层;④肺泡上皮基膜和毛细血管基膜之间的间隙;⑤毛细血管基膜层;⑥毛细血管内皮细胞层。这六层结构很薄,总厚度平均约 $0.6\mu m$,最薄处仅有 $0.2\mu m$,气体极易扩散通过。正常成人肺的总扩散面积也很大,约有 $70m^2$,平静呼吸时,参与肺换气的呼吸膜面积约 $40m^2$,因此有很大的储备面积。

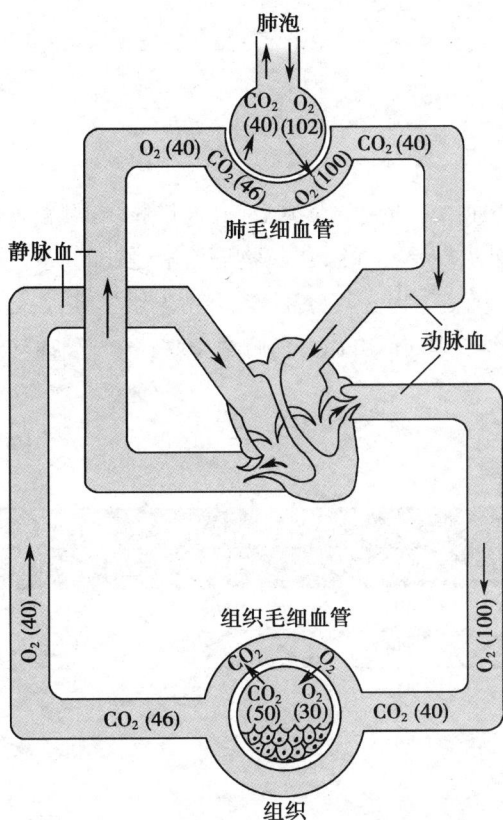

图 5-5 肺换气和组织换气示意图
图中数字为气体分压(mmHg)

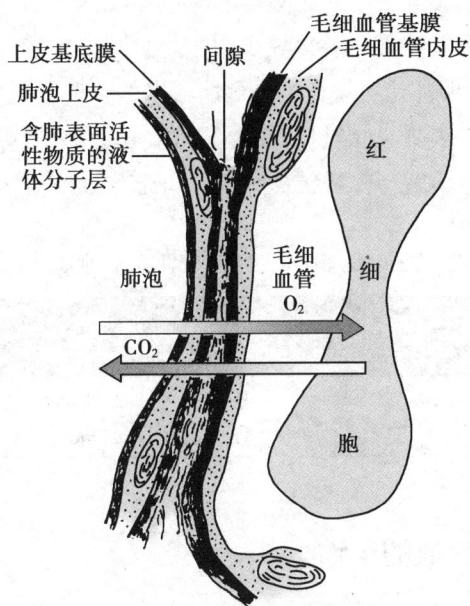

图 5-6 呼吸膜结构示意图

病理情况下,若呼吸膜厚度增加(如肺纤维化、肺水肿、肺炎和尘肺等)或呼吸膜面积减小(如肺不张、肺气肿、肺实变、肺叶切除等)都会降低气体扩散速率,导致气体扩散量减少。

3. 通气/血流比值 通气/血流比值(ventilation/perfusion ratio,V_A/Q)是指每分钟肺泡通气量(V_A)与每分钟肺血流量(Q)之间的比值。正常成人安静时,V_A 约为 4.2L/min,Q 约为 5L/min,故 V_A/Q 为 0.84。$V_A/Q=0.84$ 时,肺泡通气量与肺血流量为最适匹配,气体交换效率最高。如果 V_A/Q 比值大于 0.84,表明肺通气过度或肺血流量不足,部分肺泡气未能与血液进行气体交换,导致肺泡无效腔增大。如果 V_A/Q 比值小于 0.84,表明肺通气不足或肺血流量相对过多,部分血液流经通气不良的肺泡,静脉血未得到充分的气体更新就又流回了心脏,形成了功能性动-静脉短路。可见,V_A/Q 比值增大或减小,都将导致肺换气效率降低,使机体出现缺氧或 CO_2 潴留。

三、组织换气

(一)组织换气过程

如图 5-5 所示,组织内的 PO_2(30mmHg)低于动脉血的 PO_2(100mmHg),而组织内的 PCO_2(50mmHg)则高于动脉血的 PCO_2(40mmHg),所以,当动脉血流经组织毛细血管时,O_2 由动脉血液向组织扩散,CO_2 则由组织扩散入动脉血液,进行组织换气,结果使动脉血变成静脉血,组织由此而获得 O_2,排出 CO_2。

（二）影响组织换气的因素

组织换气相对不易受影响。影响组织换气的主要因素有细胞代谢水平、毛细血管内的血流速度、组织细胞与毛细血管之间的距离等。若血液量不变，代谢增强，则组织液中PO_2降低，而PCO_2升高；若代谢率不变，血流量增多，则组织液中PO_2升高，而PCO_2降低。

第三节　气体在血液中的运输

循环流动的血液是运输O_2和CO_2的媒介。O_2和CO_2在血液中的运输形式有两种，即物理溶解和化学结合。物理溶解量较少，化学结合是O_2和CO_2的主要运输形式（表5-3）。虽然物理溶解运输的气体量很少，但却是实现化学结合所必需的环节。气体必须先溶解于血液，提高其分压，才能发生化学结合；O_2和CO_2从血液释放时，也是溶解的先逸出，降低其分压，化学结合的O_2和CO_2再解离出来，溶解到血液中。物理溶解与化学结合两者之间处于动态平衡。

表5-3　血液中O_2和CO_2的含量（ml/100ml血液）

成分	动脉血			混合静脉血		
	物理溶解	化学结合	合计	物理溶解	化学结合	合计
O_2	0.31	20.0	20.31	0.11	15.2	15.31
CO_2	2.53	46.4	48.93	2.91	50.0	52.91

一、氧的运输

（一）物理溶解

血液中物理溶解的O_2量极少，物理溶解量与气体分压成正比，动脉血的PO_2为100mmHg（13.3kPa）时，物理溶解量约占血液总O_2含量的1.5%。

（二）化学结合

化学结合是O_2的主要运输形式。绝大部分（98.5%）O_2进入红细胞与血红蛋白（Hb）结合，形成氧合血红蛋白（HbO_2）的形式运输。

1. **血红蛋白与氧结合的特征**　血红蛋白与氧结合具有以下特征：

（1）反应迅速而可逆、不需酶的催化。是结合还是解离主要取决于血液中PO_2的高低，当血液流经PO_2高的肺部时，Hb与O_2结合，形成HbO_2；当血液流经PO_2低的组织时，HbO_2迅速解离，释放出O_2成为去氧血红蛋白（Hb），如下式所示：

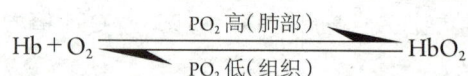

$$Hb + O_2 \underset{\text{PO}_2\text{低（组织）}}{\overset{\text{PO}_2\text{高（肺部）}}{\rightleftharpoons}} HbO_2$$

（2）反应是氧合而非氧化。Hb中的Fe^{2+}与O_2结合后仍是二价铁，因此，该结合过程是氧合而非氧化。若Hb中的Fe^{2+}被氧化为Fe^{3+}时，Hb丧失与O_2结合的能力。

HbO_2呈鲜红色，去氧血红蛋白（Hb）呈紫蓝色。动脉血HbO_2含量较多，故呈鲜红色；静脉血含去氧血红蛋白（Hb）较多，故呈暗紫色。当血液中去氧血红蛋白（Hb）含量达5g/100ml以上时，口唇、皮肤、黏膜、甲床等处呈暗紫色，称为发绀（cyanosis）。出现发绀常表示缺O_2，但也有例外。例如，在一氧化碳（CO）中毒时，CO与Hb结合形成大量的一氧化碳血红蛋白（HbCO），患者虽有严重缺O_2，但不出现发绀，而出现HbCO特有的樱桃红色；高原性红细胞增多症的患者，由于Hb含量可达5g/100ml以上，机体可出现发绀但

不一定缺 O_2。

2. 血氧饱和度 血液含氧的程度通常用血氧饱和度表示。1分子 Hb 可结合 4 分子 O_2，在足够 PO_2 下，1g Hb 可结合的最大 O_2 量为 1.39ml，但实际结合的 O_2 量为 1.34ml 计算。100ml 血液中，Hb 所能结合的最大 O_2 量称为 Hb 氧容量，而 Hb 实际结合的 O_2 量称为 Hb 氧含量。Hb 氧含量占氧容量的百分数为 Hb 氧饱和度（oxygen saturation of Hb），简称血氧饱和度（oxygen saturation of blood）。正常人安静时，动脉血血氧饱和度约为 98%，静脉血血氧饱和度约为 75%。肺通气或换气功能障碍时，血氧饱和度降低。

3. 氧解离曲线 氧解离曲线（oxygen dissociation curve）是表示血液 PO_2 与 Hb 氧饱和度关系的曲线，简称氧离曲线，呈近似 S 形（图 5-7）。该曲线表示在不同 PO_2 下 O_2 与 Hb 的结合和解离情况。根据氧解离曲线的 S 形变化趋势和功能意义，可人为地分为三段。

（1）氧解离曲线的上段：当 PO_2 在 60～100mmHg 时，上段曲线较平坦，表明 PO_2 的变化对 Hb 氧饱和度影响不大。如 PO_2 在 100mmHg（相当于动脉血 PO_2）时，Hb 氧饱和度为 97.4%，血氧含量为 19.4ml/100ml；当 PO_2 降至 60mmHg 时，Hb 氧饱和度仍维持在 90%。这一特性的生理意义是：保证人体在低氧环境下（如在高原、高空或患某些呼吸疾病时），血液仍可携带足够的 O_2，而不出现明显缺 O_2 症状。这一特性还说明，若吸入气中 PO_2 大于 100mmHg，Hb 氧饱和度变化却很小，提示此时仅靠提高吸入气中 PO_2 并无助于 O_2 的摄取。

（2）氧解离曲线的中段：当 PO_2 在 40～60mmHg 时中段曲线较陡，表明 PO_2 变化对 Hb 氧饱和度影响较大。这一特性的生理意义是：血液流经组织时可释放适量的 O_2，保证安静状态下组织代谢的需 O_2 量。如 PO_2 在 40mmHg（相当于静脉血 PO_2）时，Hb 氧饱和度为 75%，血氧含量为 14.4ml/100ml，即每 100ml 动脉血液流经组织时释放 $5ml O_2$。

（3）氧解离曲线的下段：当 PO_2 在 15～40mmHg 时下段曲线最陡，表明 PO_2 变化对 Hb 氧饱和度影响最大。这一特性的生理意义是：保证组织活动加强时有足够的 O_2 供给，反映血液供氧的储备能力。人体在剧烈运动时，组织中的 PO_2 可降至 15mmHg，Hb 氧饱和度可以降至约 22%，血氧含量只有 4.4ml/100ml，说明每 100ml 血液能供给组织约 $15ml O_2$，是安静时的 3 倍。

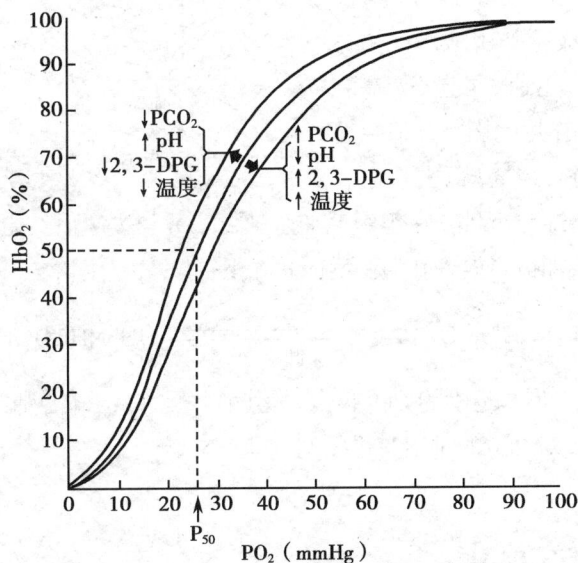

图 5-7 影响氧解离曲线的主要因素

4. 影响氧解离曲线的因素 Hb 与 O_2 的结合与解离受多种因素的影响，其中主要影响因素是血液中 PCO_2、pH 值、温度、红细胞内 2，3- 二磷酸甘油酸（2，3-DPG）。通常用 P_{50} 来表示 Hb 对 O_2 的亲和力。P_{50} 是使 Hb 氧饱和度达 50% 时的 PO_2，正常约为 26.5mmHg（图 5-7）。P_{50} 增大，曲线右移，表示 Hb 对 O_2 的亲和力降低,需更高的 PO_2 才能使 Hb 氧饱和度达到 50%;P_{50} 降低,曲线左移,表示 Hb 对 O_2 的亲和力增加,达 50% 的 Hb 氧饱和度所需的 PO_2 降低。当血液 pH 降低、PCO_2 升高、温度升高、红细胞内 2,3-DPG 增多时,P_{50} 增大,氧解离曲线右移,即 Hb 与 O_2 的亲和力降低,有利于 HbO_2 中 O_2 的释放;反之,当血液 pH 值升高、PCO_2 降低、温度下降、红细胞内 2,3-DPG 减少,P50 减小,氧解离曲线左移,即 Hb 与 O_2 的亲和力升高,O_2 的释放减少。

二、二氧化碳的运输

(一)物理溶解
血液中以物理溶解的形式运输的 CO_2 约占血液中 CO_2 总运输量的 5%。

(二)化学结合
CO_2 在血液中的化学结合形式有两种,即碳酸氢盐和氨基甲酰血红蛋白,占血液中 CO_2 总运输量的 95%,其中碳酸氢盐形式占 88%,氨基甲酸血红蛋白形式占 7%。

1. 碳酸氢盐的形式 CO_2 从组织扩散入血浆后,绝大部分迅速扩散入红细胞。在红细胞内碳酸酐酶的催化作用下,CO_2 与 H_2O 结合形成 H_2CO_3,H_2CO_3 又解离为 H^+ 和 HCO_3^-。红细胞膜对负离子有极高的通透性,红细胞内生成的 HCO_3^- 除小部分与红细胞内的 K^+ 结合成 $KHCO_3$ 外,大部分扩散入血浆与 Na^+ 结合形成 $NaHCO_3$,同时,血浆中 Cl^- 向红细胞内转移,以保持红细胞内外电荷平衡,这种现象称氯转移。可见,血浆中的 $NaHCO_3$ 是 CO_2 主要的运输形式。

上述反应完全是可逆的,反应方向取决于 PCO_2 的高低。当静脉血流至肺泡时,由于肺泡内 PCO_2 较低,则反应沿相反方向进行。上述的各反应可概括如图 5-8。

2. 氨基甲酰血红蛋白 进入红细胞的 CO_2 能直接与 Hb 的氨基结合,形成氨基甲酰血红蛋白(HHbNHCOOH)。这一反应迅速、可逆、无需酶的催化。该反应主要受氧合作用的影响。氧合血红蛋白的酸性高,不易与 CO_2 结合;而去氧血红蛋白的酸性低,容易与 CO_2 结合。因此,在组织毛细血管内 CO_2 与去氧血红蛋白结合;而在肺泡毛细血管处,血红蛋白与 O_2 结合,CO_2 即被释放入肺泡。反应式如下:

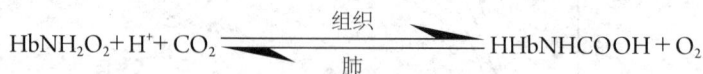

$$HbNH_2O_2 + H^+ + CO_2 \xrightleftharpoons[\text{肺}]{\text{组织}} HHbNHCOOH + O_2$$

图5-8 CO_2 在血液中的运输示意图

虽然以氨基甲酰血红蛋白形式运输的 CO_2 仅占总运输量的 7%,但却占肺部排出 CO_2 总量的 17.5%,可见这种运输形式的效率较高,对 CO_2 的排出有重要的生理意义。

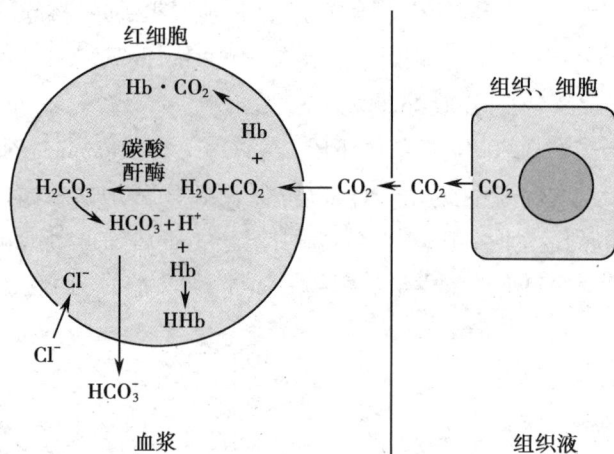

第四节 呼吸运动的调节

呼吸运动是由呼吸肌舒缩活动完成的一种节律性运动,呼吸运动的深度和频率随机体活动、代谢水平而改变,以适应机体代谢的需要。呼吸节律的形成以及呼吸深度和频率的适应性变化,主要通过神经系统的调节而实现。

一、呼吸中枢与呼吸节律的形成

（一）呼吸中枢

呼吸中枢是指中枢神经系统内产生和调节节律性呼吸运动的神经细胞群。呼吸中枢广泛分布在大脑皮质、间脑、脑桥、延髓和脊髓等各级部位，它们在呼吸节律的产生和调节中发挥着不同的作用，正常节律性呼吸是在各级呼吸中枢的相互协调配合下实现的。

1. **脊髓** 动物实验中，若在脊髓与延髓之间横断，呼吸立即停止，说明脊髓不能产生节律性呼吸运动，脊髓只是联系脑与呼吸肌的中继站和完成某些呼吸反射的初级中枢。

2. **延髓呼吸中枢** 用动物脑干横断表明（图 5-9），在延髓与脑桥之间横断，动物仍有节律性呼吸，但呈喘息样呼吸，呼吸节律很不规则。说明延髓是产生节律性呼吸的基本中枢，但正常呼吸节律还有赖于延髓以上中枢的参与。

延髓内与呼吸有关的神经元有两组，即背侧呼吸组（DRG）和腹侧呼吸组（VRG）。DRG 主要含吸气神经元，VRG 主要含呼气神经元。近来发现，在 VRG 中，相当于疑核头端平面，存在一个被称为前包钦格复合体（pre-Bötzinger complex）的区域，其可能是呼吸节律起源的关键部位。

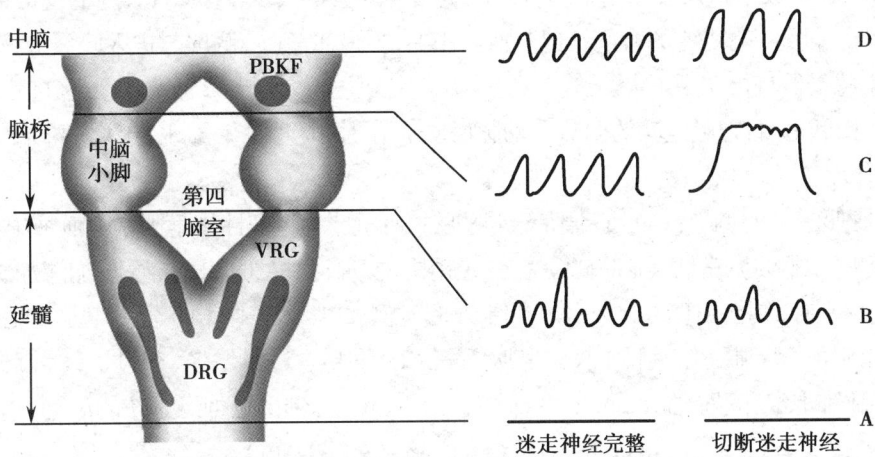

图 5-9 脑干内呼吸核团（背侧面）和在不同平面横断脑干后呼吸的变化
DRG：背侧呼吸组；VRG：腹侧神经组；PBKF：臂旁内侧核
A、B、C、D 表示不同平面横切后呼吸的变化

3. **脑桥呼吸调整中枢** 动物实验中，在中脑和脑桥之间横断脑干，呼吸节律无明显变化；若在脑桥的上、中部之间横断脑干，呼吸将变慢变深。说明脑桥的上部有调节呼吸节律的神经元群，称为呼吸调整中枢。该中枢位于脑桥上部臂旁内侧核（NPBM）和相邻的 Kölliker-Fuse（KF）核，两者合称 PBKF 核群，主要含呼气神经元，其主要作用是限制吸气，促使吸气向呼气转换。

4. **高位中枢对呼吸的调节** 大脑皮质、边缘系统和下丘脑等高位中枢对呼吸运动均有调节作用。例如，大脑皮质随意控制呼吸，在一定限度内可随意屏气或加深加快呼吸，配合说话、读书、唱歌等动作的完成。呼吸运动受随意和非随意调节系统的双重调节，大脑皮质是随意呼吸调节系统，而低位脑干为非随意调节系统。

（二）呼吸节律的形成

关于正常呼吸节律的形成机制尚不清楚，主要有两种学说，即起步细胞学说和神经元网络学说。起步细胞学说认为，节律性呼吸是由延髓内具有起步样活动的神经元的节律性兴奋而引起。神经元网络学说认为，呼吸节律的产生依赖于呼吸神经元之间的相互联系和相互作用。两种机制可能都起作用，但目前尚未得到进一步证实。

二、呼吸的反射性调节

中枢神经系统接受各种感受器的传入冲动,实现对呼吸运动的反射性调节,使呼吸运动的频率、深度和形式等发生相应的改变。呼吸反射包括化学感受性反射、肺牵张反射和防御性反射三类。

(一)化学感受性反射

动脉血、组织液或脑脊液中的 PCO_2、PO_2 和 H^+ 浓度改变时反射性的改变呼吸运动,称为化学感受性反射。对维持内环境中 PCO_2、PO_2 和 H^+ 浓度的相对稳定有着十分重要的作用。

1. 化学感受器　根据所在部位不同,化学感受器可分为外周化学感受器和中枢化学感受器。

(1)外周化学感受器:外周化学感受器位于颈动脉体和主动脉体。当动脉血 PO_2 降低、PCO_2 升高或 H^+ 浓度升高时兴奋,冲动分别经窦神经(后并入舌咽神经)和主动脉神经(后并入迷走神经)传入延髓呼吸中枢,反射性引起呼吸加深加快和血液循环功能的变化。其中颈动脉体主要调节呼吸,而主动脉体在循环调节方面较为重要。

(2)中枢化学感受器:中枢化学感受器位于延髓腹外侧浅表部位,其适宜刺激是脑脊液和局部细胞外液的 H^+。血液中 PCO_2 升高时,CO_2 能迅速透过血-脑屏障,在脑组织内生成 H_2CO_3 并解离出 H^+,H^+ 刺激中枢化学感受器,引起呼吸中枢兴奋。由于脑脊液中碳酸酐酶含量很少,生成 H_2CO_3 的反应很慢,所以中枢化学感受器对 CO_2 的反应有一定的时间延迟。血液中 H^+ 不易通过血-脑屏障进入脑脊液,故血液 H^+ 浓度变化对中枢化学感受器直接作用不大。

2. CO_2、H^+ 和低 O_2 对呼吸运动的调节　动脉血 CO_2 和 H^+ 浓度的升高,以及 PO_2 降低,均能使呼吸运动加强。

(1)CO_2 对呼吸运动的调节:CO_2 是维持正常呼吸的最重要的生理性化学因素。血液中一定水平 PCO_2 对维持呼吸和呼吸中枢的兴奋性是必需的。在一定范围内动脉血 PCO_2 升高,呼吸加深加快,肺通气量增大;但超过一定水平时,则会出现 CO_2 麻醉和抑制效应。例如,吸入气中 CO_2 含量增加到 1% 时,肺通气量即已增加;增加到 4% 时,肺通气量将加倍。若吸入气 CO_2 含量进一步增多,超过 7% 时,肺通气量不能作相应的增加,导致肺泡气和动脉血 PCO_2 增高,体内 CO_2 堆积,抑制中枢神经系统的活动,包括抑制呼吸中枢,产生呼吸困难、头痛、头昏,甚至昏迷,出现 CO_2 麻醉现象(图 5-10)。

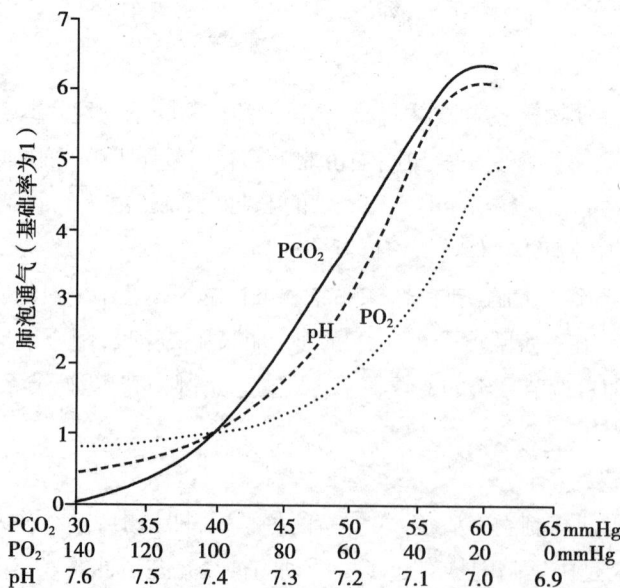

图 5-10　改变动脉血液 PCO_2、PO_2、pH 三因素之一而维持另外两个因素正常时的肺泡通气反应

CO_2 对呼吸的刺激作用是通过两条途径实现的：一是刺激中枢化学感受器，二是刺激外周化学感受器。中枢化学感受器在呼吸运动的调节中是主要的，但反应较慢，在动脉血 PCO_2 突然升高引起的呼吸快速反应中，外周化学感受器起主要作用。

（2）H^+ 对呼吸的调节：动脉血中 H^+ 浓度增加，可导致呼吸加深加快，肺通气量增加；H^+ 浓度降低，呼吸受到抑制。H^+ 对呼吸的调节也是通过外周化学感受器和中枢化学感受器实现的。但是，由于 H^+ 不易通过血-脑屏障，限制了血液 H^+ 浓度升高对中枢化学感受器的作用。因此，血液中 H^+ 浓度增加对呼吸的兴奋作用主要是通过刺激外周化学感受器而实现的。

（3）低 O_2 对呼吸的调节：动脉血 PO_2 低于 80mmHg 时，其对呼吸的调节作用才有重要意义。PO_2 下降可通过刺激外周化学感受器而兴奋呼吸中枢，使呼吸加深、加快，肺通气量增加；但低 O_2 对呼吸中枢的直接作用是抑制，这种抑制效应随着缺 O_2 程度的加深而逐渐加强。轻、中度低 O_2 时，来自外周化学感受器的兴奋呼吸中枢的效应能对抗低 O_2 对呼吸中枢的直接抑制作用，反射性加强呼吸运动。但在严重缺 O_2 时，来自外周化学感受器的兴奋效应不能对抗低 O_2 对呼吸中枢的直接抑制作用，将出现呼吸减弱甚至停止。

缺 O_2 引起的外周化学感受性反射具有一定的保护意义。如严重肺气肿、肺心病患者，由于肺换气功能障碍而导致低 O_2 和 CO_2 潴留。CO_2 长期潴留可使中枢化学感受器对 CO_2 的刺激发生适应，而外周化学感受器对低 O_2 刺激适应很慢，此时低 O_2 对外周化学感受器的刺激就成为驱动呼吸的主要刺激因素。因此，需要维持患者适当低 O_2。若此时给患者吸入纯 O_2 或高浓度的 O_2，则会使低 O_2 的驱动作用消除，引起患者呼吸暂停。故在临床上对这类患者不宜快速给氧，而应采取低浓度持续给氧。

在自然呼吸情况下，往往是一种因素的改变会引起其他一种或两种因素相继改变，三者相互影响、相互作用，既可相互总和而增强，也可相互抵消而减弱。例如，H^+ 浓度升高时，由于肺通气加强，使排出 CO_2 增多，导致动脉血中 CO_2 的分压下降，H^+ 浓度也有所降低，从而可以部分抵消了 H^+ 浓度升高对呼吸产生的效应。因此，在整体情况下，对各种因素引起的呼吸效应必须进行全面分析，综合考虑，才能得到正确的结论。

（二）肺牵张反射

肺扩张或萎陷而引起的吸气抑制或兴奋的反射，称为肺牵张反射，又称黑-伯反射。肺牵张反射包括肺扩张反射和肺萎陷反射。

1. 肺扩张反射　是肺扩张抑制吸气活动的反射。其感受器分布于从气管到细支气管的平滑肌层中，属于牵张感受器，其阈值低、适应慢。吸气时，肺扩张时，牵拉呼吸道使牵张感受器兴奋，冲动经迷走神经传入延髓，促使吸气转为呼气。其生理意义是：加速吸气过程向呼气过程转换，使吸气不至于过长、过深，使呼吸周期缩短，呼吸频率加快。切断动物两侧迷走神经后，动物吸气延长，吸气加深，呼吸变慢变深。

肺扩张反射的敏感性有种属差异，兔和大鼠的肺扩张反射最强，而人的最弱。成年人，潮气量超过 1500ml 以上时，才能引起肺扩张反射，因此，正常人平静呼吸时，这种反射一般不参与呼吸运动的调节。在病理情况下，如肺炎、肺充血等，由于肺顺应性降低，肺扩张时对气道的牵张刺激增强，可引起该反射，使呼吸变浅变快。

2. 肺萎陷反射　是肺萎陷时增强吸气活动或者促进呼气转为吸气的反射。该反射一般在较大程度的肺萎陷时才出现，对防止过度呼气和肺不张起一定作用，而在平静呼吸时不发挥调节呼吸运动的作用。临床上开放性气胸（肺萎缩）患者的呼吸运动增强，部分原因来自肺萎陷反射。

（三）防御性呼吸反射

呼吸道黏膜受刺激时，引起的一些对人体有保护作用的呼吸反射，称为防御性呼吸反射，主要有咳嗽反射和喷嚏反射。

1. 咳嗽反射　是常见的重要防御反射，咳嗽反射的感受器位于喉、气管和支气管的黏膜，当受到机械或化学刺激时，兴奋经迷走神经传入延髓，从而引发一系列协调而有序的反射效应。咳嗽时先是一次短促或较深的吸气，继而声门关闭，呼气肌强烈收缩，肺内压和胸膜腔内压急剧升高，然后声门突然开放，气体由肺内快速冲出，将呼吸道内异物或分泌物排出。正常的咳嗽反射对呼吸道有清洁作用，但剧烈咳嗽时，可因胸膜腔内压显著升高而阻碍静脉回流，使静脉压和脑脊液压升高。

2. 喷嚏反射 是类似于咳嗽的反射，不同的是因鼻黏膜受刺激而引起，传入神经为三叉神经，反射效应是腭垂下降，舌压向软腭，而不是声门关闭，呼出气主要从鼻腔高速喷出，以清除鼻腔中的刺激物。

（刘海霞）

学习小结

呼吸包括外呼吸、气体在血液中的运输和内呼吸三个相互联系的基本环节。肺通气的直接动力是肺内压与大气压之差，原动力是呼吸运动。胸膜腔负压主要是肺回缩力造成的，其生理意义是维持肺扩张和促进静脉血液及淋巴液的回流。肺泡表面活性物质可显著降低肺泡表面张力，具有增加肺顺应性、防止液体渗入肺泡、维持肺泡的稳定性等生理意义。肺活量反映了肺一次通气的最大能力，而用力呼气量不仅反映肺活量的大小，而且能反映呼吸阻力的变化，所以是评价肺通气功能的较好指标。气体交换的动力是气体分压差。通过肺换气使静脉血转变为动脉血，通过组织换气使动脉血转变为静脉血。影响肺换气的主要因素有气体扩散的速率、呼吸膜的面积和厚度、通气/血流比值。气体在血液中有物理溶解和化学结合（主要）两种运输形式，O_2 的运输以化学结合（HbO_2）为主；CO_2 有两种化学结合运输形式，即碳酸氢盐的形式（主要）和氨基甲酰血红蛋白。氧解离曲线是表示血液 PO_2 与 Hb 氧饱和度关系的曲线，呈近似 S 形。

呼吸的基本中枢在延髓。呼吸反射包括化学感受性反射、肺牵张反射和防御性反射三类。

CO_2 是维持正常呼吸的最重要的生理性刺激。CO_2 浓度适度增加对呼吸的兴奋作用是通过刺激外周化学感受器和中枢化学感受器（主要）实现的。H^+ 浓度增加对呼吸的兴奋作用是以刺激外周化学感受器途径为主。低 O_2 对呼吸中枢的直接作用是抑制。轻度缺 O_2 时，来自外周化学感受器的传入冲动能对抗缺 O_2 对呼吸中枢的直接抑制作用，反射性加强呼吸运动；但在严重缺 O_2 时，使呼吸减弱，甚至停止。肺牵张反射包括肺扩张反射和肺萎陷反射，在调节呼吸的深度和频率中有一定作用。

复习参考题

1. 试分析氧解离曲线的特点及其生理意义。

2. 为什么深而慢的呼吸比浅而快的呼吸换气效率高？

3. 慢性肺心病伴有 CO_2 潴留患者为何不宜吸纯氧？

第六章　消化与吸收

6

学习目标

掌握　消化和吸收的概念；消化道的神经支配；胃液、胰液、胆汁的成分及其生理作用；消化期胃液和胰液分泌的调节；胃排空及其控制。

熟悉　消化道平滑肌的生理特性；主要胃肠激素及其作用；胃和小肠的运动形式；小肠内主要营养物质的吸收。

了解　口腔内消化；胆汁分泌和排出的调节；小肠液的分泌；大肠的功能。

第一节 概述

食物在消化道内被分解成可被吸收的小分子物质的过程,称为消化(digestion)。消化的方式有两种:一种是通过消化道肌肉的舒缩活动,将食物磨碎,使之与消化液充分混合,并将食物不断向消化道远端推送的过程,称为机械性消化(mechanic digestion);另一种是通过消化液中各种消化酶的作用,将食物中的糖、脂肪和蛋白质等大分子物质分解为小分子物质的过程,称为化学性消化(chemical digestion)。正常情况下,这两种消化方式同时进行,相互配合。

消化后的小分子物质透过消化道黏膜进入血液或淋巴的过程,称为吸收(absorption)。消化和吸收是两个相辅相成、紧密联系的过程。消化器官除了具有对食物进行消化和吸收的功能外,还具有重要的内分泌功能,可分泌多种胃肠激素。

一、消化道平滑肌的生理特性

在整个消化道中,除口腔、咽、食管上段的肌肉和肛门外括约肌是骨骼肌外,其余部分的肌肉都是平滑肌。消化道平滑肌具有肌肉组织的共同特性,同时还呈现出其自身的特性。

(一)消化道平滑肌的一般生理特性

1. **兴奋性低、收缩缓慢** 消化道平滑肌的兴奋性较骨骼肌和心肌低,其收缩的潜伏期、收缩期和舒张期的时程均比骨骼肌长,而且变异很大。

2. **自动节律性** 将离体的消化道平滑肌置于适宜的环境内,仍能进行节律性收缩,但其节律缓慢,远不如心肌规则。

3. **具有紧张性** 消化道平滑肌经常保持微弱的持续收缩状态,即具有一定的紧张性。这一特性可使消化器官保持一定的形状和位置,亦可使消化道管腔内保持一定的基础压力。消化道各种运动形式都是在紧张性的基础上发生的。

4. **富有伸展性** 消化道平滑肌能适应实际需要进行很大程度的伸展,这可使中空的消化器官(尤其是胃)能容纳较多的食物而不发生明显的压力改变。

5. **对不同刺激的敏感性不同** 消化道平滑肌对电刺激不敏感,而对机械牵张、温度和化学刺激特别敏感。

(二)消化道平滑肌的电生理特性

消化道平滑肌的生物电活动较骨骼肌复杂,主要有静息电位、慢波电位和动作电位三种形式。

1. **静息电位** 消化道平滑肌的静息电位不稳定,数值为 $-60 \sim -50\text{mV}$,主要由 K^+ 外流形成;此外,还有 Na^+、Cl^-、Ca^{2+} 以及生电性钠泵的参与。

2. **慢波电位** 消化道平滑肌在静息电位基础上自动产生节律性的去极化和复极化电位波动,其频率较慢,称为慢波电位(slow wave potential),又称基本电节律(basal electric rhythm,BER)。慢波的幅度为 $10 \sim 15\text{mV}$,持续时间由几秒至十几秒,频率为 $3 \sim 12$ 次/分,如人胃为 3 次/分,十二指肠为 12 次/分。慢波起源于纵行肌和环行肌之间的 Cajal 间质细胞,其机制可能与生电性钠泵的波动性活动有关。

3. **动作电位** 消化道平滑肌的动作电位是在慢波电位的基础上产生的。动作电位的去极化主要由 Ca^{2+} 内流引起,复极化由 K^+ 外流引起。

平滑肌细胞存在机械阈和电阈两个临界膜电位值。当慢波去极化达到或超过机械阈时,可引起肌细胞微弱收缩,当慢波去极化达到或超过电阈时,则可引发动作电位,使收缩进一步增强。慢波上出现的动作电位数目越多,肌细胞收缩就越强(图6-1)。

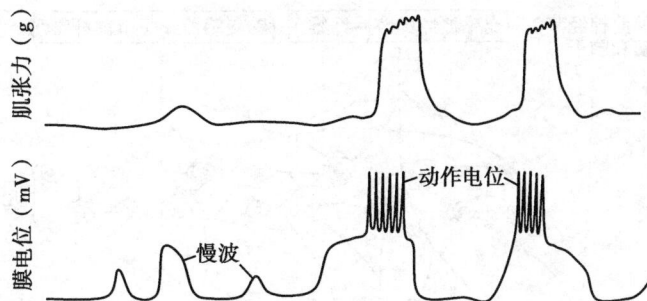

图 6-1　消化道平滑肌的电活动示意图

当慢波去极化达到或超过机械阈时，平滑肌细胞出现微弱收缩；当慢波
去极化达到或超过电阈时，可引发动作电位，使收缩增强。慢波上出现
的动作电位数目越多，平滑肌细胞收缩越强

二、消化腺的分泌

　　成人每天由各种消化腺分泌的消化液总量达 6～8L，主要由消化酶、无机离子和水组成。消化液的主
要功能为：①水解复杂的食物成分，以利于吸收；②为消化酶提供适宜的 pH 环境；③稀释食物，使消化
道内容物的渗透压与血浆渗透压相等，以利于吸收；④分泌黏液、抗体和大量液体，以保护消化道黏膜免受
理化因素的损伤。

　　消化液的分泌是腺细胞的主动活动过程，包括从血液中摄取原料、在细胞内合成分泌物，以及将分泌
物从细胞内排出等一系列复杂活动。

三、消化道的神经支配

　　在整体水平，消化道受内在神经系统和外来神经系统的双重支配，它们相互协调，共同调节消化道的
功能。

　　（一）内在神经系统

　　消化道的内在神经系统也称为壁内神经丛或肠神经系统，位于食管至肛门的消化道壁内，包括两种神
经丛：一种是位于黏膜与环行肌之间的黏膜下神经丛，主要调节腺细胞和上皮细胞的功能；另一种是位于
环行肌和纵行肌之间的肌间神经丛，主要支配平滑肌的活动（图 6-2）。这两种神经丛之间存在复杂的纤维
联系，组成一个局部的神经网络，可独立完成局部反射活动，但同时也接受外来神经的调控。

　　（二）外来神经系统

　　消化道除口腔、咽、食管上段的肌肉和肛门外括约肌受躯体神经支配外，其余部位均受外来神经支
配，包括交感神经和副交感神经（图 6-2）。

　　交感神经从脊髓胸腰段侧角发出，经椎前神经节更换神经元后，发出节后纤维主要终止于内在神经系
统。交感神经兴奋时，其节后纤维末梢释放去甲肾上腺素，引起消化道运动减弱，消化液分泌减少，但可
使胃肠括约肌收缩。

　　副交感神经主要来自迷走神经和盆神经，其节前纤维直接与壁内神经丛的神经元形成突触，发出的节
后纤维主要支配胃肠道。副交感神经兴奋时，大部分节后纤维释放乙酰胆碱，引起消化道运动增强，消化
液分泌增加，但可使胃肠括约肌舒张。

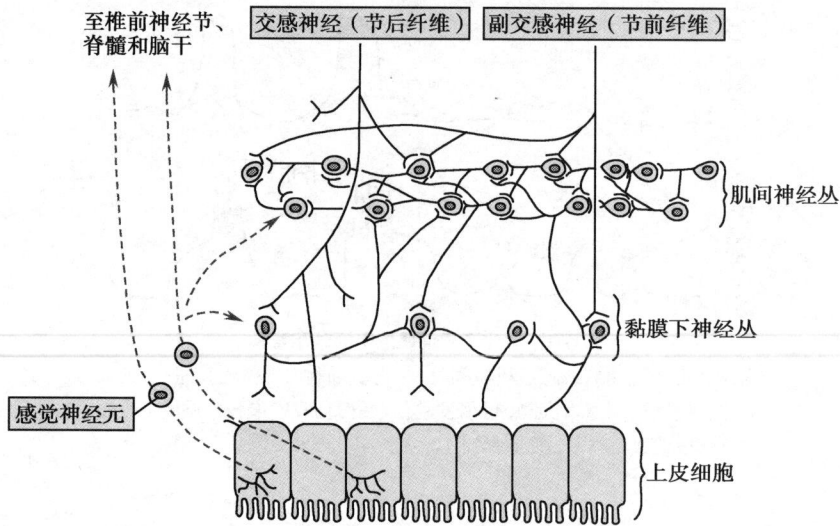

图6-2 消化道内在神经丛与外来神经关系示意图

四、胃肠激素

由消化道黏膜的内分泌细胞合成并释放的激素,统称为胃肠激素(gastrointestinal hormone),由于多为肽类物质,因此又称为胃肠肽。

胃肠激素具有调节消化道的运动、消化腺的分泌以及促进上皮细胞生长等作用,其中,发挥重要作用的几种胃肠激素的分泌部位、主要生理作用以及引起释放的刺激物见表6-1。

表6-1 四种主要胃肠激素的分泌部位、主要作用及引起释放的刺激物

激素名称	分泌部位及细胞	主要生理作用	引起释放的刺激物
促胃液素	胃窦、十二指肠G细胞	促进胃酸和胃蛋白酶分泌,使胃窦和幽门括约肌收缩,促进胃肠运动,延缓胃排空	蛋白质消化产物、迷走神经递质、扩张胃
促胰液素	小肠上部S细胞	促进胰液和胆汁中 HCO_3^- 的分泌;抑制胃酸分泌和胃肠运动,使幽门括约肌收缩,抑制胃排空	盐酸、脂肪酸、蛋白质消化产物
缩胆囊素	小肠上部I细胞	促进胰液中胰酶分泌,促进胆囊收缩,促进小肠和大肠运动,增强幽门括约肌收缩,抑制胃排空	蛋白质消化产物、脂肪酸
抑胃肽	小肠上部K细胞	抑制胃酸和胃蛋白酶分泌,抑制胃排空,刺激胰岛素分泌	葡萄糖、脂肪酸、氨基酸

研究发现,许多胃肠激素不仅存在于胃肠道,也存在于中枢神经系统中,这种双重分布的肽类物质统称为脑-肠肽(brain-gut peptide),如促胃液素、促胰液素、缩胆囊素、血管活性肠肽、脑啡肽和P物质等。

第二节　口腔内消化

消化过程从口腔开始,食物在口腔内通过咀嚼被磨碎,并与唾液混合形成食团,同时将食物中的少量淀粉分解,经吞咽动作推送入胃。

一、唾液的分泌

（一）唾液的性质和成分

唾液是由口腔内三对大唾液腺（腮腺、颌下腺和舌下腺）及许多散在的小唾液腺分泌的混合液。唾液为无色无味近中性（pH 6.6～7.1）的低渗液体，正常成人每天分泌 1～1.5L，其中水分约占 99%；有机物主要为黏蛋白、球蛋白、唾液淀粉酶和溶菌酶等；无机物有 Na^+、K^+、Ca^{2+} 和 HCO_3^- 等。

（二）唾液的作用

唾液具有以下多种生理作用：①湿润并溶解食物，以利于咀嚼、吞咽和引起味觉；②唾液淀粉酶可将淀粉分解为麦芽糖；③清洁和保护口腔，它可清除口腔中的残余食物，冲淡、中和有害物质，并将它们从口腔黏膜上洗掉；④唾液中的溶菌酶还有杀菌作用；⑤具有排泄功能，进入体内的铅、汞等可部分随唾液排出，有些致病微生物（如狂犬病毒）也可从唾液排出。

（三）唾液分泌的调节

进食时唾液分泌的调节完全属于神经调节，包括条件反射和非条件反射。进食前，食物的形状、颜色、气味以及进食环境等引起的唾液分泌属于条件反射，"望梅止渴"就是条件反射性唾液分泌的典型例子。进食时，食物对口腔黏膜的机械性、化学性和温度刺激所引起的唾液分泌属于非条件反射，副交感神经兴奋时，引起量多而稀薄的唾液分泌，而交感神经兴奋时则引起黏稠的唾液分泌。

二、咀嚼和吞咽

（一）咀嚼

咀嚼（mastication）是由咀嚼肌群有顺序地收缩所完成的反射性动作，受大脑意识控制。咀嚼的作用是将食物磨碎，使食物与唾液充分混合形成食团便于吞咽；并使食物与唾液淀粉酶充分接触，有助于化学消化。此外，咀嚼还能加强食物对口腔的刺激，反射性引起胃液、胰液及胆汁分泌，为随后的消化过程准备条件。

（二）吞咽

吞咽（swallowing）是指食物由口腔经咽、食管进入胃的过程。根据食团在吞咽时所经过的部位，可将吞咽动作分为三期。①第一期：食团由口腔进入咽，是受大脑皮层控制的随意动作，主要通过舌的运动将食团推入咽部。②第二期：食团由咽进入食管上端，是通过食团刺激软腭所引起的一系列快速反射动作。③第三期：食团由食管上端经贲门进入胃，是由食管的蠕动来完成的，即通过食管平滑肌的顺序性舒缩，逐步向前推进食团。总之，吞咽是一种典型的、复杂的反射动作，在昏迷、深度麻醉和患某些神经系统疾病时，可引起吞咽障碍，口腔、上呼吸道分泌物或食物容易误入气管。

第三节　胃内消化

胃是消化道中最膨大的部分，成人的容量一般为 1～2L。胃的功能是暂时储存食物并对食物进行初步消化，包括胃液的化学性消化和胃壁肌肉的机械性消化。

一、胃液的分泌

（一）胃液的性质、成分和作用

纯净的胃液（gastric juice）是无色的酸性液体，pH 值为 0.9～1.5。正常成人每日分泌量为 1.5～2.5L。胃液

中除水外,还包括下列主要成分:

1. 盐酸 胃液中的盐酸又称胃酸。正常人空腹时的盐酸排出量(基础酸排出量)很少,仅为 $0\sim5mmol/h$,但在食物或药物(促胃液素或组胺)的刺激下,盐酸排出量可明显增多,其最大排出量可达 $20\sim25mmol/h$。盐酸由泌酸腺中的壁细胞分泌,是借由质子泵(即 H^+ 泵)逆着浓度梯度进行的,因此盐酸的排出量取决于壁细胞的数量和功能状态。

盐酸的主要生理作用有:①激活胃蛋白酶原,并为胃蛋白酶提供适宜的酸性环境;②使食物中的蛋白质变性而易于分解;③杀灭随食物进入胃内的细菌;④盐酸进入小肠后,可引起促胰液素的释放,进而促进胰液、胆汁和小肠液的分泌;⑤盐酸所造成的酸性环境,有助于小肠对铁和钙的吸收。因此,盐酸分泌不足时可引起食欲缺乏、腹胀、消化不良和贫血等;若分泌过多,对胃和十二指肠黏膜有侵蚀作用,成为溃疡病的主要原因之一。

2. 胃蛋白酶原 胃蛋白酶原由泌酸腺中的主细胞合成,并以无活性的酶原形式储存在细胞内,在盐酸的作用下转变为具有活性的胃蛋白酶。胃蛋白酶本身也可激活胃蛋白酶原(自身激活)。胃蛋白酶能将食物中的蛋白质分解为䏡和胨,以及少量的多肽和氨基酸。胃蛋白酶发挥作用的最适 pH 值为 $2.0\sim3.5$,当pH 值超过 5.0 时,胃蛋白酶即变性失活。

3. 内因子 内因子是由壁细胞分泌的一种糖蛋白。内因子有两个活性部位,一个可与维生素 B_{12} 结合,使维生素 B_{12} 不被小肠内的水解酶破坏;另一个则与回肠黏膜上皮细胞的特异性受体结合,促进维生素 B_{12} 的吸收。如果内因子分泌不足,将引起维生素 B_{12} 的吸收障碍,影响红细胞的生成,出现巨幼红细胞性贫血。

4. 黏液和碳酸氢盐 黏液由胃黏膜表面上皮细胞、泌酸腺、贲门腺和幽门腺的黏液颈细胞共同分泌,其主要成分为糖蛋白,可形成厚约 0.5mm 的黏液层,覆盖在胃黏膜表面,起到润滑作用,减少粗糙食物对胃黏膜的机械性损伤。黏液还与胃黏膜表面上皮细胞分泌的 HCO_3^- 共同构成一个防御屏障,称为黏液 - 碳酸氢盐屏障(mucus-bicarbonate barrier)(图 6-3)。当胃腔中的 H^+ 向胃黏膜扩散时,H^+ 与 HCO_3^- 在黏液层中相遇而发生了中和,使黏液层形成一个 pH 梯度,即靠近胃腔侧呈酸性(pH 1~2),而近胃黏膜上皮细胞侧呈中性(pH 7.0)或弱碱性(pH 7.4)。因此,该屏障可有效防止胃酸和胃蛋白酶对胃黏膜的侵蚀及消化作用。

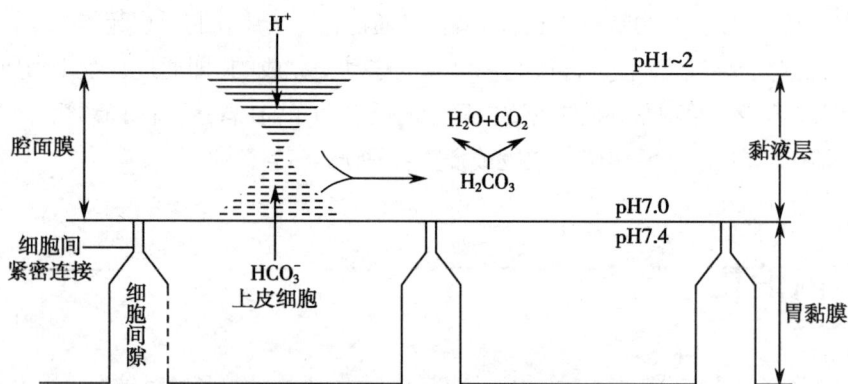

图6-3 胃黏液 - 碳酸氢盐屏障示意图

除黏液 - 碳酸氢盐屏障外,胃黏膜上皮细胞的腔面膜和相邻细胞间的紧密连接构成了另一个防御屏障,称为胃黏膜屏障,可防止胃腔内的 H^+ 向胃黏膜扩散以及阻止 HCO_3^- 从胃黏膜向胃腔内扩散的双重作用。许多因素如酒精、胆盐、阿司匹林类药物以及幽门螺杆菌感染等,都能破坏或削弱胃黏膜屏障作用,引发胃炎或溃疡。

幽门螺杆菌与消化性溃疡

1982 年，澳大利亚两位科学家 Marshall 与 Warren 从慢性胃炎和消化性溃疡患者的胃黏膜中发现了一种新的螺旋形细菌，后来命名为幽门螺杆菌。现已证明，幽门螺杆菌与消化性溃疡的发生密切相关，90% 以上的十二指肠溃疡和 80% 左右的胃溃疡，都是由幽门螺杆菌感染而导致的。幽门螺杆菌的发现被誉为是消化病学研究领域里程碑式的革命。由于这两位科学家的发现，使溃疡病从原先难以治愈反复发作的慢性病，变成了一种采用短疗程的抗生素和抑酸剂就可治愈的疾病，大幅提高了消化性溃疡患者彻底治愈的机会，为改善人类生活质量做出了重要贡献。2005 年，这两位科学家被授予诺贝尔生理学或医学奖。

（二）胃液分泌的调节

空腹时（消化间期）胃液分泌很少，进食后（消化期）胃液分泌明显增多。进食是胃液分泌的自然刺激物，它通过神经和体液因素调节胃液的分泌。

1. 刺激胃液分泌的内源性物质

（1）乙酰胆碱：大部分支配胃的迷走神经节后纤维末梢释放乙酰胆碱（ACh）。ACh 可直接作用于壁细胞膜上的胆碱能 M_3 受体，刺激胃液分泌。ACh 的作用可被胆碱能受体阻断剂（如阿托品）所阻断。

（2）促胃液素：胃窦和十二指肠黏膜内的 G 细胞分泌促胃液素，作用于壁细胞，刺激胃酸和胃蛋白酶的分泌。

（3）组胺：胃黏膜中的肠嗜铬样细胞分泌组胺，作用于壁细胞上的组胺受体（H_2 受体），刺激胃酸分泌。此外，组胺还能增强 ACh 和促胃液素引起的胃酸分泌。

2. 消化期胃液分泌的调节　根据接受食物刺激的感受器部位不同，可将消化期胃液分泌的调节分为头期、胃期和肠期。

（1）头期：指食物入胃前，刺激头面部的感受器（如眼、耳、口腔、咽、鼻等）所引起的胃液分泌，包括条件反射和非条件反射。前者是由与食物有关的形象、气味、声音等刺激了视、嗅、听等感受器而引起；后者则当咀嚼和吞咽食物时，刺激了口腔和咽等处的化学和机械感受器而引起的。迷走神经是这些反射共同的传出神经，它既可直接作用于壁细胞，引起胃液分泌，又可通过作用于 G 细胞，引起促胃液素释放，从而间接作用于壁细胞，引起胃液分泌。由此可见，头期胃液分泌并不是纯神经反射性的，而是一种神经 - 体液性的调节，但以神经调节为主。

头期胃液分泌的特点是分泌量大，占消化期总分泌量的 30%，酸度和胃蛋白酶原含量都很高，并受食欲和情绪的影响。

（2）胃期：指食物入胃后，对胃的机械和化学刺激所引起的胃液分泌，其主要途径为：①食物扩张刺激胃底和胃体部的感受器，通过迷走 - 迷走长反射和壁内神经丛短反射，促进胃液分泌；②食物扩张刺激胃幽门部感受器，通过壁内神经丛作用于 G 细胞，引起促胃液素的释放，进而促进胃液分泌；③食物的化学成分（主要是蛋白质消化产物）直接作用于 G 细胞，引起促胃液素的释放，继而促进胃液分泌。

胃期胃液分泌的特点是分泌量大，占消化期总分泌量的 60%，酸度很高，但胃蛋白酶原含量低于头期。

（3）肠期：指食物进入小肠后所引起的胃液分泌，主要受体液调节。肠期胃液分泌的机制主要是食糜对小肠壁的扩张和化学刺激可使小肠黏膜释放一种或几种胃肠激素（如促胃液素、肠泌酸素等），继而刺激胃酸分泌。此外，由小肠吸收的氨基酸也可参与肠期的胃液分泌。

肠期胃液分泌的特点是分泌量少，仅占消化期总分泌量的 10%，酸度低，胃蛋白酶原也少。

实际上，在进食过程中，胃液分泌的这三期是部分重叠的，其中头期和胃期胃液分泌占有重要地位。

3. 抑制胃液分泌的因素　消化期的胃液分泌除受上述促进因素调节外，还受到以下抑制性因素的调节。

（1）盐酸：盐酸是胃腺活动的产物，但它对胃腺活动又具有抑制作用，因此，胃腺分泌是一种负反馈调节机制。当胃酸分泌过多，使胃窦部 pH 降到 1.2～1.5 时，胃腺分泌受到抑制，其机制可能是盐酸直接抑制了胃窦黏膜 G 细胞，减少促胃液素的释放，使胃液分泌减少。此外，盐酸还可能通过引起胃黏膜释放生长抑素，转而抑制促胃液素及胃液的分泌。

（2）脂肪：脂肪及其消化产物进入小肠后，可刺激小肠黏膜释放促胰液素、缩胆囊素、抑胃肽等多种抑制胃液分泌的激素，统称为肠抑胃素。

（3）高张溶液：十二指肠内高张溶液可刺激小肠内的渗透压感受器，通过肠-胃反射抑制胃液分泌；也可通过刺激小肠黏膜释放肠抑胃素而抑制胃液分泌。

问题与思考

胃黏膜始终处于高酸和胃蛋白酶的环境中，为什么可以不被消化？

二、胃的运动及其调控

空腹状态下，胃并无明显的运动，进食后胃的运动才变得明显起来。

（一）胃的运动形式

1. 紧张性收缩　胃壁平滑肌经常保持一种缓慢而持续的收缩状态，称为紧张性收缩（tonic contraction）。其生理意义在于使胃保持一定的形状和位置，维持一定的胃内压，有利于胃液向食糜中渗入，是胃其他运动形式的基础。

2. 容受性舒张　当咀嚼和吞咽时，食物对口腔、咽、食管等处感受器的刺激，可通过迷走神经反射性地引起胃底和胃体平滑肌的舒张，称为容受性舒张（receptive relaxation）。容受性舒张使胃能适应大量食物的涌入，而胃内压不出现明显改变，从而使胃能更好地完成容纳和暂时储存食物的功能。

3. 蠕动　胃的蠕动是一种起始于胃的中部并向幽门方向推进的波形运动（图 6-4）。食物进入胃后约 5 分钟，即开始出现胃的蠕动。蠕动波的频率约每分钟 3 次，一个蠕动波约需 1 分钟左右到达幽门。因此，通常是一波未平，一波又起。蠕动波开始时较弱，在向幽门传播过程中逐渐增强，速度也明显加快，当接近幽门时达到最大，导致幽门开放，从而将一部分食糜（1～2ml）排入十二指肠，因此有"幽门泵"之称。如果蠕动波先于食糜到达胃窦，则引起胃窦末端的强力收缩，将部分食糜反向推回到胃体。这种多次的往返运动不仅有利于食物与胃液的充分混合，而且可进一步粉碎食物。

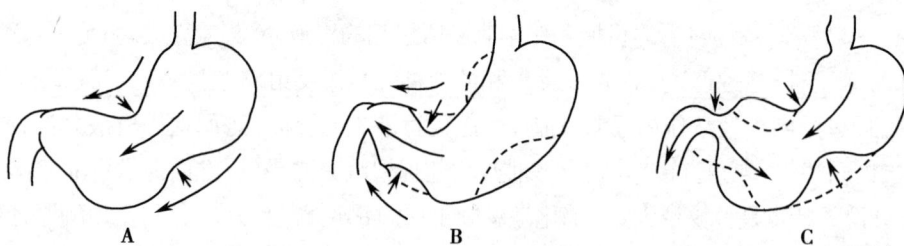

图6-4　胃的蠕动示意图

A. 胃的蠕动始于胃的中部，并向幽门方向推进；B. 蠕动可将食糜推入十二指肠；C. 强有力的蠕动波可将部分食糜反向推回到胃体，使食糜进一步被磨碎

（二）胃排空及其控制

1. 胃排空　食物由胃排入十二指肠的过程，称为胃排空（gastric emptying）。一般在食物入胃后 5 分钟

就开始胃排空。胃排空的速度取决于食物的物理性状和化学组成。稀的、流体食物比稠的、固体食物排空快；切碎的、颗粒小的食物比大块的食物排空快；等渗食物比非等渗食物排空快。在三大营养物质中，糖类的排空最快，蛋白质次之，脂肪排空最慢。

2. 胃排空的控制　胃排空的动力来自胃的运动，当胃运动加强，胃内压超过十二指肠内压时，胃内食物便可排入十二指肠。胃排空受来自胃和十二指肠两方面因素的控制：

（1）胃内促进因素：当大量食物入胃后，食物对胃的扩张刺激，可通过迷走 - 迷走长反射和壁内神经丛短反射，使胃运动加强，胃内压升高，从而加速胃排空。此外，食物对胃的扩张刺激以及食物的某些成分（主要是蛋白质消化产物），可引起胃窦黏膜 G 细胞释放促胃液素，从而促进胃的运动，但同时也能增强幽门括约肌的收缩，所以总效应是延缓胃排空。

（2）十二指肠内抑制因素：食糜进入十二指肠后，可刺激肠壁上的相应感受器，反射性地抑制胃运动，引起胃排空减慢，这个反射称为肠 - 胃反射。此外，食糜还可刺激十二指肠黏膜释放促胰液素、缩胆囊素和抑胃肽等肠抑胃素，抑制胃的运动，延缓胃排空。

随着胃酸在肠内被中和，食物消化产物的吸收，十二指肠内对胃的抑制性影响逐渐消失，胃的运动又逐渐增强，因而再次推送另一部分食糜进入十二指肠。如此反复进行，直至食糜从胃全部排入十二指肠。由此可见，胃排空是间断的，在神经和体液因素的控制下进行，使胃内容物逐次地排入十二指肠，从而与十二指肠内消化和吸收的速度相适应。

（三）呕吐

呕吐（vomiting）是将胃及肠内容物从口腔强力驱出体外的一种反射性动作。机械和化学刺激作用于舌根、咽部、胃、小肠、大肠、胆总管及泌尿生殖器官等处的感受器，都可以引起呕吐。视觉和内耳前庭的位置觉感受器受到刺激，也可引起呕吐。

呕吐开始时，先是深吸气，声门紧闭，随着胃和食管下端舒张，膈肌和腹肌猛烈收缩，挤压胃内容物通过食管而从口腔驱出。呕吐时，十二指肠和空肠上段的运动也变得强烈起来，蠕动增快，并可转为痉挛。由于胃舒张而十二指肠收缩，使十二指肠内容物倒流入胃，因此，呕吐物中常混有胆汁和小肠液。

呕吐是一种具有保护意义的防御反射，它可把胃内有害的物质排出。但长期剧烈的呕吐会影响正常进食和消化活动，并使大量的消化液丢失，造成体内水、电解质和酸碱平衡紊乱。

第四节　小肠内消化

食糜由胃进入十二指肠后，开始了小肠内的消化。小肠内消化是整个消化过程中最重要的阶段。在小肠内，食糜受到胰液、胆汁和小肠液的化学性消化以及小肠运动的机械性消化，最终转变成可被吸收的小分子物质。未被消化的食物残渣，从小肠进入大肠。食物在小肠内停留的时间，随食物的性质而有不同，一般为 3~8 小时。

一、胰液的分泌

胰腺是兼有外分泌和内分泌功能的腺体。胰腺的内分泌功能主要与糖代谢的调节有关，将在内分泌一章中讨论。胰腺的外分泌物为胰液（pancreatic juice），是由胰腺的腺泡细胞和小导管上皮细胞分泌的，具有很强的消化能力。

（一）胰液的性质和成分

胰液是无色、无味的碱性液体，pH 值为 7.8~8.4，渗透压与血浆相等。成人每日分泌量为 1~2L。胰液中除含有水分外,还含有多种消化酶,主要成分有胰淀粉酶、胰蛋白酶原、糜蛋白酶原、胰脂肪酶等水解酶。胰液中的无机物主要有HCO_3^-,还有Cl^-、Na^+、K^+和Ca^{2+}等无机离子。

(二)胰液的主要作用

1. 碳酸氢盐   在胰液无机成分中,碳酸氢盐的含量很高,它是由胰腺内的小导管细胞分泌的,主要作用是中和进入十二指肠的胃酸,使肠黏膜免受强酸的侵蚀,同时也为小肠内多种消化酶活动提供了最适宜的 pH 环境(pH 7~8)。

2. 胰淀粉酶   胰淀粉酶是一种 α 淀粉酶,它对生的或熟的淀粉的水解效率都很高,消化产物为糊精、麦芽糖及麦芽寡糖。胰淀粉酶发挥作用的最适 pH 值为 6.7~7.0。胰腺炎时,胰淀粉酶进入血液的量增加,可作为早期诊断胰腺炎的依据之一。

3. 胰脂肪酶   胰脂肪酶可将甘油三酯分解为脂肪酸、甘油一酯和甘油。它的最适 pH 值为 7.5~8.5,但胰脂肪酶只有在胰腺分泌的另一种小分子蛋白质(辅脂酶)存在的条件下才能发挥作用。胰液中还含有一定量的胆固醇酯酶和磷脂酶 A_2,它们分别水解胆固醇和磷脂。

4. 胰蛋白酶和糜蛋白酶   这两种酶是以无活性的酶原形式从胰腺腺泡细胞分泌的。小肠液中的肠激酶可以激活胰蛋白酶原,使之变为具有活性的胰蛋白酶。胰蛋白酶又可激活胰蛋白酶原(自身激活),形成正反馈。此外,盐酸以及组织液也能激活胰蛋白酶原。在胰蛋白酶作用下,糜蛋白酶原转化为有活性的糜蛋白酶。胰蛋白酶和糜蛋白酶都能分解蛋白质为胨和胨,当两者协同作用时,可将蛋白质水解为小分子的多肽和氨基酸。

(三)胰液分泌的调节

空腹时,胰液几乎不分泌或很少分泌。进食开始后,可引起胰液大量分泌。所以,食物是刺激胰液分泌的自然因素。进食时胰液受神经和体液因素的双重调节,但以体液调节为主。

1. 神经调节   食物的形象、气味以及食物对口腔、食管、胃和小肠的刺激,都可通过条件反射和非条件反射引起胰液分泌。反射的传出神经是迷走神经,可直接作用于胰腺的腺泡细胞,对小导管细胞的作用较弱。因此,迷走神经兴奋时引起胰液分泌的特点是:水分和碳酸氢盐含量很少,而胰酶的含量却很丰富。此外,迷走神经还可作用于胃窦黏膜 G 细胞释放促胃液素,间接引起胰液分泌。

2. 体液调节   调节胰液分泌的体液因素主要有促胰液素和缩胆囊素。

(1)促胰液素:当酸性食糜进入小肠后,可刺激小肠黏膜 S 细胞释放促胰液素(secretin)。盐酸是引起促胰液素释放的最强刺激因素,其次为蛋白质分解产物和脂肪酸。促胰液素主要作用于胰腺的小导管上皮细胞,使其分泌大量的水分和碳酸氢盐,因而使胰液的分泌量大为增加,但胰酶的分泌量却很低。

(2)缩胆囊素:缩胆囊素(cholecystokinin, CCK)是由小肠黏膜 I 细胞分泌的一种肽类激素。引起缩胆囊素释放的因素由强至弱依次为:蛋白质分解产物、脂肪酸、盐酸和脂肪。促进胰液中各种酶的分泌是缩胆囊素的一个重要作用,因而也称促胰酶素;它的另一重要作用是促进胆囊强烈收缩,引起胆汁排出。缩胆囊素对胰腺组织还有营养作用。

促胰液素和缩胆囊素对胰液分泌具有协同作用,即一个激素可加强另一个激素的作用。此外,迷走神经对促胰液素的作用也有加强作用,例如阻断迷走神经后,促胰液素引起的胰液分泌量将大大减少。

影响胰液分泌的体液因素还有促胃液素、小肠分泌的血管活性肠肽等。

二、胆汁的分泌与排出

胆汁(bile)是由肝细胞生成的。在消化期,胆汁经肝管、胆总管直接排入十二指肠;在非消化期,胆汁经胆囊管进入胆囊储存,当消化时再由胆囊排入十二指肠。刚从肝细胞分泌出来的胆汁称为肝胆汁,储存于胆囊内的胆汁称为胆囊胆汁。成年人每日分泌胆汁 800~1000ml。

（一）胆汁的性质和成分

胆汁是一种味苦而黏稠的有色液体，肝胆汁呈金黄色或橘棕色，为弱碱性（pH 7.4），而胆囊胆汁因浓缩而颜色变深，且因为碳酸氢盐在胆囊中被吸收而呈弱酸性（pH 6.8）。

胆汁的成分很复杂，除水分和钠、钾、钙、碳酸氢盐等无机成分外，其有机成分包括胆盐、胆色素、脂肪酸、胆固醇、卵磷脂和黏蛋白等，但没有消化酶。

（二）胆汁的作用

虽然胆汁中不含有消化酶，但是对脂肪的消化和吸收具有重要作用。

1. 促进脂肪分解消化　胆汁中的胆盐、胆固醇和卵磷脂等都可作为乳化剂，降低脂肪的表面张力，使脂肪乳化成微滴，分散在肠腔内，这样便增加了胰脂肪酶的作用面积，使其分解脂肪的作用加速。

2. 促进脂肪吸收　由于胆盐是双嗜分子，所以当在水溶液中达到一定浓度后，可聚合而形成微胶粒。肠腔中脂肪的分解产物，如脂肪酸、甘油一酯等均可渗入到微胶粒中，形成水溶性复合物（混合微胶粒），将不溶于水的脂肪水解产物运送到肠黏膜表面，促进其吸收。

3. 促进脂溶性维生素吸收　胆汁通过促进脂肪分解产物的吸收，对脂溶性维生素 A、维生素 D、维生素 E、维生素 K 的吸收也有促进作用。

4. 利胆作用　胆汁中的胆盐或胆汁酸排至小肠后，其中约 90% 以上仍可由回肠末端黏膜吸收入血，经门静脉运送到肝脏，再形成胆汁分泌入肠，这一过程称为胆盐的肠 - 肝循环。每次进餐后可进行 2～3 次肠肝循环。返回到肝脏的胆盐有刺激肝胆汁分泌的作用。

（三）胆汁分泌和排出的调节

在消化间期，肝胆汁大部分流入胆囊内储存起来，胆囊可以吸收胆汁中的水分和无机盐，使胆汁浓缩 4～10 倍，从而增加了储存的效能。在消化期，胆汁可直接由肝脏和胆囊排到十二指肠。因此，食物在消化道内是引起胆汁分泌和排出的自然刺激物。在胆汁排出过程中，胆囊和 Oddi 括约肌的活动相协调，即胆囊收缩时，Oddi 括约肌舒张；相反，胆囊舒张时，Oddi 括约肌则收缩。

1. 体液调节　多种体液因素参与调节胆汁的分泌和排出。

（1）缩胆囊素：在蛋白质分解产物、盐酸和脂肪等物质作用下，小肠上部黏膜内的 I 细胞可释放缩胆囊素，通过血液循环作用于胆囊平滑肌，引起胆囊的强烈收缩，使 Oddi 括约肌舒张，促使胆囊胆汁的大量排放。缩胆囊素通过分布于胆囊、胆管和 Oddi 括约肌上的缩胆囊素受体起作用，胆囊炎可导致缩胆囊素受体密度下降或敏感性降低。

（2）促胰液素：促胰液素主要作用于胆管系统而非作用于肝细胞，它引起的胆汁分泌主要是水分和碳酸氢盐含量的增加，而胆盐的分泌并不增加。

（3）促胃液素：促胃液素对肝胆汁的分泌及胆囊平滑肌的收缩均有一定的刺激作用，它可通过血液循环作用于肝细胞和胆囊；也可先引起胃酸分泌，后者再作用于十二指肠黏膜，引起缩胆囊素和促胰液素释放而促进肝胆汁分泌。

2. 神经调节　神经对肝胆汁分泌和胆囊收缩的作用均较弱。食物性状、进食动作或食物对胃、小肠的刺激可通过条件反射和非条件反射引起肝胆汁分泌的少量增加和胆囊的轻度收缩。反射的传出神经是迷走神经，切断两侧迷走神经，或应用胆碱能受体阻断剂，均可阻断这种反应。迷走神经除了直接作用于肝细胞和胆囊外，还可通过引起促胃液素释放而间接引起肝胆汁的分泌和胆囊收缩。

三、小肠液的分泌

小肠内有两种腺体，即十二指肠腺和小肠腺。十二指肠腺分布在十二指肠黏膜下层中，分泌碱性液体，内含黏蛋白，故黏稠度高；小肠腺分布在小肠黏膜层内，其分泌液构成了小肠液的主要成分。

（一）小肠液的成分和作用

小肠液是一种弱碱性液体，pH值约为7.6，成年人每日分泌1～3L。小肠液中除水分和无机盐外，还含有肠激酶、黏蛋白、免疫球蛋白及溶菌酶等。此外，小肠液中还含有脱落的小肠黏膜上皮细胞释放的肽酶、寡糖酶等，它们对小肠内消化并不起作用。

小肠液的主要作用有：①保护十二指肠黏膜免受胃酸的侵蚀；②肠激酶能激活胰液中的胰蛋白酶原，使之变为有活性的胰蛋白酶，从而有利于蛋白质的消化；③稀释消化产物，使其渗透压降低，有利于吸收。

（二）小肠液分泌的调节

小肠液的分泌受神经和体液因素的双重调节。食糜对小肠黏膜的机械和化学刺激可通过壁内神经丛局部反射，引起小肠液的分泌，其中小肠黏膜对机械扩张刺激最为敏感，小肠内食糜量越多，小肠液的分泌也越多。许多体液因素如促胃液素、促胰液素、缩胆囊素等都能刺激小肠液的分泌。

四、小肠的运动

小肠的运动是靠肠壁的内、外两层平滑肌来完成的，其外层是纵行肌，内层是环形肌。

（一）小肠的运动形式

1. **紧张性收缩**　紧张性收缩是小肠进行其他运动的基础，可保持肠道的一定形状和肠腔内的压力，有助于食糜的混合。当紧张性收缩增强时，食糜在肠腔内的混合和推进加快；而当紧张性收缩减弱时，食糜的混合和推进就减慢。

2. **分节运动**　分节运动（segmentation contraction）是一种以小肠壁环行肌为主的节律性收缩和舒张运动，是小肠特有的运动形式。空腹时分节运动几乎不存在，进食后分节运动逐渐增强，表现为在食糜所在的一段肠管上，相隔一定间距的环行肌同时收缩，将食糜分割成许多节段；随后，原来收缩的部位舒张，而原来舒张的部位收缩，将原来的食糜节段分为两半，而相邻的两半则合成一个新的节段，如此反复交替进行，使小肠内的食糜不断地分开，又不断地混合（图6-5）。

小肠各段分节运动的频率不同，上段频率较高，下段较低，这有助于将食糜从小肠上段向下推进。分节运动的作用在于：①使食糜与消化液充分混合，利于进行化学性消化；②使食糜与肠壁紧密接触，利于营养物质的吸收；③挤压肠壁，利于血液和淋巴回流。

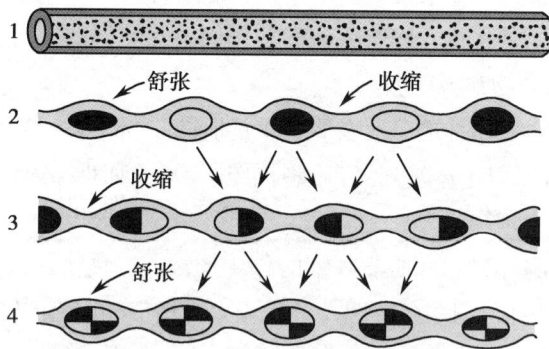

图6-5　小肠的分节运动模式图

1为肠管表面观；2、3、4为肠管纵切面观，表示不同时段的食糜节段
被分割和合拢的情况

3. **蠕动**　小肠的蠕动可发生在小肠的任何部位，近端蠕动速度大于远端。小肠蠕动波很弱，通常只进行一小段距离（约数厘米）后即自行消失。蠕动的生理意义在于使经过分节运动作用后的食糜向前推进一步，到达一个新的肠段后再开始分节运动，如此重复进行。

小肠的蠕动速率较慢,为0.5~2.0cm/s,将食糜从幽门部推进到回盲瓣需要3~5小时。肠蠕动时出现的气过水声,称为肠鸣音,可作为临床手术后判断肠功能恢复的客观指标。

小肠还有一种进行速度很快(2.0~25.0cm/s)、传播较远的蠕动,称为蠕动冲,可由吞咽动作或食糜进入十二指肠时引起,也可在肠梗阻或肠道感染时出现。蠕动冲可把食糜从小肠始端一直推送到结肠。

(二)小肠运动的调节

1. **神经调节** 小肠的运动受内在神经和外来神经的双重调节。食糜对小肠黏膜的机械性和化学性刺激,可通过壁内神经丛局部反射使小肠的运动增强;副交感神经兴奋时可增强小肠的运动,而交感神经兴奋时则抑制小肠的运动。

2. **体液调节** 胃肠激素可调节小肠的运动,如促胃液素、缩胆囊素、P物质等能促进小肠的运动,而促胰液素、生长抑素等则抑制小肠的运动。

第五节 大肠的功能

大肠内没有重要的消化活动。大肠的主要功能是吸收水、无机盐和由大肠内细菌合成的纤维素B、K等物质,储存消化后的残余物质并形成粪便。

一、大肠液及其作用

大肠液是由大肠黏膜表面的柱状上皮细胞和杯状细胞分泌的,pH为8.3~8.4。大肠液的主要成分是黏液和碳酸氢盐,此外还含有少量二肽酶和淀粉酶,但它们对物质的分解作用不大。大肠液的主要作用在于其中的黏液蛋白,能保护肠黏膜免受机械损伤和润滑粪便。

二、大肠内细菌的活动

大肠内有许多细菌,主要来自食物和空气,它们由口腔入胃,最后到达大肠。大肠内的碱性环境和温度为一般细菌的繁殖创造了有利条件。细菌中的酶能分解食物残渣,其中,细菌对糖及脂肪的分解称为发酵,其产物有乳酸、乙酸、二氧化碳、甲烷、脂肪酸、甘油、胆碱等;细菌对蛋白质的分解称为腐败,其产物有胨、际、氨基酸、氨、硫化氢、组胺和吲哚等,其中有的分解产物对机体有毒,由肠壁吸收后到肝中解毒。

大肠内的细菌能利用肠内较为简单的物质合成维生素B复合物和维生素K。这些维生素对人体的代谢和某些功能具有重要作用。据估计,粪便中死的和活的细菌占粪便固体重量的20%~30%。

三、大肠的运动与排便

大肠的运动少而慢,对刺激的反应也较迟缓,这些特点与大肠形成和暂时储存粪便的功能相适应。

(一)大肠的运动形式

1. **袋状往返运动** 袋状往返运动是空腹时大肠最常见的一种运动形式,由大肠壁环行肌的不规律收缩所引起,它使结肠袋中的内容物向前、后两个方向作短距离的位移,但并不向前推进。这种运动形式有助于大肠对水和电解质的吸收。

2. **分节推进和多袋推进运动** 分节推进是指将一个结肠袋中的内容物推移到邻近肠段,收缩结束后内容物不返回原处。多袋推进运动是指一段结肠上同时发生多个结肠袋的收缩，收缩结束后内容物被推移到下一段。

3. 蠕动　大肠的蠕动是由一些稳定向前推进的收缩波所组成，其蠕动速度很慢。大肠还有一种行进快、传播远的蠕动，称为集团蠕动，最常发生在早餐后 60 分钟之内，一般开始于横结肠，可将一部分大肠内容物直接推送至降结肠或乙状结肠，从而引起便意。

（二）排便

食物残渣在大肠内停留长达 10 余小时，在此过程中，食物残渣中的部分水和无机盐被大肠黏膜吸收，通过经过大肠细菌的发酵和腐败作用，形成了粪便。粪便中有食物残渣、脱落的肠上皮细胞、大量细菌以及钙、镁、铅、汞等重金属。

正常人的直肠中平时没有粪便。当肠的蠕动将粪便推入直肠时，刺激了直肠壁内的感受器，冲动经盆神经和腹下神经传至脊髓腰骶段的初级排便中枢，同时上传到大脑皮质，就会产生便意。如果条件允许，则传出冲动沿盆神经下传，使降结肠、乙状结肠和直肠收缩，肛门内括约肌舒张，同时阴部神经传出冲动减少，肛门外括约肌舒张，并在腹肌和膈肌等配合下，完成排便反射。

排便是受大脑皮质控制的脊髓反射，意识可以加强或抑制排便。但若人们有意识地克制排便，粪便在大肠内停留过久，水分吸收过多而变得干硬，会导致便秘。如排便的反射弧受损，大便不能排出，称为大便潴留。如初级排便中枢和高级中枢的联系发生障碍，使大脑皮质失去对排便反射的控制，出现随时排便现象，称为大便失禁。

第六节　吸收

一、吸收的部位

消化道不同部位对食物的吸收能力是不同的。口腔和食管基本没有吸收能力。胃的吸收能力很弱，仅能吸收乙醇、少量水及某些药物（如阿司匹林等）。小肠是吸收的主要部位，一般认为，糖类、蛋白质和脂肪的消化产物大部分在十二指肠和空肠被吸收，胆盐和维生素 B_{12} 在回肠被吸收。大肠主要吸收水分和盐类（图 6-6）。

小肠之所以成为吸收的主要部位，是因为小肠具备下列有利条件：①小肠的吸收面积大。正常成人小肠长 4～5m，小肠黏膜具有许多环形皱襞，皱襞上有大量绒毛，绒毛的表面是一层柱状上皮细胞，细胞的顶端又有许多微绒毛。由于环状皱襞、绒毛和微绒毛的存在，最终使小肠黏膜的吸收面积增加约 600 倍，达到 200m² 左右（图 6-7）。②食物在小肠内已被分解成可被吸收的小分子物质。③小肠绒毛内有丰富的毛细血管和毛细淋巴管，可促进营养物质的吸收。④食物在小肠内停留的时间较长（3～8 小时），使营养物质有充分的时间被消化吸收。

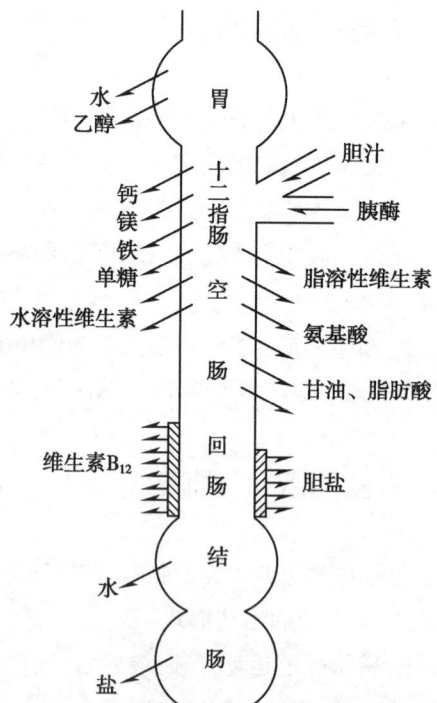

图 6-6　各种主要营养物质在小肠的吸收部位示意图

结构	表面面积的增加 （与圆柱体相比）	表面面积 （cm²）
简单圆柱体的面积	1	3300
环状皱襞	3	10 000
绒毛	30	100 000
微绒色	600	2 000 000

4cm

280cm

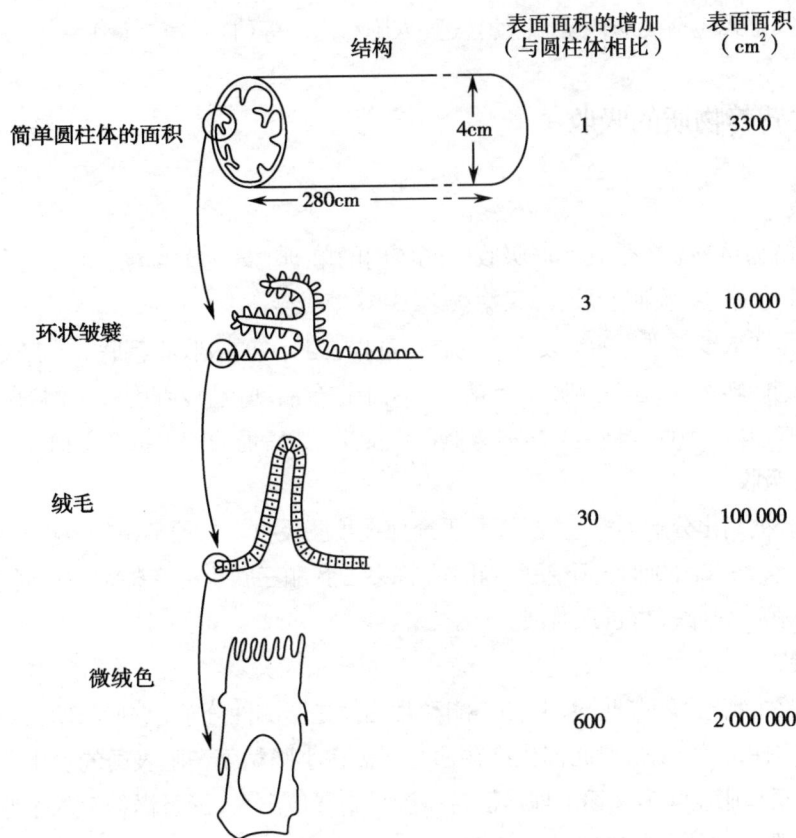

图 6-7　增加小肠吸收面积的机制示意图

二、吸收的途径与方式

营养物质和水可以通过两条途径进入血液或淋巴：一条是跨细胞途径，即通过小肠绒毛柱状上皮细胞的腔面膜进入细胞内，再经细胞的基底侧膜进入血液或淋巴；另一条为细胞旁途径，即肠腔内的营养物质或水通过上皮细胞间的紧密连接扩散进入细胞间隙，然后再进入血液或淋巴（图 6-8）。

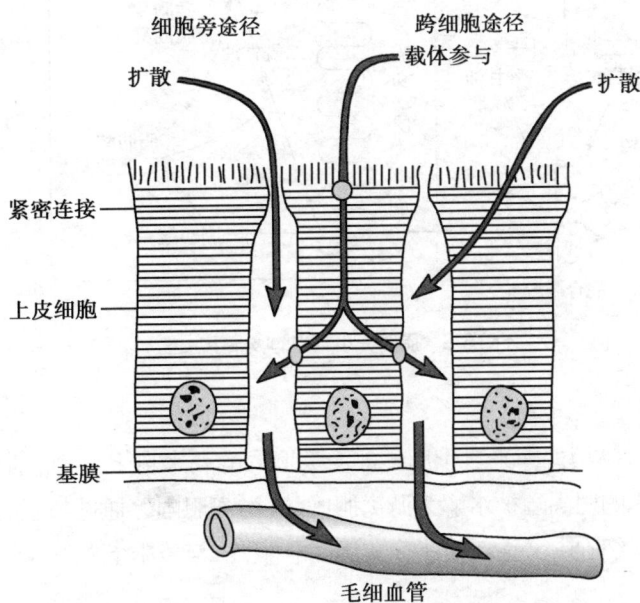

细胞旁途径　　跨细胞途径
载体参与

扩散　　　扩散

紧密连接

上皮细胞

基膜

毛细血管

图 6-8　营养物质和水在小肠黏膜吸收的途径示意图

营养物质的吸收方式包括被动转运、主动转运、入胞和出胞等(详见第二章)。

三、小肠内主要营养物质的吸收

(一)糖的吸收

糖类只有被分解为单糖后才能在小肠吸收。肠腔内的单糖主要为葡萄糖,此外还有少量半乳糖和果糖,其中半乳糖和葡萄糖的吸收速度最快,果糖次之,甘露糖最慢。

葡萄糖的吸收是逆浓度差进行的继发性主动转运过程,与 Na^+ 的吸收相耦联。小肠绒毛上皮细胞顶端膜上有 Na^+ - 葡萄糖同向转运体,基底侧膜上有钠泵。由于钠泵活动,造成细胞膜两侧 Na^+ 的浓度差,Na^+ 经转运体不断转运入胞,从而为葡萄糖逆浓度差入胞提供能量,然后葡萄糖再扩散入血。

(二)蛋白质的吸收

食物中的蛋白质被消化分解为氨基酸后,几乎全部在小肠吸收。与葡萄糖的吸收相似,氨基酸的吸收也是继发性主动转运,与 Na^+ 的吸收相耦联。此外,许多二肽和三肽也可完整地被小肠上皮细胞吸收,在细胞内被进一步分解为氨基酸,再进入血液循环。

(三)脂肪的吸收

在小肠内,脂类的消化产物脂肪酸、甘油一酯和甘油都是脂溶性分子,它们与胆盐结合形成混合微胶粒。由于胆盐有亲水性,故能携带脂肪消化产物通过覆盖在小肠黏膜细胞表面的静水层到达细胞的微绒毛。在这里,甘油一酯、脂肪酸等又逐渐地从混合微胶粒中释放出来,通过微绒毛的细胞膜而进入小肠黏膜细胞,胆盐则留在肠腔继续发挥作用。

长链脂肪酸和甘油一酯进入细胞后又重新合成甘油三酯,并与细胞中的载脂蛋白形成乳糜微粒,再以出胞的方式进入细胞间隙,然后扩散入淋巴(图6-9)。中、短链脂肪酸和甘油一酯可以直接扩散进入血液。由于膳食中的动、植物油含长链脂肪酸较多,所以脂肪的吸收以淋巴途径为主。

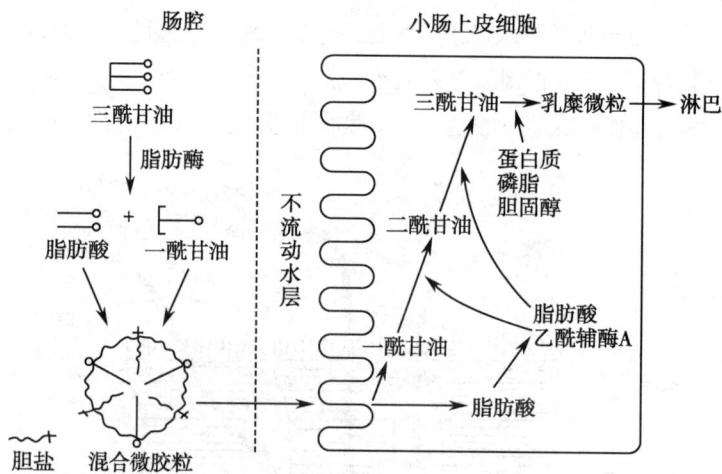

图6-9 脂肪在小肠内的吸收示意图

(四)胆固醇的吸收

小肠内的胆固醇主要有两类,即来自于胆汁的游离胆固醇和来自于食物的酯化胆固醇。在肠腔内的胆固醇酯酶的作用下,酯化的胆固醇被水解为游离胆固醇,游离胆固醇通过与胆盐形成混合微胶粒而进入小肠黏膜上皮细胞,然后在细胞内又重新被酯化成胆固醇酯,再与载脂蛋白形成乳糜微粒进入淋巴。

(五)水的吸收

小肠吸收水的能力很强,每日吸收的水量可达 8L。水的吸收是以渗透的方式被动进行的。各种溶质,特别是 NaCl 的主动吸收所产生的渗透压梯度是水吸收的主要动力。在急性腹泻、严重呕吐时，人体可丢失大量水分，导致水和电解质平衡紊乱，应及时给患者补充水分和无机盐。

（六）无机盐的吸收

一般来说，单价碱性盐类如钠、钾、铵盐的吸收很快，多价碱性盐类则吸收很慢，而能与钙结合形成沉淀的盐（如草酸钙）则不能被吸收。

1. 钠的吸收　肠内容物中的钠有 95%～99% 都被吸收如血。钠的吸收是主动过程，肠腔内的钠先顺电化学梯度扩散进入小肠黏膜上皮细胞内，再由细胞基侧膜上的钠泵逆电化学梯度转运到血液中。

2. 铁的吸收　人每日吸收的铁约为 1mg，仅为每日膳食中含铁量的 10%。食物中的三价铁须还原为亚铁后才可被吸收。维生素 C 能将高铁还原为亚铁而促进铁的吸收。铁在酸性环境中易溶解而便于吸收，故胃液中的盐酸有促进铁吸收的作用，胃大部切除的患者，常常会伴以缺铁性贫血。

铁主要在十二指肠和空肠被吸收，一部分与细胞内丰富的去铁蛋白结合，形成铁蛋白，暂时储存在细胞内，慢慢地向血液中释放。另一部分则以主动转运的方式进入血液。

3. 钙的吸收　食物中的钙仅有一小部分被吸收，大部分随粪便排出体外。影响钙吸收的主要因素是维生素 D 和机体对钙的需求。维生素 D 促进小肠对钙的吸收。钙盐只有在溶解状态（如氯化钙、葡萄糖酸钙溶液）才能被吸收。钙的吸收部位在小肠上段，特别是十二指肠。钙的吸收主要是通过主动转运完成的。

（七）维生素的吸收

维生素有脂溶性和水溶性两大类。脂溶性维生素 A、维生素 D、维生素 E、维生素 K 的吸收机制与脂肪相同；大多数水溶性维生素通过依赖于 Na^+ 的同向转运体被吸收，维生素 B_{12} 与胃液中的内因子结合成复合物后在回肠被吸收。

（王爱梅）

食物在消化道内被分解成可被吸收的小分子物质的过程,称为消化。食物的消化方式有两种,即机械性消化和化学性消化。消化后的小分子物质透过消化道黏膜进入血液或淋巴的过程,称为吸收。消化道平滑肌除了具有兴奋性、自动节律性、紧张性和伸展性之外,还具有基本电节律等电生理特性。在整体水平,消化道受内在神经系统和外来神经系统的双重支配,它们相互协调,共同调节消化道的功能。消化道可分泌多种消化液,其黏膜内的许多内分泌细胞还分泌胃肠激素,对消化道的运动和消化腺的分泌起调节作用。

食物在口腔内通过咀嚼被磨碎,并与唾液混合形成食团,然后经吞咽动作推送入胃。胃可暂时储存食物并对食物进行初步消化,这主要是通过胃液的化学性消化和胃壁肌肉的机械性消化来实现的。胃液的主要成分为盐酸、胃蛋白酶原、内因子、黏液和碳酸氢盐。进食是胃液分泌的自然刺激物,消化期的胃液分泌分为头期、胃期和肠期,头期为神经－体液调节,胃期包括神经和体液调节,肠期主要为体液调节。胃的运动形式包括紧张性收缩、容受性舒张和蠕动。食物由胃排入十二指肠的过程,称为胃排空。胃内因素促进胃排空,而十二指肠内因素则抑制胃排空。

小肠内消化是整个消化过程中最重要的阶段。小肠内含有的消化液有胰液、胆汁和小肠液,其中胰液是最重要的消化液,含有多种消化糖、蛋白质和脂肪的消化酶。食物是刺激胰液分泌的自然因素,进食时胰液的分泌受神经和体液因素的双重调节,但以促胰液素和缩胆囊素的体液性调节为主。胆汁中的胆盐对脂肪的消化和吸收具有重要作用。小肠的运动形式有紧张性收缩、分节运动和蠕动。通过这些运动实现小肠的机械性消化。

小肠是营养物质吸收的主要部位。糖类、蛋白质和脂肪的消化产物大部分在十二指肠和空肠被吸收,胆盐和维生素 B_{12} 在回肠被吸收,水和无机盐在小肠全段都有吸收。营养物质和水通过跨细胞途径和细胞旁途径进入血液或淋巴。

1. 重要的胃肠激素有哪些?各有何主要生理作用?

2. 胃液有哪些主要成分?各有何作用?

3. 试述消化期胃液分泌的特点和机制。

4. 胰液的主要成分及作用有哪些?其分泌受哪些因素的调节?

5. 胃和小肠的运动形式有哪些?各有何生理意义?

6. 为什么说小肠是营养物质吸收的主要部位?

能量代谢与体温

7

学习目标

掌握	影响能量代谢的主要因素；基础代谢率及其意义。
熟悉	机体产热和散热主要器官，主要产热和散热方式。
了解	体温调节机制，能用机体散热方式解释临床各种降温的机制。

第一节　能量代谢

新陈代谢(metabolism)是生命的基本特征之一。在新陈代谢过程中,一方面机体从外界摄取营养物质以合成机体新的物质,并储存能量(合成代谢);另一方面也不断分解体内物质,释放出能量供给各种生命活动(分解代谢)。机体内的物质合成与分解总是伴随着能量的转移过程。生物体内物质代谢过程中所伴随着能量的储存、释放、转移和利用,称为能量代谢(energy metabolism)。

一、机体能量的来源和利用

(一)能量的来源

人体一切生命活动所需的能量,主要来源于体内糖、脂肪和蛋白质的氧化分解,这三类营养物质中蕴藏着能被机体利用的化学能,是人体活动的能量来源。

1. 糖　糖是体内最主要的能源物质,人体所需能量的50%～70%是由食物中的糖类物质提供的。糖的消化产物葡萄糖被吸收后,可供细胞直接氧化供能;也可以糖原的形式储存在肝脏和肌肉组织中,但储存量较小。

2. 脂肪　脂肪是人体内重要的供能物质,又是能源物质储存的主要形式。一般情况下,机体所消耗的能源有30%～50%来自脂肪。脂肪被分解成甘油和脂肪酸后,在细胞内氧化释放能量。脂肪氧化放出的能量,是同等重量糖或蛋白质氧化释放能量的两倍。在能量供应短缺时,机体主要由体内储存的脂肪氧化分解供能(脑组织除外)。

3. 蛋白质　在生理状态下,蛋白质是人体细胞的重要组成成分,不作为主要供能物质。在体内糖和脂肪严重不足,例如长期不能进食或消耗量极大,能量极度缺乏时,机体才依靠分解蛋白质获得能量。

(二)能量的转移和利用

体内的糖、脂肪和蛋白质氧化分解时所释放出的能量,其中50%以上直接转变为热能,用以维持体温,其余不足50%的化学能储存于ATP等化合物的高能磷酸键中。ATP既是机体的储能形式,也是直接供能物质。ATP分解时释放出的能量,可用于各种生理功能,如离子泵跨细胞膜转运离子、神经纤维传导兴奋、各种组织物质合成、肌肉收缩等。当物质氧化释放的能量过剩时,ATP将高能磷酸键转移给肌酸,生成磷酸肌酸,作为能量暂时的储存形式。当机体消耗ATP量超过营养物质氧化生成ATP的量时,磷酸肌酸的高能磷酸键再转移给ADP,生成ATP供能。体内能量的释放、转移、储存和利用之间的关系见图7-1。

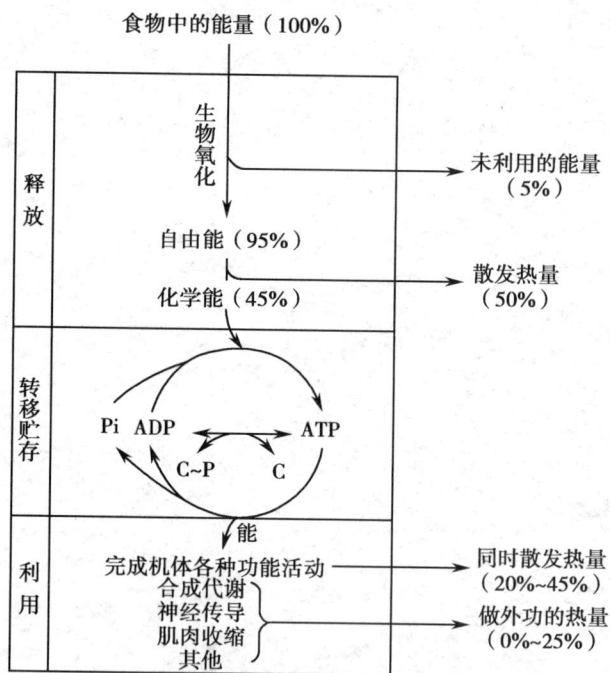

图7-1　体内能量的释放、转移、储存和利用示意图
C:肌酸;Pi:无机磷酸;C～P:磷酸肌酸

二、能量代谢的测定

（一）能量代谢的测定原理

机体的能量代谢遵循"能量守恒定律"。机体消耗营养物质内的化学能，除了肌肉收缩所做的机械功外，最终都将转化成热能。因此，在不做机械外功的情况下，测定单位时间内机体所散发的热量，就可以测算出机体的能量代谢率，这就是测定能量代谢的基本原理。测定机体的产热量的方法有直接测热法和间接测热法两种。

直接测热法是利用热量计直接测量受试者在单位时间内所散发的总热量。此方法所需设备复杂，操作繁琐。

由于能源物质糖、脂肪和蛋白质在体内氧化分解过程中，所消耗的 O_2 量、CO_2 的产生量与产热量之间存在着一定的比例关系。间接测热法是根据这种定比关系，先测量出机体在一定时间内的耗 O_2 量、CO_2 产生量，以此来计算人体的产热量、能量代谢率。

（二）与能量代谢测定有关的概念

1. **食物的热价**　1g 营养物质在体内氧化时所释放出的热量称为该食物的热价（thermal equivalent of food）。食物的热价可分为物理热价和生物热价，前者是指该食物在体外燃烧时所释放出的热量，后者指食物在体内氧化时所释放出的热量。糖和脂肪两者的物理热价与生物热价相等，而蛋白质在体内氧化不彻底，有一部分含在尿素、尿酸、肌酐等分子中的能量从尿中排出体外，其物理热价与生物热价不等。三种营养物质的物理热价和生物热价详见表 7-1。

表 7-1　三种营养物质氧化时的热价、氧热价和呼吸商

营养物质	产热量（kJ/g）		耗 O_2 量（L/g）	CO_2 产量（L/g）	氧热价（kJ/L）	呼吸商（RQ）
	物理热价	生物热价				
糖	17.2	17.2	0.83	0.83	21.10	1.00
脂肪	39.8	39.8	2.03	1.43	19.60	0.71
蛋白质	23.4	18.0	0.95	0.76	18.90	0.80

2. **食物的氧热价**　某种营养物质被氧化时，每消耗 1L 氧所产生的热量称为该种食物的氧热价（thermal equivalent of oxygen）。利用氧热价计算产热量的公式为：某种食物的产热量 = 该食物的氧热价 × 该食物的消耗氧量。

3. **呼吸商**　氧化分解某种营养物质时，同一时间内 CO_2 产生量与 O_2 消耗量的比值称为呼吸商（respiratory quotient，RQ）。即：

$$RQ = CO_2 产生量（L）/O_2 消耗量（L）$$

通常人们摄入的食物是混合性的食物，机体分解供能的物质并不是单一的糖、脂肪或蛋白质。所以在测算产热量时，还必须知道食物中糖、脂肪和蛋白质的比例。由于各种营养物质的碳、氢、氧含量不同，在体内氧化分解时耗 O_2 量和产生 CO_2 的量不同，因此呼吸商也不同，详见表 7-1。

测定呼吸商可以估计在某一段时间内，机体氧化营养物质的种类和大致比例。例如，糖尿病患者体内主要以脂肪供能，其呼吸商接近 0.71；长期饥饿状况下，机体主要依靠蛋白质氧化供给能量时，呼吸商接近 0.80。根据我国的膳食情况，正常人进食混合性膳食时，呼吸商约为 0.85。

4. **非蛋白呼吸商**　由糖和脂肪（非蛋白质食物）氧化时的 CO_2 产生量和耗 O_2 量的比值。由于正常人在日常生活中，蛋白质并不是主要的供能物质，用于氧化的蛋白质数量极少，因此将蛋白质的呼吸商忽略不计。非蛋白呼吸商与氧热价见表 7-2。

表 7-2　非蛋白呼吸商与氧热价

非蛋白呼吸商	氧化的百分比（%）		氧热价（kJ/L）
	糖（%）	脂肪（%）	
0.707	0.00	100.00	19.62
0.71	1.10	98.90	19.64
0.75	15.60	84.40	19.84
0.80	33.40	66.60	20.10
0.81	36.90	63.10	20.15
0.82	40.30	59.70	20.20
0.83	43.80	56.20	20.26
0.84	47.20	52.80	20.31
0.85	50.70	49.30	20.36
0.86	54.10	45.90	20.41
0.87	57.50	42.50	20.46
0.88	60.80	39.20	20.51
0.89	64.20	35.80	20.56
0.90	67.50	32.50	20.61
0.95	84.00	16.00	20.87
1.00	100.00	0.00	21.13

（三）能量代谢率的简易测算

在临床和劳动卫生工作实践中，通常采用简便的计算方法，即先测出人体在一定时间内的耗 O_2 量，然后普通混合膳食按非蛋白呼吸商 0.82 计算，其对应的氧热价 20.19kJ/L 与所测得的耗 O_2 量直接相乘，得到人体的产热量（表 7-2）。用此方法算出的结果与使用三种混合营养食物的呼吸商测算出的结果相接近，因而在临床实际工作中是种较为方便、快捷、可靠的方法。

三、影响能量代谢的主要因素

影响能量代谢的主要因素有肌肉活动、精神活动、食物的特殊动力效应以及环境温度等。

（一）肌肉活动

肌肉活动对于能量代谢的影响最为显著。机体任何轻微的活动都可提高代谢率。骨骼肌活动对能量代谢的影响非常显著（表 7-3），劳动强度与机体能量代谢率成正比。因此，能量代谢率可作为评估劳动强度的指标。

表 7-3　机体在不同状态下的能量代谢率

机体的状态	平均产热量[kJ/（ m²·min ）]
静卧休息	2.73
开会、上课	3.40
擦玻璃窗	8.30
洗衣服	9.89
扫地	11.37
打排球	17.50
踢足球	24.98

（二）食物的特殊动力效应

人在进食后 1 小时左右到 7～8 小时内，其产热量比进食前有额外的增加，食物使机体产生额外热量的现象称食物的特殊动力效应。各种营养物质的特殊动力效应有所不同,蛋白质的特殊动力效应最强,额外增热量可达30%,糖和脂肪的额外增热量约4%～6%,混合食物的额外增热量约10%。目前认为,该效应主要与肝脏内氨基酸的脱氨基反应及由葡萄糖合成糖原等消耗能量,机体产热增加有关。

(三)环境温度

人在20～30℃的环境中能量代谢最为稳定,当环境温度低于20℃时,代谢率即开始增加,当环境温度降至10℃以下,代谢率便显著增加。这主要是由于寒冷刺激反射性地引起寒战、肌肉紧张度增加所致。当环境温度为30～45℃时,体内化学反应速度加快,发汗功能旺盛及循环、呼吸功能增强,代谢率也会增加。

(四)精神活动

人在平静地思考问题时,产热量增加一般不超过4%。人体处于激动、恐惧和焦虑等紧张状态下,能量代谢率可显著增加。精神紧张可引起骨骼肌紧张性升高,增加产热量;也可引起甲状腺、肾上腺髓质等分泌激素增多,促进细胞代谢活动从而增加产热量。

四、基础代谢

基础代谢(basal metabolism)是指基础状态下的能量代谢。所谓基础状态,是指人体处于清醒、静卧、肌肉放松、空腹(禁食12小时以上)、环境温度在20～25℃、精神安定的状态。在这种状态下的能量代谢消耗,主要用在维持人体的心跳、呼吸等最基本生命活动。

基础状态下单位时间内的能量代谢,称为基础代谢率(basal metabolism rate,BMR),是临床评价人体能量代谢水平的常用指标。

$$基础代谢率 = (实际测得值 - 正常平均值) / 正常平均值 × 100\%$$

我国正常人基础代谢率的平均值如表7-4所示。

表7-4　我国正常人的基础代谢率平均值[kJ/(m²·h)]

年龄(岁)	11～15	16～17	18～19	20～30	31～40	41～50	51以上
男性	195.5	193.4	166.2	157.8	158.7	154.1	149.1
女性	172.5	181.7	154.1	146.5	146.9	142.4	138.6

一般来说,实际测得的BMR的数值与正常平均值比较,若相差在±15%之内,属于正常范围;若相差超过±20%,则可能是病理变化。如甲状腺功能亢进时,基础代谢率可高出正常均值的25%～80%;甲状腺功能低下时,基础代谢率低于正常均值20%～40%。此外,发热、糖尿病等基础代谢率将升高;而肾上腺皮质和脑垂体的功能低下时,基础代谢率降低。

相关链接

体质指数,即身体质量指数(body mass index,BMI),是目前国际上常用的衡量人体胖瘦程度以及是否健康的一个标准。在测量身体因超重而面临心脏病、高血压等风险时,比单纯的以体重来认定更具准确性。计算公式为:

$$BMI = 体重 / 身高的平方(kg/m^2)$$

根据世界卫生组织规定的中国参考标准:BMI＜18.5为偏瘦,BMI在18.5～23.9为正常,若BMI在27～29.9属于肥胖。

第二节 体温及其调节

人体的温度分为体表温度和深部温度。体表温度指人体的皮肤温度，随着环境的变化而发生变化，很不稳定。生理学和临床通常将机体深部的平均温度称为体温。

一、正常体温及其生理变动

（一）正常体温

人体内不同组织器官的能量代谢率不同，各器官的温度略有差异。临床上通常用口腔、腋窝或直肠等部位的温度代表体温。直肠温度正常值为 36.9～37.9℃，测定时应将体温计插入直肠 6cm 以上；口腔温度正常值为 36.7～37.7℃，测定时应将温度计含于舌下，并避免经口呼吸及进食食物等因素的影响；腋窝温度正常值为 36.0～37.4℃，测定时要保持腋窝干燥，上臂紧贴胸廓，持续时间不少于 10 分钟。有时也测量食管或鼓膜温度来代表体温的。

（二）体温的生理性变动

1. **昼夜变化** 正常成人体温按昼夜变化呈周期性波动，清晨 2～6 时体温最低，午后 1～6 时最高，但波动幅度不超过 1℃。体温的这种昼夜周期性波动称为昼夜节律或日节律，与体内的生物钟有关。

2. **性别差异** 青春期后女性的体温平均比男性高 0.3℃，而且基础体温（指基础状态下的体温）随着月经周期发生规律性变化（图 7-2）。从月经期到排卵日之前体温较低，排卵日最低，而排卵后体温立即上升，并且维持在较高水平，直到下次月经期前。这种现象与体内孕激素水平升高有关。临床上可通过测定女性月经周期中基础体温变化，判断排卵的日期以及有无排卵。

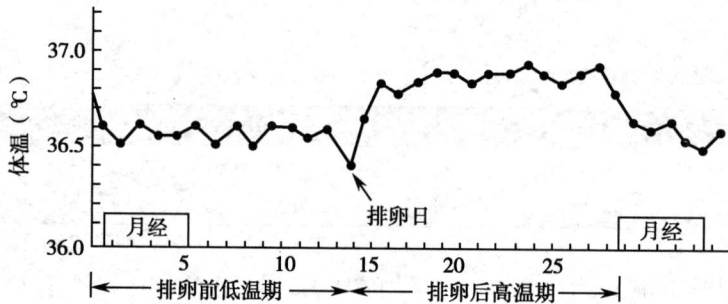

图 7-2 女性月经周期中基础体温的变化

3. **年龄差异** 一般来说，儿童的体温比成年人高，老年人的体温偏低，新生儿尤其是早产儿的体温调节中枢发育还不成熟，调节体温的能力差，易受环境温度变化的影响。

4. **肌肉活动** 运动时能量代谢增强，产热量大增，体温升高。正常人在高温环境中劳动时，体温也可有暂时升高的现象。所以，临床上测定体温之前应先让患者安静一段时间，测定小儿体温时应防止哭闹。

此外，麻醉药可抑制体温调节中枢或影响其传导通路，同时还可扩张皮肤血管，增加散热，降低机体对寒冷环境的适应能力。所以麻醉手术的患者，在术中和术后都应注意保暖。

二、机体的产热与散热

人体体温维持相对恒定，是由于机体产热过程与散热过程保持动态平衡的结果，又称体热平衡。

（一）产热过程

1. **主要产热器官及产热形式** 机体在安静时的主要产热器官是肝脏。劳动或运动时，骨骼肌为主要产热器官,人体在运动或劳动时产热量可比安静时高 10～15 倍,其中骨骼肌的产热量占总产热量的 90%以上,见表7-5。

表7-5　几种组织器官在不同状态下的产热量

器官	占体重百分比(%)	产热量(%)	
		安静时	劳动或运动时
脑	2.5	16	3
内脏	34	56	22
骨骼肌	40	18	73
其他	23.5	10	2

人在寒冷环境中主要依靠战栗产热和非战栗产热两种形式来增加产热量以维持体温。①战栗产热:战栗是骨骼肌发生不随意的节律性收缩。其特点是屈肌和伸肌同时收缩,不做外功,但产热量很高。发生战栗时,代谢率可增加 4～5 倍。②非战栗产热:非战栗产热又称代谢产热。在代谢组织中以褐色脂肪组织的产热量为最多,约占非战栗产热总量的 70%。由于新生儿不能发生战栗,所以非战栗产热对新生儿尤为重要。

2. 产热的调节反应　机体产热接受神经和体液调节。寒冷的刺激可引起交感神经兴奋,肌紧张活动增强,产热量增加;同时肾上腺髓质释放肾上腺素和去甲肾上腺素增加,产热量增加;寒冷刺激还可以通过中枢神经系统促进下丘脑释放促甲状腺激素释放激素,引起甲状腺激素的分泌,进而使产热量增加。

(二)散热过程

1. 散热器官　人体的主要散热器官是体表皮肤。还有一小部分热量随呼吸、尿液和粪便发散。

2. 散热方式

(1)辐射散热:是指人体的热量以热射线形式传递给外界较冷物体的一种散热形式。辐射散热量随皮肤温度与外界环境的温度差以及人体的有效辐射面积而改变。人在环境温度为 21℃、裸体且安静时,辐射散热量约为总散热量的 60%。

(2)传导散热:是指机体的热量直接传给同它接触的较冷物体的一种散热方式。机体深部的热量以传导方式传到皮肤,再由后者传给同它接触的物体。脂肪的导热效能差,因而肥胖的人,由深部传向皮肤的热量要少些,所以在炎热的天气特别容易出汗。水的导热性能较好,因而临床常利用冰帽、冰袋等给高热患者物理降温。

(3)对流散热:是指通过气体流动交换热量的一种方式。当人体温度高于环境时,机体先把热量传导给与之接触的一层空气,随着空气不断流动(对流),将热量散发到外界环境中。对流散失热量的多少,受风速影响较大。风速大时的对流散热效果好,扇扇子就是加速空气对流的作用;衣服覆盖的皮肤表层,棉毛纤维间的空气不易流动,对流散热减少,因而增加衣服可以起到御寒作用。

以上几种直接散热方式对体温的调节,只有在皮肤温度高于环境温度时才有意义。当环境温度升高到接近或高于皮肤温度时,蒸发便成了唯一有效的散热形式。

(4)蒸发散热:是指利用水分从体表汽化时吸收热量而散发体热的一种散热方式。每 1g 水蒸发可带走2.34kJ 的热量。临床上用酒精给高热患者擦浴,增加蒸发散热量,以达到降温的目的。人体的蒸发散热又可分为不感蒸发和发汗两种方式:①不感蒸发:指水分通过皮肤和呼吸道黏膜渗出而被蒸发掉,因不易为人体所觉察,故称不感蒸发,其中皮肤的水分蒸发又叫不显汗,在低温环境中依然存在,与汗腺的活动无关。人体 24 小时的不感蒸发一般为 1000ml 左右,其中通过皮肤蒸发的为 600～800ml。②发汗:是通过汗腺主动分泌汗液带走热量的过程。因为发汗是可以感觉到的,所以又称可感蒸发。发汗速度受环境温度和湿度的影响。环境温度越高,发汗速度越快。人在安静状态下,当环境温度达 30℃左右时便开始发汗。

如果空气湿度大,而且衣着较多时,气温达25℃时便可引起发汗。人在进行劳动或运动时,气温虽在20℃以下,亦可出现发汗,而且发汗量较大。某些动物如狗,虽有汗腺结构,但在高温下也不能分泌汗液,而必须通过热喘呼吸由呼吸道来加强蒸发散热。

三、体温调节

人体体温调节包括自主性体温调节和行为性体温调节。行为性体温调节是指人通过改变自身的姿势和行为来保暖或增加散热的过程,如增减衣服等行为,它是自主性体温调节的补充;自主性体温调节指在体温调节中枢控制下,通过改变皮肤血流量、发汗、战栗等调节过程,使人体的产热量和散热量保持平衡,从而维持体温相对恒定的过程。

(一)温度感受器

对温度敏感的感受器称为温度感受器。根据其存在部位,分为外周温度感受器和中枢温度感受器。

1. 外周温度感受器　是分布于皮肤、黏膜和腹腔内脏等处的一些游离神经末梢,它们能够感受外周环境的冷、热变化,将信息传入体温调节中枢。

2. 中枢温度感受器　存在于下丘脑、脑干网状结构、延髓和脊髓等部位,是一些对温度敏感的神经元。动物实验研究表明,在脑干网状结构和下丘脑的弓状核中冷敏神经元居多,而视前区-下丘脑前部(preoptic-anterior hypothalamus area, PO/AH)中热敏神经元较多。PO/AH中的热敏神经元在体温调节中起主要作用,因其反应最敏感。

(二)体温调节中枢

目前认为调节体温的基本中枢在下丘脑。PO/AH的热敏神经元和冷敏神经元,不但能感受人体深部组织温度变化的刺激,又能对从其他途径传入的温度变化信息作整合处理。因而PO/AH被认为是体温调节中枢整合机构的中心部位。

体温调节中枢的神经元对产热和散热的调控是通过神经和体液调节来实现的。主要通过下列途径完成:①通过交感神经系统来调节皮肤血管舒缩反应或汗腺分泌活动,改变人体的散热量;②由躯体神经来调节骨骼肌的活动,如战栗增强或减弱,改变产热量;③通过改变激素的分泌(如甲状腺激素和肾上腺髓质激素)来调节人体的代谢率,影响产热量的变化。

(三)体温调节机制

生理性体温调节是通过体温自身调节系统,即生理控制系统来完成的(图7-3)。

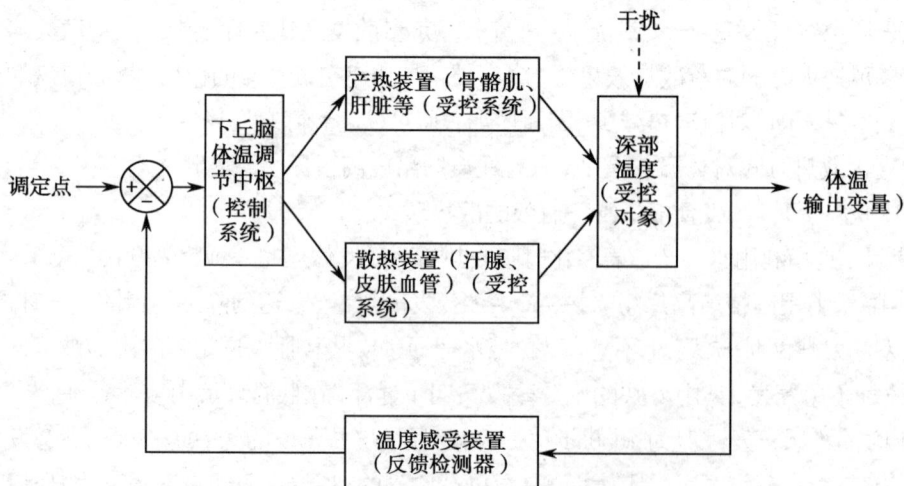

图7-3　体温调节自动控制示意图

关于体温调节中枢维持体温相对稳定的机制，目前多以调定点学说予以解释。此学说认为，在下丘脑体温调节中枢的 PO/AH 中存在着一个与恒温器相类似的调定点，其本质是该处温度敏感性神经元的兴奋阈值。正常情况下的调定点为 37℃。当体温处于这一温度值时，热敏神经元和冷敏神经元的活动处于平衡状态，产热和散热过程处于平衡，体温维持在调定点设定的温度值水平。当某种原因使体温升高时，热敏神经元放电增多，通过体温调节系统的作用，使散热增加，产热减少，体温可回降而恢复到预定的数值；而当某种原因使体温下降时，则发生相反的变化。

根据调定点学说，细菌引起发热是由于致热原使 PO/AH 的热敏神经元兴奋性下降，阈值升高，调定点上移的结果。如果调定点由 37℃ 升至 39℃，则因正常 37℃ 体温低于调定点设定值而使冷敏神经元兴奋，引起散热减少、产热增多反应，出现皮肤血管收缩、皮肤温度下降而畏寒、寒战，直至体温升至 39℃ 时热敏神经元才兴奋，在 39℃ 水平保持产热和散热的平衡。因此，临床急性发热患者常呈现寒战、高热及大汗退热"三部曲"。发热时体温调节机制并无障碍，只是由于调定点上移，使体温维持在较高水平，若致热原被清除，体温可逐渐恢复正常。

（刘　燕）

学习小结

影响能量代谢的因素主要有肌肉活动、精神活动、食物特殊动力作用和环境温度等；基础代谢率是指单位时间内的基础代谢，即在基础状态下单位时间内的能量代谢。体温是指机体深部的平均温度，在生理情况下，呈现昼夜节律，亦受性别、年龄、运动等因素的影响；机体最主要的散热器官是皮肤，散热的主要方式包括传导、对流、辐射和蒸发散热；体温调节中枢在下丘脑，下丘脑的 PO/AH 温度敏感神经元在体温调节中起"调定点"的作用。

复习参考题

1. 影响能量代谢的主要因素有哪些？

2. 什么是基础代谢率？基础代谢率的正常范围和临床意义如何？

3. 何谓体温？哪些因素可引起体温的生理变动？

4. 人体的散热方式主要有哪些？

第八章　尿的生成与排出

8

学习目标

掌握　尿生成的过程；肾小球滤过的动力及其影响因素；肾小管和集合管重吸收的特点；几种主要物质的重吸收；尿生成的调节。

熟悉　排泄的概念；球旁器及功能；滤过膜及其通透性；肾小球滤过率及滤过分数；肾小管和集合管 H^+、NH_3、K^+ 分泌的生理意义；排尿反射。

了解　肾的功能结构及血液循环；尿的浓缩和稀释的基本过程；血浆清除率的概念及血浆清除率测定的意义；尿液的理化性质。

机体将代谢终产物、进入体内的异物以及过剩的物质，经血液循环，由排泄器官排出体外的过程称为排泄（excretion）。人体主要的排泄途径有：①呼吸器官：可排出 CO_2、少量水分和挥发性物质等；②消化器官：唾液腺可排出少量的铅和汞，大肠可排泄胆色素和无机盐等；③皮肤：以出汗形式排出水、NaCl、KCl、尿素和乳酸等；④肾脏：以尿液的方式排出大部分代谢终产物和过剩的物质等，因排泄的物质种类多、数量大，所以是主要的排泄器官。通过肾脏的排泄，调节水和电解质平衡、酸碱平衡、体液量以及体液的渗透压。

肾脏除了排泄功能外，还具有内分泌功能，可产生多种生物活性物质，如促红细胞生成素、肾素、1, 25- 二羟维生素 D_3 和前列腺素等。本章主要介绍肾脏的排泄功能。

第一节 肾脏的结构和血液循环特点

一、肾脏的结构特点

（一）肾单位和集合管

肾单位（nephron）是肾脏的基本结构和功能单位，它与集合管共同完成泌尿功能。两肾有 170 万～240 万个肾单位，肾单位的组成如下：

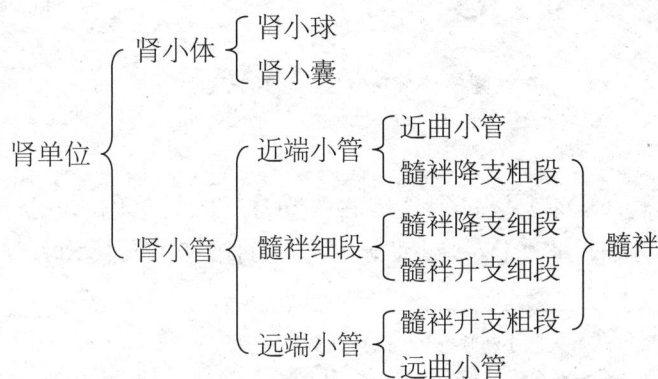

$$
肾单位
\begin{cases}
肾小体
\begin{cases}
肾小球 \\
肾小囊
\end{cases} \\
\\
肾小管
\begin{cases}
近端小管
\begin{cases}
近曲小管 \\
髓袢降支粗段
\end{cases} \\
髓袢细段
\begin{cases}
髓袢降支细段 \\
髓袢升支细段
\end{cases} 髓袢 \\
远端小管
\begin{cases}
髓袢升支粗段 \\
远曲小管
\end{cases}
\end{cases}
\end{cases}
$$

肾单位按其所在部位不同分为皮质肾单位（cortical nephron）和近髓肾单位（juxtamedullary nephron）两类（图 8-1）。

皮质肾单位和近髓肾单位的比较见表 8-1。

表 8-1 皮质肾单位和近髓肾单位的比较

项目	皮质肾单位	近髓肾单位
数量	85%～90%	10%～15%
肾小体分布	外、中皮质层	内皮质层
肾小球体积	小	大
入、出球小动脉口径比	约为 2:1	无明显差异
出球小动脉分支	形成管周毛细血管网	形成管周毛细血管网，之后形成 U 字型直小血管
髓袢长度	较短，只到外髓质层	较长，深入到内髓质层，甚至可达肾乳头部
球旁细胞	有，分泌肾素	几乎无
功能	主要参与尿生成及肾素分泌	主要参与尿液的浓缩和稀释

集合管虽不属于肾单位，但在功能上与远曲小管密切相关，每一集合管接受多条远曲小管输送来的液体，经重吸收和分泌后形成尿液。在尿生成过程中，尤其是在尿浓缩时起重要的作用。

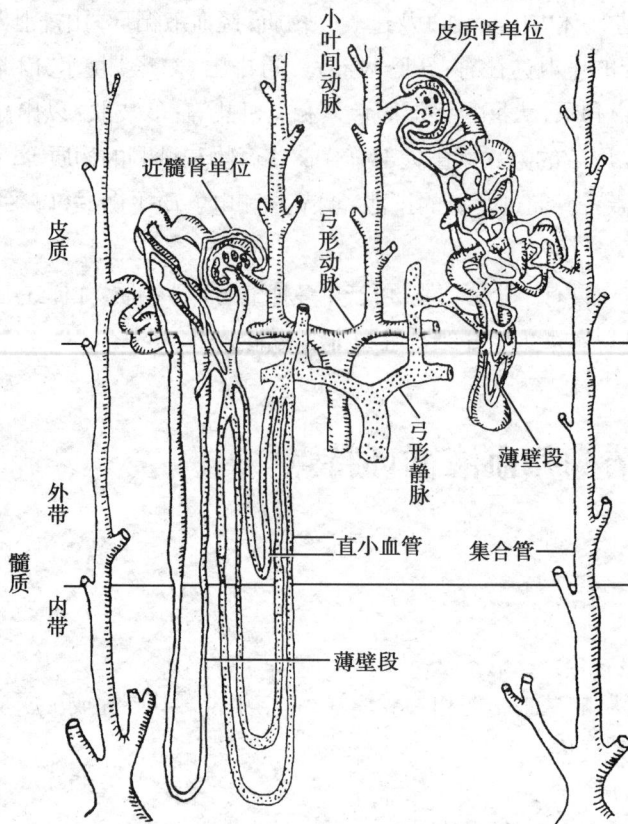

图 8-1　肾单位和肾血管的示意图

（二）球旁器

球旁器（juxtaglomerular apparatus）又称近球小体，主要分布在皮质肾单位，由球旁细胞、致密斑和球外系膜细胞组成（图 8-2）。球旁细胞是位于入球小动脉中膜内的肌上皮样细胞，可合成分泌肾素，其大小与血

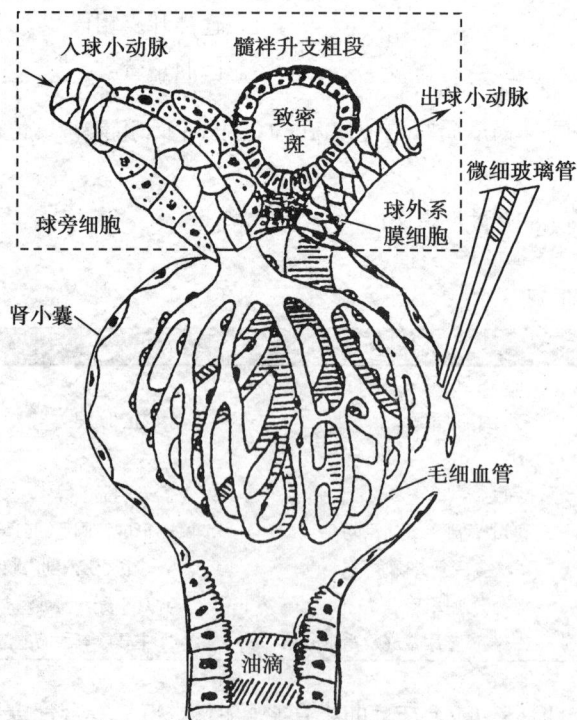

图 8-2　肾小球、肾小囊微穿刺和球旁器示意图（方框示球旁器）

流量及血压有关。肾内动脉血压降低或严重高血压，球旁细胞的容积增加。致密斑是远曲小管起始部靠近肾小球出、入球小动脉之间的上皮细胞特殊分化呈高柱状，排列紧密，局部呈现斑状隆起，其功能是感受小管液中 NaCl 浓度的变化，并将其信息传至球旁细胞，调节肾素的释放。球外系膜细胞分布在入球小动脉、出球小动脉和致密斑之间，具有吞噬和收缩等功能。

二、肾血液循环

肾脏的泌尿功能同肾的血液循环密切相关，所以应先了解肾脏的血液供应特点及血流量的调节。

（一）肾血液循环的特点

1. 流量大，分布不匀　正常成人两肾重约 300g，仅占体重的 0.5%。但安静时两肾血流量约为 1200ml/min，相当于心输出量的 20%～25%。肾的血流量大，有利于完成泌尿功能，但分布不均匀，约 94% 供应肾皮质，5%～6% 供应外髓部，不到 1% 供应内髓部，通常所说的肾血流量主要是指肾皮质的血流量。

2. 两套毛细血管网的血压差异大

（1）肾小球毛细血管网：血压较高，有利于肾小球的滤过。形成原因：①肾动脉从腹主动脉直接发出，其分支经叶间动脉、弓形动脉、小叶间动脉到达入球小动脉，分支短而粗，血压下降小；②入球小动脉口径较出球小动脉大，流入的血量多于流出的，故肾小球毛细血管网的血压较高，有利于肾小球滤过。

（2）肾小管周围毛细血管网：血压较低，血浆胶体渗透压高，有利于肾小管的重吸收。肾小管周围毛细血管网由出球小动脉的分支形成，在血液流过入球小动脉和出球小动脉之后，因克服阻力而消耗能量，故其血压降低，有利于肾小管重吸收。

（二）肾血流量的调节

肾血流量（renal blood flow）的调节包括自身调节、神经调节和体液调节，一般情况下，通过自身调节使肾血流量与泌尿功能相适应；在紧急情况下，通过神经调节和体液调节，使血液重新分配，以保证当时整体功能活动的正常进行。

1. 自身调节　肾血流量的自身调节（autoregulation of renal blood flow）指当肾动脉血压在一定范围内发生变动时，肾脏通过本身的活动，保持肾血流量相对稳定的现象。在离体肾灌流实验中观察到，当肾动脉灌流压（相当于体内的平均动脉压）由 20mmHg（2.7kPa）升高到 80mmHg（10.7kPa）的过程中，肾血流量随灌流压的升高而增加；当灌流压在 80～180mmHg（10.7～24.0kPa）范围内变动时，肾血流量保持相对恒定；进一步升高灌流压，肾血流量又随之增加（图 8-3）。说明当肾动脉血压在 80～180mmHg（10.7～24.0kPa）之间变动时，肾血流量能维持相对稳定。去除神经和体液因素的作用，该现象仍存在，说明该调节是自身调节。关于自身调节的机制，目前有两种解释，即肌源学说和管 - 球反馈。

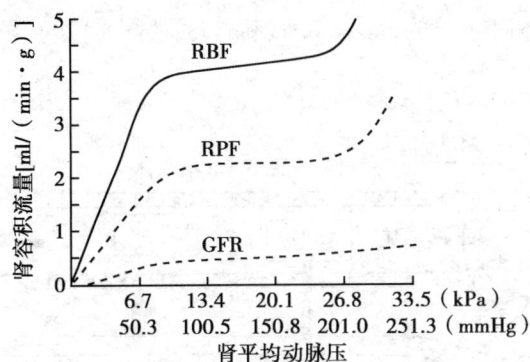

图 8-3　肾血流量的自身调节
RBF：肾血流量；RPF：肾血浆流量；GFR：肾小球滤过率

（1）肌源学说：肌源学说（myogenic mechanism）认为，当灌流压在 80～180mmHg（10.7～24.0kPa）范围内增高时，入球小动脉受到的牵张刺激逐渐增强，平滑肌的紧张性增加，口径缩小，阻力增大，使流入的血液量不致增多；而灌流压降低时，入球小动脉则逐渐舒张，血流阻力减小，流入的血液量不致减少；如果灌流压高于 180mmHg（24.0kPa）或低于 80mmHg（10.7kPa）时，小动脉平滑肌的收缩和舒张能力已分别达到极限，故肾血流量会随血压改变而变化。实验中用罂粟碱、水合氯醛等抑制血管平滑肌的活动后，肾血流量的自身调节即消失，说明自身调节与血管平滑肌的功能活动有关。

（2）管 - 球反馈：当肾血流量和肾小球滤过率增加时，到达远曲小管致密斑的小管液的流量增加，致密斑发出信息，引起入球小动脉和出球小动脉收缩，肾血流量和肾小球滤过率恢复至正常。相反，当肾血流量和肾小球滤过率减少时，流经致密斑的小管液的流量下降，致密斑发出信息，使肾血流量和肾小球滤过率增加至正常水平。这种小管液流量变化影响肾血流量和肾小球滤过率的现象称为管 - 球反馈（tubuloglomerular feedback，TGF）。

2. 神经调节和体液调节　分布到肾的神经以交感神经为主，虽有副交感神经进入肾，但其作用尚不清楚。在安静状态下，交感神经的紧张性很低，对肾血流量无明显的影响。当剧烈运动时，交感神经活动增强，肾上腺髓质分泌的肾上腺素和去甲肾上腺素增多，二者均使肾血管收缩，肾血流量减少。体液因素中，去甲肾上腺素、肾上腺素、血管紧张素和血管升压素等可引起血管收缩，使肾血流量减少。肾组织中生成的 PGI_2、PGE_2、NO 和缓激肽，可使肾血管舒张，肾血流量增加。而腺苷则引起入球小动脉收缩，肾血流量减少。

当人取卧位时，静脉回心血量增多，心输出量增加，血压上升，因而增加了对左心房和大静脉以及颈动脉窦和主动脉弓区域感受器的刺激，反射性地引起交感神经抑制，使肾血管舒张，导致肾血流量增加，有利于完成泌尿功能，清除代谢产物。如果患者从卧位转为立位，大量血液潴留在下肢，以致回心血量减少，心输出量降低，血压下降，因而减少了对左心房和大静脉以及颈动脉窦和主动脉弓区域感受器的刺激，反射性地引起交感神经兴奋，导致肾血流量显著减少，不利于完成泌尿功能。

问题与思考

卧床休息对肾病患者有何益处？

第二节　尿生成的过程

尿生成是一个连续、复杂的过程，包括三个环节：①肾小球的滤过形成原尿；②肾小管和集合管对原尿的选择性重吸收；③肾小管和集合管的分泌。最后形成终尿（图 8-4）。

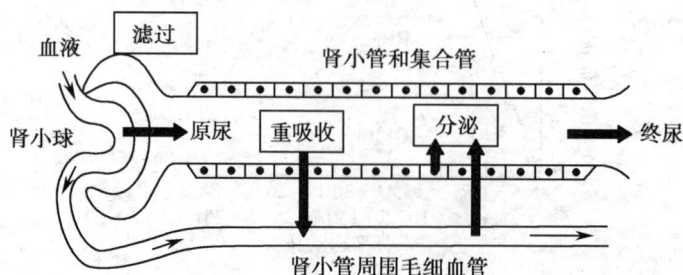

图 8-4　尿生成基本过程

一、肾小球的滤过

当血液流经肾小球时，血浆中的水和小分子溶质透过滤过膜进入肾小囊腔形成原尿的过程，称为肾小球的滤过作用（glomerular filtration）。

用微穿刺技术从大鼠肾小囊腔抽取原尿，进行微量化学分析，发现原尿中除蛋白质含量极微外，其他溶质含量以及晶体渗透压、pH 等都与血浆基本相同。可见，原尿的生成是一种滤过作用。由于大分子的蛋白质未能滤出，所以，原尿就是血浆的超滤液（ultrafiltrate）。

单位时间（每分钟）两肾生成的原尿量，称为肾小球滤过率（glomerular filtration rate，GFR）。正常成人安静时约为 125ml/min。按此计算，每天生成的原尿量为 180L。肾小球滤过率与每分钟肾血浆流量的比值，称为滤过分数（filtration fraction，FF）。正常人安静时肾血浆流量约为 660ml/min，则滤过分数为 19%。这表明，当血液流经肾脏时，将近 1/5 血浆经滤过进入肾小囊腔，形成了原尿。当流经肾的血浆流量保持不变时，滤过量的多少主要取决于滤过膜的面积、通透性和有效滤过压大小。

（一）滤过膜

1. 滤过膜的组成 滤过膜是滤过的结构基础，由三层结构组成，即毛细血管的内皮细胞层、基膜层和肾小囊脏层上皮细胞层（图 8-5）。

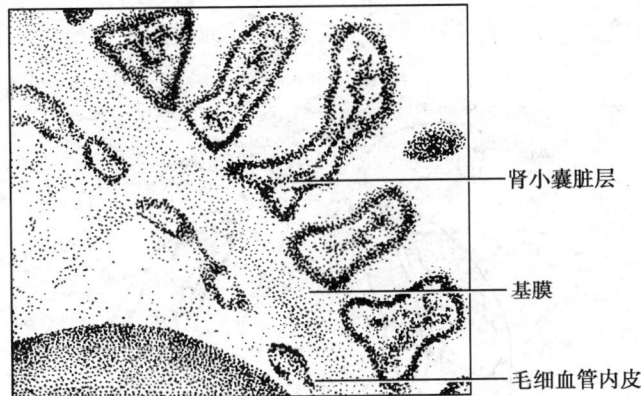

肾小囊脏层

基膜

毛细血管内皮

图 8-5 肾小球滤过膜的结构示意图

滤过膜的每层结构上都存在有不同直径的微孔。内层的毛细血管内皮细胞间有许多直径为 70~90nm 的小孔，称为窗孔，可阻止血细胞通过，对水和溶质几乎无限制作用。中间的基膜层是由水合凝胶形成的纤维网结构，膜上有直径 2~8nm 的网孔，只允许水和部分溶质通过，是阻碍血浆蛋白滤过的一个重要屏障。外层是肾小囊脏层上皮细胞，上皮细胞伸出许多足突包绕在基膜上，足突之间形成的裂隙称为裂孔，裂孔上覆盖一层滤过裂隙膜，膜上有 4~14nm 的微孔，可限制蛋白质通过，是滤过膜的最后一道屏障。以上 3 层结构上的微孔组成了滤过膜的机械屏障（图 8-5）。除机械屏障外，在滤过膜的各层，均覆盖着一层带负电荷唾液蛋白，形成正常的电学屏障作用。

2. 滤过膜的通透性 血浆中物质能否通过滤过膜，取决于被滤过物质的有效半径及其所带的电荷（图 8-6）。一般来说，凡分子量小于 6000、有效半径小于 2.0nm 的带正电荷或中性物质，如水、Na^+、尿素、葡萄糖等，均可被自由滤过；分子量大于 69 000、有效半径大于 4.2nm 的物质则不能通过；有效半径在 2.0~4.2nm 之间的各种物质，随有效半径的增加，滤过量逐渐降低。虽然血浆清蛋白的分子量为 69 000，有效半径为 3.6nm，但因带负电荷，则难以通过，故原尿中几乎无蛋白质。

3. 滤过膜的面积 正常情况下，人两肾全部肾小球毛细血管都起滤过作用，总滤过面积达 1.5m²，因此有利于滤过。

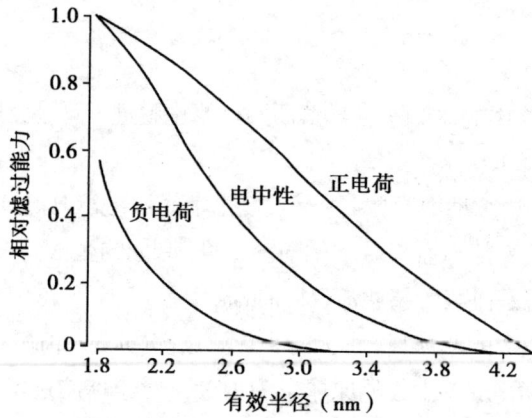

图8-6　不同的分子有效半径和带不同电荷右旋糖酐的滤过能力

（二）有效滤过压

有效滤过压（effective filtration pressure）是肾小球滤过的直接动力，与组织液的生成类似。促使肾小球滤过的力是肾小球毛细血管血压和肾小囊内液的胶体渗透压。因肾小囊内液中蛋白质含量极低，所形成的胶体渗透压可忽略不计，故肾小球毛细血管压是肾小球滤过作用的主要动力。阻止肾小球滤过的力是血浆胶体渗透压和肾小囊内压（图8-7）。因此：

肾小球有效滤过压＝肾小球毛细血管血压－（血浆胶体渗透压＋囊内压）。

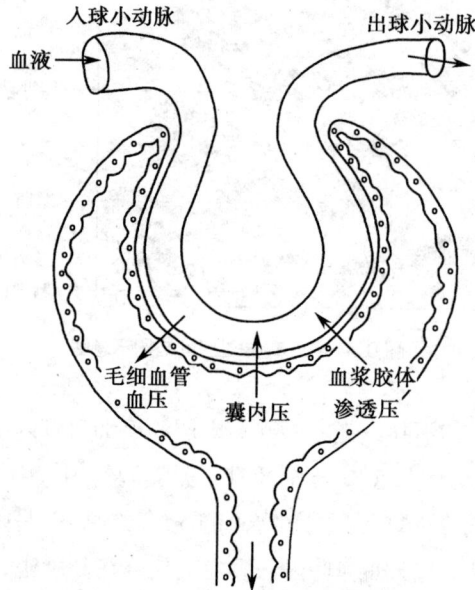

图8-7　肾小球有效滤过压示意图

用微穿刺技术测定大鼠皮质的肾小球毛细血管血压，发现在入球小动脉端和出球小动脉端的压力几乎相等，为45mmHg（6.0kPa）。肾小囊内压较为恒定，约为10mmHg（1.33kPa），因为生成的原尿不断经肾小管流走。因此，肾小球毛细血管中有效滤过压的大小，主要取决于血浆胶体渗透压的变化。在入球小动脉端，肾小球毛细血管内的血浆胶体渗透压约为25mmHg（3.33kPa），故：

肾小球有效滤过压＝45－（25＋10）＝10（mmHg）

在血液向出球小动脉端流动的过程中，由于水分和晶体物质不断被滤出，导致血浆中的蛋白质浓度相对增加，血浆胶体渗透压逐渐升高，但有效滤过压则越来越小。当血浆胶体渗透压升高至35mmHg（4.67kPa）时，有效滤过压下降到零，称为滤过平衡（filtration equilibrium）。因此，尽管肾小球毛细血管全长都具有滤过功能,但从入球小动脉端到出球小动脉端移行过程中,只是有效滤过压为零之前的一段毛细血管才产生滤过作用。

(三)影响肾小球滤过的因素

1. 滤过膜的面积和通透性　生理情况下,滤过膜的面积和通透性都比较稳定。但在病理情况下,如急性肾小球肾炎时,因肾小球毛细血管管腔狭窄或阻塞,使滤过面积减少,滤过率降低,会出现少尿甚至无尿;另外滤过膜电学屏障减弱,或炎症引起滤过膜严重损坏,其通透性增大,使血浆蛋白质甚至血细胞滤过,故可出现蛋白尿和血尿。

2. 有效滤过压

(1)肾小球毛细血管血压:当动脉血压在 80～180mmHg(10.7～24.0kPa)时,通过肾血流量的自身调节,使肾小球毛细血管血压保持相对稳定,从而使肾小球滤过率基本不变。在病理性紧急情况下,如大失血使动脉血压降到 80mmHg(10.7kPa)以下,肾小球毛细血管血压降低,有效滤过压降低,滤过率减小;若血压降到 40mmHg(5.3kPa)以下时,肾小球滤过率几乎减小到零,因而出现少尿,甚至无尿。

(2)血浆胶体渗透压:正常人血浆蛋白浓度比较稳定,血浆胶体渗透压仅在较小范围内波动,对肾小球滤过率影响不大。若因某些疾病使血浆蛋白的浓度明显降低,或由静脉输入大量生理盐水使血浆稀释,均可导致血浆胶体渗透压降低、有效滤过压升高、肾小球滤过率增加、尿量将增加。

(3)肾小囊内压:正常情况下囊内压变动不大,因此对滤过率影响很小。但如果因肾盂或输尿管结石、肿瘤压迫使尿路梗阻时,可导致肾小囊内压升高,有效滤过压降低,肾小球滤过率减小。此外,某些药物(如磺胺)在小管液中浓度过高,极易在其酸性环境中析出结晶;或某些疾病时溶血过多,血红蛋白易在酸性环境中变性,这些情况均可导致肾小管堵塞而使肾小囊内压升高,影响肾小球滤过。

3. 肾血浆流量　肾血浆流量(renal plasma flow, RPF)主要影响滤过平衡点。在其他条件不变时,肾血浆流量与肾小球滤过率呈正变关系。若肾血浆流量增加,肾小球毛细血管中血浆胶体渗透压上升的速度较慢,滤过平衡点向出球小动脉端移动,产生滤过作用的毛细血管长度增加,肾小球滤过率增多。相反,在紧急情况下,如大失血、严重缺氧、剧烈运动和中毒性休克等病理状态下,由于交感神经兴奋使血管收缩,则肾血流量减少,肾小球滤过率也随之减少。

相关链接

高血压患者的尿量变化

高血压病早期患者,若动脉血压未超过 180mmHg(24.0kPa),由于肾小球小动脉的自身调节作用,肾小球滤过率基本不变,故尿量与正常人无区别。即使动脉血压升高到 180mmHg(24.0kPa)以上时,也不会出现肾小球滤过率明显增加。原因是,虽然此时肾小球毛细血管血压升高,有效滤过压增大,可使肾小球滤过液增多,但同时由于毛细血管血压升高,肾小球滤过的速度也加快,加快了血浆胶体渗透压升高的速度。两者综合的结果,导致发生有效滤过作用的毛细血管长度增加不明显,因此尿量无明显增加。

高血压病晚期的患者,由于入球小动脉硬化,口径缩小,致血流阻力增大,肾小球毛细血管血压可明显降低,使肾小球滤过率减少而导致尿量减少,出现少尿甚至无尿。

二、肾小管和集合管的重吸收

经过滤过形成的原尿进入肾小管后称为小管液。小管液流经肾小管和集合管后,形成了终尿。原尿生成量每日达 180L,而终尿量一般只有 1.5L。这是由于肾小管和集合管具有重吸收和分泌功能,经重吸收有用的物质被吸收回血;过剩的或有害的物质则被随尿液排出。

（一）肾小管和集合管的重吸收方式和特点

1. 重吸收方式　肾小管和集合管的重吸收（reabsorption）是指肾小管和集合管的上皮细胞将小管液中的物质转移至血液中的过程，其吸收方式分为被动转运和主动转运。被动转运包括单纯扩散和易化扩散两种；主动转运包括原发性主动转运和继发性主动转运。由于各种转运体在上皮细胞管腔膜和细胞基底面及侧膜面（称基底侧膜）上的分布不同，所以腔面膜和基底侧膜对物质的转运情况是不同的。

在重吸收的过程中，有跨细胞途径（transcellular pathway）和细胞旁途径（paracellular pathway），以前者为主。小管液中的溶质通过管腔膜进入肾小管上皮细胞内，再通过基底侧膜进入组织间隙，称为跨细胞途径。小管液中的溶质直接通过管腔膜的紧密连接进入细胞间隙被重吸收，称为细胞旁途径（图 8-8）。

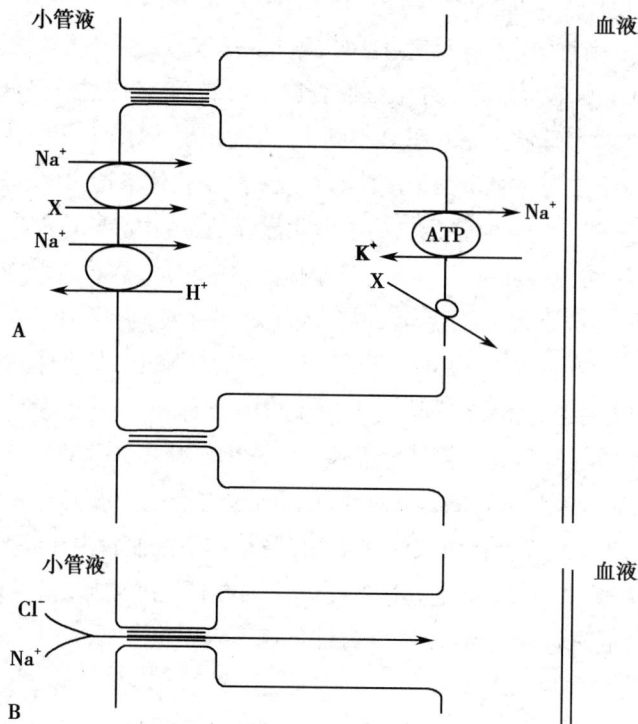

图 8-8　近端小管重吸收 NaCl 的示意图
A：跨细胞途径；X：葡萄糖、氨基酸、磷酸盐等；B：细胞旁途径

2. 重吸收的特点

（1）具有选择性：原尿中的水约 99% 以上被重吸收入血，葡萄糖和氨基酸可几乎全部重吸收，Na^+、K^+、HCO_3^- 等可大部分重吸收，尿素和磷酸根等可部分重吸收。肌酐等代谢产物和进入体内的异物（如药物），则不被重吸收而全部排出体外。

（2）各段吸收量不同：其中近端小管重吸收的物质种类最多，数量最大，是重吸收的主要部位。正常情况下，小管液中的葡萄糖和氨基酸等，全部在近端小管重吸收；80% ~ 90% 的 HCO_3^-、65% ~ 70% 的水和 Na^+、K^+、Cl^- 等，也在此重吸收；剩余的水和盐类的绝大部分在髓袢细段、远端小管和集合管重吸收；少量随尿排出。

（二）几种物质的重吸收

1. Na^+、Cl^- 和水的重吸收　滤过的 Na^+ 99% 以上被重吸收入血。除髓袢降支细段外，肾小管各段和集合管对 Na^+ 均具有重吸收的能力，并且以主动重吸收为主。在近端小管重吸收的 NaCl 和水占滤液总量的 65% ~ 70%。

近端小管前半段：近端小管前半段 Na^+ 的重吸收是主动的。在钠泵作用下，导致细胞内低 Na^+，小管液中的 Na^+ 顺浓度梯度和电位差易化扩散入细胞内。Na^+ 进入细胞的过程与葡萄糖、氨基酸和 H^+ 的转运耦联在一起。经同向转运 Na^+、葡萄糖及氨基酸一同进入细胞内；另有一部分小管液中 Na^+ 经管腔膜的 Na^+-H^+ 逆向转运体进入到细胞内的同时，H^+ 被分泌到管腔，这称为 Na^+-H^+ 交换。进入细胞内的 Na^+ 随即被基底侧膜上的钠泵泵入细胞间隙。随着细胞内的 Na^+ 被泵出，小管液中的 Na^+ 又不断地进入细胞内。由于 Na^+ 的吸收使细胞间液渗透压升高，促使小管液中的水不断进入上皮细胞及细胞间液，Na^+ 和水进入后，使细胞间隙的静水压升高，促使 Na^+ 和水通过基膜进入相邻的毛细血管而被重吸收（图 8-8）。部分 Na^+ 和水也可能通过紧密连接回漏到小管腔内。另外，葡萄糖、氨基酸的重吸收也促进了水的重吸收。伴随 Na^+ 的重吸收，细胞内呈正电位，且经 Na^+-H^+ 交换，促进了 HCO_3^- 的重吸收；加之 HCO_3^- 的重吸收优先于 Cl^-，使小管液中的水不断伴随 Na^+ 和 HCO_3^- 的重吸收而吸收，其结果是小管液中的 Cl^- 浓度比小管细胞内高，Cl^- 顺浓度梯度和电位差而被动重吸收。

近端小管后半段：在近端小管后半段，部分 Cl^- 顺浓度差经细胞旁路被吸收，由于 Cl^- 的重吸收，导致细胞间隙中的电位降低，Na^+ 则顺电位差经细胞旁路被重吸收。因水是随着溶质的吸收而吸收的，所以近端小管的重吸收属于等渗重吸收。

髓袢：小管液流经髓袢的过程中，滤液中约 20% 的 NaCl 和约 15% 的水被重吸收。髓袢降支细段不吸收 NaCl，但水在组织液高渗作用下不断被重吸收；升支细段不吸收水，但小管液中的 NaCl 则顺浓度梯度被吸收。在升支粗段管腔膜上有 Na^+ : $2Cl^-$: K^+ 的同向转运体，该转运体使小管液中的 1 个 Na^+、2 个 Cl^- 和 1 个 K^+ 同向转运至细胞内，Na^+ 进入是顺电化学梯度，其释放出的能量满足了 $2Cl^-$ 和 $1K^+$ 同向转运。进入细胞内 Na^+ 被基底侧膜上钠泵泵入组织间隙，Cl^- 经基底侧膜上 Cl^- 通道进入组织间隙，而 K^+ 则顺浓度差经管腔膜重新回到小管液，其中 Na^+ 的重吸收属于原发性主动转运，Cl^- 的重吸收属于继发性主动转运（图 8-9）。髓袢升支粗段主动重吸收 NaCl，而水不被重吸收留在了小管内，因此造成小管液渗透压降低而管周组织液渗透压增高。该段对水和 NaCl 重吸收的分离对尿液的浓缩和稀释具有重要作用。

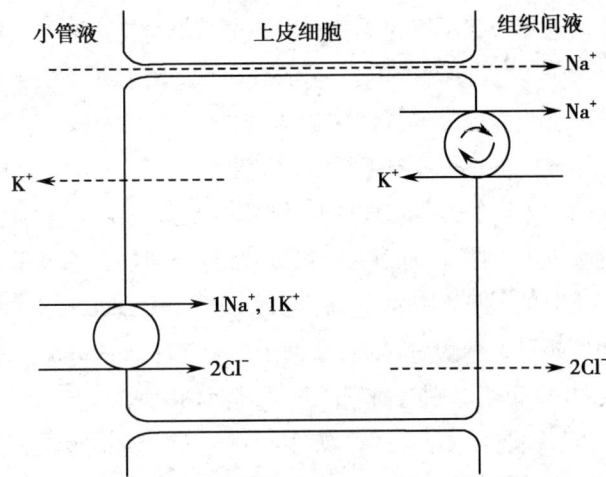

图 8-9　髓袢升支粗段对 Na^+、Cl^-、K^+ 的转运

远曲小管和集合管：远曲小管和集合管主动重吸收的 NaCl 约占滤液中总量的 12%。在机体缺水或缺盐时，对水或盐的重吸收增加。在远曲小管和集合管，Na^+ 和水的重吸收分别受醛固酮和抗利尿激素的调节，属于调节性重吸收。而其余肾小管各段对 Na^+ 和水的重吸收同机体是否存在缺水、缺盐或过剩无直接关系，属于必需性重吸收。

2. K^+ 的重吸收　滤过的 K^+ 约 94% 被重吸收。其中 65%～70% 在近端小管被重吸收；25%～30% 在髓袢重吸收。K^+ 的重吸收是逆着浓度差和电位差主动转运的过程，其机制尚不清楚。

3. HCO_3^- 的重吸收　滤过的 HCO_3^- 99% 以上被重吸收，其中近端小管重吸收量占 80%～90%，是以 CO_2 的形式被重吸收。小管液中的 HCO_3^- 不易透过上皮细胞管腔膜，它与分泌到小管液中的 H^+ 结合生成 H_2CO_3，

H_2CO_3 再分解为 CO_2 和水。CO_2 为高脂溶性物质,可迅速扩散入上皮细胞内,在碳酸酐酶的催化下,和细胞内的水再次生成 H_2CO_3,H_2CO_3 解离成 H^+ 和 HCO_3^-,经 Na^+-H^+ 交换 H^+ 进入小管液,Na^+ 则进入细胞。而细胞内的大部分 HCO_3^- 与其他离子以联合转运方式进入细胞间隙(图 8-10)。CO_2 通过管腔的速度明显快于 Cl^- 的速度,故 HCO_3^- 的重吸收常优先于 Cl^-。HCO_3^- 重吸收对于体内酸碱平衡的维持具有重要的意义。

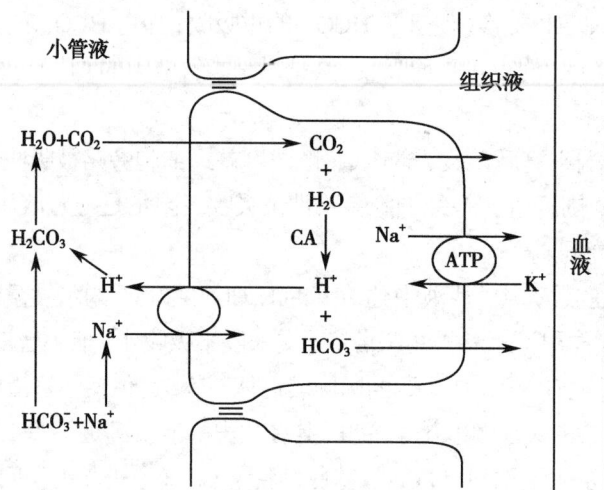

图 8-10　HCO_3^- 的重吸收和 H^+ 的分泌示意图
CA:碳酸酐酶

4. 葡萄糖的重吸收　正常情况下,原尿中的葡萄糖被全部重吸收。葡萄糖的重吸收部位仅限于近端小管(主要在近曲小管)。如果近端小管不能将小管液中的葡萄糖全部重吸收,余下的部分则随尿排出。

葡萄糖的重吸收是逆着浓度差进行的,和 Na^+ 耦联在一起,属于继发性主动重吸收。小管液中的葡萄糖和 Na^+ 与近端小管上皮细胞腔面膜上的同向转运体结合后,Na^+ 易化扩散入细胞内,释放出的能量使葡萄糖亦伴随进入。进入细胞内的 Na^+ 被泵入组织液,葡萄糖则和基底侧膜上的转运体结合,易化扩散至管周组织液再入血(图 8-8)。近端小管对葡萄糖的重吸收有一定的限度,当血中的葡萄糖浓度超过 160～180mg/100ml 时,部分近端小管上皮细胞对葡萄糖的重吸收已达极限,未被重吸收的葡萄糖随尿排出而出现糖尿。尿中开始出现葡萄糖时的最低血糖浓度,称为肾糖阈(renal glucose threshold)。但每个肾单位的肾糖阈并不完全一样。血糖浓度超过肾糖阈后,随着血糖浓度升至 300mg/100ml 时,全部近端小管上皮细胞对葡萄糖吸收达极限,尿中排出的葡萄糖则随血糖浓度升高而相应增加。

5. 其他物质的重吸收　氨基酸、HPO_4^{2-}、SO_4^{2-} 等主要在近端小管被吸收,重吸收机制与葡萄糖相同,转运体可能不同,氨基酸可有多种转运体。部分尿酸在近端小管重吸收。大部分 Ca^{2+}、Mg^{2+} 在髓袢升支粗段重吸收。小管液中微量的蛋白质,在近端小管全部被摄入胞质,经溶酶体酶水解成氨基酸,再进入血液。

(三)影响肾小管和集合管重吸收的因素

1. 小管液中溶质浓度　小管液中的溶质所形成的渗透压是对抗小管内水重吸收的力量。如果小管液溶质浓度增加,渗透压就会增大,可使水的重吸收减少,尿量增加。例如糖尿病患者的多尿,就是因为血糖超过了肾糖阈,滤过的葡萄糖不能完全被重吸收,使小管液的渗透压增高,水的重吸收减少,于是尿量增加。临床上有时给患者使用可被肾小球滤过而又不被肾小管重吸收的物质,如甘露醇、山梨醇等,利用它来提高小管液中的溶质浓度,达到利尿消肿的目的。这种利尿方式称为渗透性利尿(osmotic diuresis)。

2. 球-管平衡　近端小管的重吸收率始终占肾小球滤过率的 65%～70%,这种现象称为球-管平衡(glomerulotubular balance)。球-管平衡的生理意义在于使终尿量不因肾小球滤过率的增减而出现大幅度的变动。球 - 管平衡的机制可能与近端小管对 Na^+ 的定比重吸收有关。当肾血流量不变而肾小球滤过率增加时，由于出球小动脉血流量减少，导致近端小管周围毛细血管血压降低、血浆蛋白浓度相对增高，血浆胶体渗透压升高，从而使管周组织间液迅速进入毛细血管；细胞间隙内的水和 Na^+ 通过基膜进入小管周围组织间液。这就使细胞间隙内静水压不致升高，回漏至小管腔中的 Na^+ 和水减少，二者重吸收增多，达到滤过量的 65%～70%。反之若肾小球滤过率减少时，则发生相反变化，Na^+ 和水的重吸收量减少，但重吸收率仍保持为滤过率的 65%～70%。

三、肾小管和集合管的分泌作用

分泌（secretion）是指肾小管和集合管的上皮细胞将自身产生的或血液中的物质转运至小管液中的过程。肾小管和集合管主要能分泌 H^+、NH_3 和 K^+。

（一）H^+ 的分泌

肾小管和集合管上皮细胞均有分泌 H^+ 的功能，但主要在近端小管，经 Na^+-H^+ 交换实现。由细胞代谢产生或由小管液进入细胞的 CO_2 与 H_2O 生成 H_2CO_3，H_2CO_3 解离成 H^+ 和 HCO_3^-。经 Na^+-H^+ 交换，H^+ 被分泌到小管液中，而 Na^+ 则被重吸收入细胞。在细胞内生成的 HCO_3^-，扩散至管周组织液，同其中的 Na^+ 一并入血。分泌入小管液的 H^+ 与其内的 HCO_3^- 生成 H_2CO_3，后者分解的 CO_2 又扩散入细胞。此外，在远曲小管和集合管的闰细胞能主动分泌 H^+ 到管腔，泵入小管液中的 H^+ 除了和 HCO_3^- 结合外，还可与 HPO_4^{2-} 结合生成 $H_2PO_4^-$，与 NH_3 结合生成 NH_4^+。H^+ 的分泌保持了体内重要的碱储备，对维持体内酸碱平衡非常重要。

（二）NH_3 的分泌

正常情况下，NH_3 主要由远曲小管和集合管分泌，酸中毒时，近端小管也可分泌 NH_3。NH_3 主要来源于谷氨酰胺脱氨基反应。NH_3 具有高度脂溶性，易通过管腔膜扩散入 pH 较低小管液中。进入小管液的 NH_3 与其中的 H^+ 结合成 NH_4^+。NH_4^+ 的生成一方面减少了小管液中的 H^+，有助于 H^+ 的继续分泌；同时也降低了小管液中的 NH_3 的浓度，有利于 NH_3 的继续分泌。小管液中的 NH_4^+ 则与强酸盐（如 NaCl）的负离子结合生成铵盐（NH_4Cl）随尿排出（图8-11）。强酸盐中的正离子（如 Na^+）则与 H^+ 交换进入细胞，然后和 HCO_3^- 再一同进入血液。因此，NH_3 的分泌不仅促进了 H^+ 的分泌而排酸，而且促进了 $NaHCO_3$ 的重吸收。因而对机体起到了排酸保碱的作用。

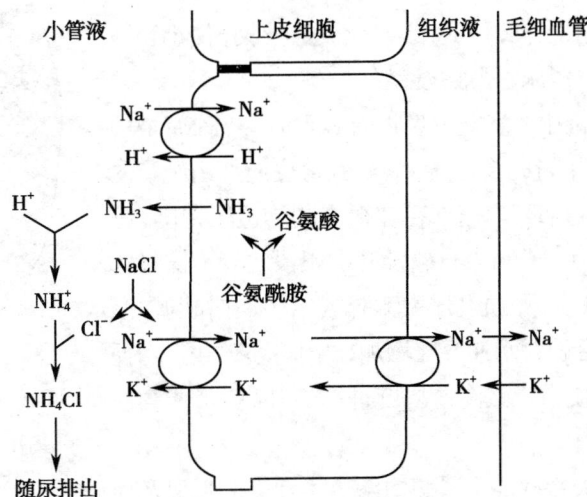

图8-11　H^+、NH_3、K^+ 分泌关系示意图

（三）K+ 的分泌

尿液中排出的 K+ 主要是由远曲小管和集合管所分泌。K+ 的分泌与 Na+ 的主动重吸收密切相关。远曲小管和集合管的细胞管腔膜上具有 Na+ 通道，Na+ 顺浓度梯度进入细胞。Na+ 的重吸收使管腔电位变负，管外为正，这种电位差是促使 K+ 分泌的动力；另外，基底侧膜上的钠泵活动则促使组织液的 K+ 进入细胞，增加了细胞内和小管液之间的 K+ 浓度差，以上二者均有利于 K+ 进入小管液中。这种 K+ 的分泌与 Na+ 的重吸收相互联系，称为 Na+-K+ 交换。由于 Na+-K+ 交换和 Na+-H+ 交换都是 Na+ 依赖性的（图 8-11），故两者呈竞争性抑制，即当 Na+-H+ 交换增强时，Na+-K+ 交换减弱；反之，Na+-H+ 交换减弱时，Na+-K+ 交换则增强。酸中毒时，小管细胞内的碳酸酐酶活性增强，H+ 生成增多，Na+-H+ 交换增强，Na+-K+ 交换则减弱，常伴有高血钾。碱中毒时，Na+-H+ 交换减弱，Na+-K+ 交换则增强，常发生低血钾。

（四）其他物质的排泄

机体代谢产生的肌酐等，既能从肾小球滤过，又可被肾小管分泌。此外，进入体内的某些物质如青霉素、酚红及利尿药等，则主要通过近端小管主动转运排出体外。临床上常用酚红排泄试验来检查肾小管的排泄功能是否正常。

第三节　尿液的浓缩和稀释

尿的浓缩和稀释是以尿和血浆的渗透压相比较而言。正常血浆渗透压约为 300mOsm/L。尿的渗透压高于血浆的渗透压，称为高渗尿（hypertonic urine），表明尿液被浓缩；反之，尿的渗透压低于血浆渗透压，称为低渗尿（hypotonic urine），表明尿液被稀释。肾脏根据体内水分的多少而排出浓缩尿或稀释尿。当机体内缺水时，排出高渗尿，渗透压最高可达 1200～1400mOsm/L。当机体内水过多时，排出低渗尿，最低只有 30～40mOsm/L。肾脏对尿液的浓缩和稀释功能，在维持体液平衡和渗透压稳定中有很重要的作用。

一、尿液浓缩和稀释的基本过程

尿液的稀释是由于小管液中的溶质被重吸收而水不易被重吸收造成的。髓袢升支粗段能主动重吸收 Na+ 和 Cl−，而对水不通透，故水不被重吸收，造成髓袢升支粗段小管液为低渗液。当低渗小管液流经远曲小管和集合管时，若体内水过剩而抗利尿激素释放减少时，集合管对水的通透性很低，水不被重吸收，但 NaCl 继续被重吸收，使小管液渗透浓度进一步下降，形成低渗尿，尿液被稀释。

尿液的浓缩是由于小管液中的水被重吸收而溶质仍留在小管液中造成的。用冰点降低法测定鼠肾的渗透压，观察到肾皮质部组织液的渗透压与血浆相等，而从外髓部至内髓部存在很大的渗透压梯度，越向乳头部，渗透压越高（图 8-12）。当来自髓袢升支粗段的管液流经远曲小管、集合管时，若体内缺水，则抗利尿激素释放增多，在抗利尿激素的调节下，远曲小管和集合管对水通透性增加，由于渗透作用，水便不断进入高渗的组织间液，使小管液渗透浓度进一步升高，形成高渗尿，尿液被浓缩。

可见，尿的浓缩和稀释关键取决于肾髓质渗透压梯度的形成及血中抗利尿激素的浓度。

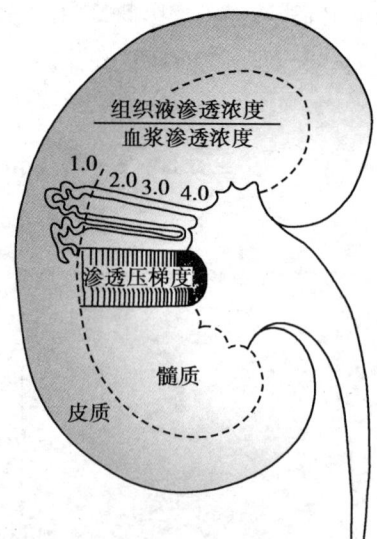

图 8-12　肾髓质渗透压梯度示意图
线条越密，表示渗透浓度越高

二、肾髓质渗透梯度的形成

肾髓质渗透梯度是如何形成的？有人用肾小管各段对水和溶质的通透性不同和逆流倍增现象来解释，而髓质高渗区的保持则依赖于直小血管的逆流交换（表8-2）。

表8-2　肾小管和集合管不同部位对溶质和水的通透性

部位	水	Na$^+$	尿素
髓袢降支细段	高度易通透	不易通透	不易通透
髓袢升支细段	不易通透	高度易通透 Na$^+$主动重吸收	中等通透
髓袢升支粗段	不易通透	Cl$^-$继发性主动重吸收	不易通透
远曲小管	有ADH时水易通透	Na$^+$主动重吸收	不易通透
集合管	有ADH时水易通透	Na$^+$主动重吸收	皮质、外髓不易通透，内髓部易通透

ADH为抗利尿激素；* 不同动物中的通透性不同

溶液在U形管内的升支和降支流动的方向相反，称为逆流。如果两管之间的纵隔能主动地将溶质从升支转入降支，称为逆流交换（counter current exchange）。这样就会使降支内溶液的渗透压愈往下行愈高，到底部时达最高，而在升支内的溶液渗透压愈往上行愈低，这种由于逆流而使管内的渗透压由顶到底部成倍增长起来，就是逆流倍增（counter current multiplication）。因髓袢排列呈U形，所以它也具有逆流倍增作用。

（一）外髓部高渗梯度的形成机制

逆流倍增作用起始于外髓部。当升支粗段小管液向皮质方向流动时，因髓袢升支粗段对水不通透，水被留在管腔内，而随着NaCl不断进入周围组织间液，外髓部组织间液则变为高渗（图8-13）。因此，外髓部组织间隙高渗是NaCl的主动重吸收所致。

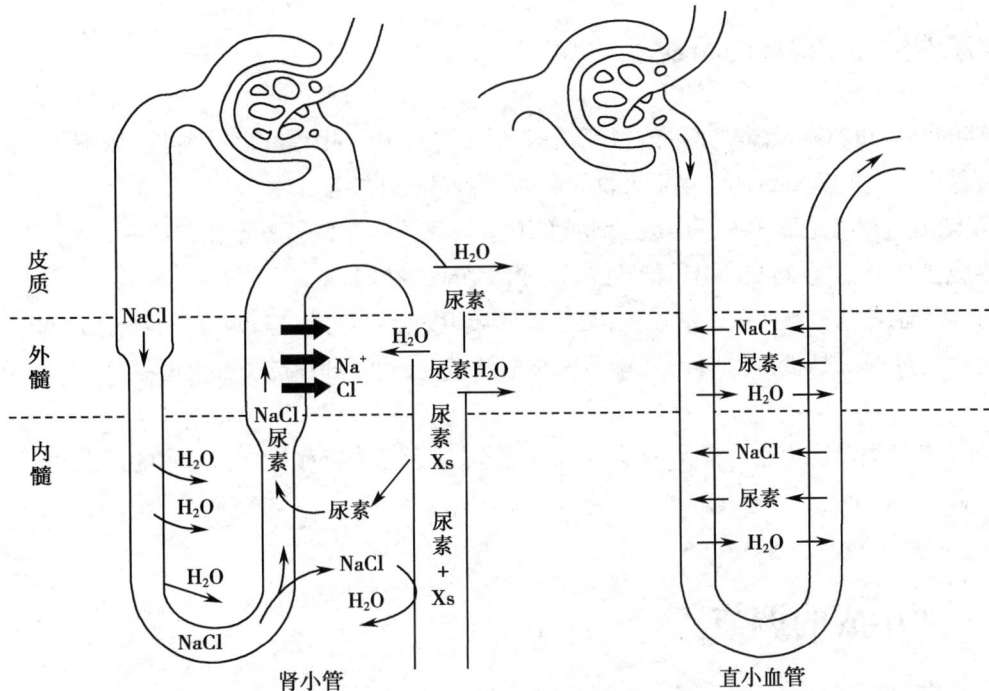

图8-13　尿浓缩机制示意图

粗箭头表示升支粗段主动重吸收Na$^+$和Cl$^-$；髓袢升支粗段和远曲小管前段对水不通透；Xs表示未被重吸收的溶质

（二）内髓部高渗梯度的形成机制

1. 尿素及其循环 当小管液流经远曲小管及皮质部、外髓部集合管时，因管壁对尿素没有通透性，而其中水则被重吸收，结果小管液中尿素浓度逐渐提高。当小管液流经内髓部集合管时，因管壁对尿素通透性很高，尿素顺浓度差向组织间液扩散，使其渗透压增高。由于髓袢升支细段对尿素有中等程度通透性，从内髓部集合管扩散出来的尿素可进入升支细段，然后经升支粗段、远曲小管及皮质部、外髓部集合管，再回到内髓部集合管处，扩散到组织间液，形成尿素的再循环（ urea recirculation）。这对内髓渗透压梯度的建立具有重要意义（图 8-13）。

2. 髓袢细段 水易通透，但对 NaCl 不易通透。所以当小管液流经该段时，其中水不断被重吸收。降支细段中 NaCl 不断浓缩，至髓袢折返部时，NaCl 浓度达最高。当小管液折返流向升支细段时，由于该段对水不通透，对 NaCl 易通透，所以 NaCl 顺浓度差不断向内髓组织间液扩散，使内髓部渗透压进一步增高（图 8-13）。

因此，各段肾小管对水和溶质通透性不同是肾髓质高渗透压梯度形成的前提，髓袢升支粗段对 NaCl 的主动重吸收是髓质渗透压梯度建立的重要条件，尿素和 NaCl 是形成髓质渗透压梯度的主要溶质。

三、肾髓质渗透梯度的保持

直小血管呈 U 形，对水和溶质具有高度的通透性，而且与髓袢伴行。在血液经直小血管降支向髓质深部流动过程中，在任一平面周围组织间液中的 NaCl 和尿素浓度较高，于是 NaCl 和尿素顺浓度差扩散直至小血管降支内，而血管内的水分不断渗透到管外的髓质高渗区。因此，越向内髓部深入，血管内 NaCl 和尿素浓度越高。在折返处，其渗透压达最高。当血液折返入血管升支时，血管内的 NaCl 和尿素的浓度又高于同一水平的组织间液，于是进入直小血管内的 NaCl 和尿素重新又返回组织间液，水则进入直小血管升支。由于 NaCl 和尿素不断地在直小血管的降支和升支之间循环，产生了逆流交换。当直小血管升支离开外髓部时，只将过剩的溶质和水带走。从而保持了髓质高渗状态（图 8-13）。

四、影响尿液浓缩和稀释的因素

1. 髓袢的结构和功能 髓袢是形成肾髓质渗透压梯度的重要因素，髓袢愈长，浓缩尿的能力愈强。凡能够抑制髓袢升支粗段 NaCl 的主动重吸收的药物，均有利尿作用。

2. 尿素浓度 尿素是形成内髓渗透压梯度的重要因素。当某些营养不良的患者，由于缺乏蛋白质，体内尿素生成量减少，以致髓质渗透压梯度降低、尿浓缩能力减弱。

3. 直小血管血流 直小血管血流过快，可从肾髓质组织间液带走过多的溶质，渗透压梯度不易维持；而直小血管血流过慢，则重吸收的水分不能及时被血液带走，也不利渗透压梯度的维持，二者均影响尿的浓缩。

4. 远曲小管和集合管功能 若 ADH 合成或分泌不足，远曲小管和集合管对水的通透性下降，尿浓缩能力下降。

第四节　尿生成的调节

尿生成的调节包括肾内自身调节、神经调节和体液调节。肾内自身调节包括肾血流量的自身调节、小管液中溶质浓度对肾小管功能的影响和球-管平衡，这在前文已述，本节主要讨论神经和体液因素的作用。

一、神经调节

肾脏主要受交感神经支配。肾交感神经兴奋时，末梢释放去甲肾上腺素，其作用主要有三方面：①使入球和出球小动脉都收缩，但前者的收缩程度更大，流入阻力增加，肾小球血流量减少，有效滤过压下降，滤过率减少；②刺激近球细胞分泌肾素，使血浆中血管紧张素和醛固酮含量增高，增加肾小管、集合管对钠和水的重吸收；③直接支配肾小管上皮细胞，促进近端小管和髓袢对 NaCl 和水的重吸收。三者的共同作用导致尿量减少。

二、体液调节

（一）抗利尿激素

1. 抗利尿激素的来源和作用　抗利尿激素（antidiuretic hormone，ADH）也称血管升压素，是由下丘脑视上核（为主）和室旁核细胞合成的九肽激素，经下丘脑 - 垂体束运送至神经垂体储存，需要时由轴突末梢释放入血。ADH 的主要作用是提高远曲小管和集合管上皮细胞对水的通透性，使小管液中水的重吸收量增多，尿量减少。ADH 的受体有 V_1 和 V_2 两种。V_1 受体分布于血管平滑肌，V_2 受体主要分布在肾远端小管后段和集合管上皮细胞。作用机制是：ADH 与远曲小管和集合管上皮细胞的 V_2 受体结合后，激活腺苷酸环化酶，使胞质内 cAMP 增加，蛋白质磷酸化，管腔膜上的水通道增多，对水的通透性增大，水的重吸收量增多（图 8-14）。

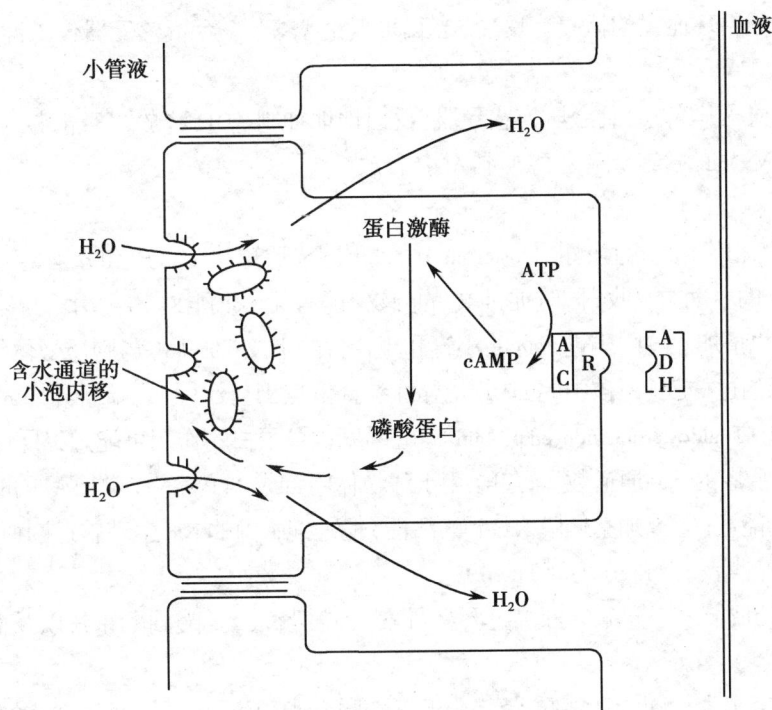

图 8-14　抗利尿激素的作用机制示意图

2. 抗利尿激素分泌的调节　ADH 的分泌主要受血浆晶体渗透压和循环血量改变的调节。

（1）血浆晶体渗透压：下丘脑视上核及周围区域有渗透压感受器，对血浆晶体渗透压的改变非常敏感。当大量出汗、严重呕吐或腹泻使机体失水多于溶质丧失时，血浆晶体渗透压升高，对渗透压感受器刺激作用增强，ADH 释放增多，水的重吸收增多，因而尿量减少；反之，大量饮清水后，血浆晶体渗透压下降,对渗透压感受器的刺激作用减小,ADH 释放减少,水的重吸收减少,尿量增多。大量饮清水后引起的尿量增多现象称为水利尿(water diuresis)。临床上常用水利尿试验来检测肾对尿液的稀释能力。但在相同的时间内饮等量的生理盐水,则尿量没有明显的增加(图 8-15)。病理情况下,下丘脑病变累及视上核和室旁核或下丘脑-垂体束时,ADH 合成和释放发生障碍,使尿量明显增加(每日可高达 20L),称为尿崩症(diabetes insipidus)。

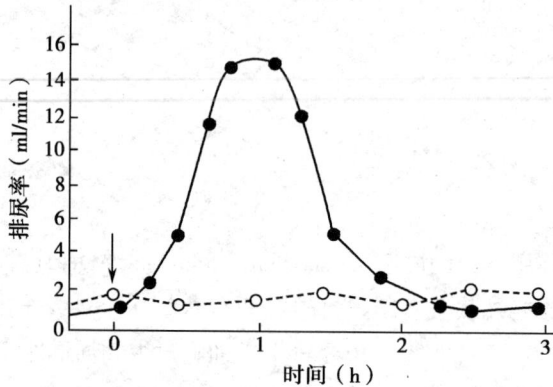

图 8-15　一次饮一升清水(实线)和饮一升生理盐水(虚线)排尿率示意图
箭头表示饮水时间

(2)循环血量:左心房和胸腔大静脉中存在容量感受器。当循环血量减少时,容量感受器所受刺激减少,经迷走神经传入中枢的冲动减少,对下丘脑的抑制作用减弱,ADH 释放量增多,肾对水的重吸收量增多,尿量减少,有利于循环血量的恢复。反之,当循环血量增多时,容量感受器传入冲动增加,导致 ADH 释放量减少,尿量增加。

(3)其他:动脉血压升高,可刺激压力感受器,反射性地抑制 ADH 释放;疼痛、缺氧、紧张及血管紧张素Ⅱ等促进 ADH 释放;弱的冷刺激和乙醇抑制 ADH 释放。

(二)醛固酮

1. 醛固酮的来源和作用　醛固酮(aldosterone)由肾上腺皮质球状带合成和分泌,主要作用是促进远曲小管和集合管对 Na^+ 的主动重吸收,同时促进 K^+ 的分泌,即有保 Na^+ 排 K^+ 的作用。当然在保钠的同时,使 Cl^- 和水的重吸收量也增加。醛固酮进入远曲小管和集合管的上皮细胞后,与胞质受体结合,形成激素-受体复合物;该复合物通过核膜,与核中的 DNA 特异性结合位点相互作用,调节特异性 mRNA 转录,最后合成多种醛固酮诱导蛋白(aldosterone induced protein)。醛固酮诱导蛋白的作用可能是:①生成管腔膜的 Na^+ 通道蛋白,从而增加管腔膜的 Na^+ 通道数量;②作用于线粒体中合成 ATP 的酶,增加 ATP 的生成,为上皮细胞的 Na^+ 泵提供更多的能量;③增加基侧膜 Na^+ 泵的活性,促进细胞内的 Na^+ 主动转运回血液和 K^+ 进入细胞,提高细胞内的 K^+ 浓度,有利于 K^+ 分泌(图 8-16)。

2. 醛固酮分泌的调节　醛固酮的分泌主要受肾素-血管紧张素-醛固酮系统以及血 Na^+ 和血 K^+ 浓度的调节。

(1)肾素-血管紧张素-醛固酮系统:肾素由近球细胞合成和分泌,是一种蛋白水解酶,可将血浆中的血管紧张素原水解为血管紧张素Ⅰ,血管紧张素Ⅰ在转换酶的作用下降解为血管紧张素Ⅱ,血管紧张素Ⅱ在氨基肽酶作用下水解为血管紧张素Ⅲ。血管紧张素Ⅱ可强烈收缩血管,也能刺激抗利尿激素和醛固酮的分泌,引起渴感;血管紧张素Ⅲ主要刺激醛固酮分泌,也有轻度缩血管作用。

通常情况下,肾素、血管紧张素和醛固酮三者在血浆中的水平保持一致,功能上密切相关,所以称为肾素-血管紧张素-醛固酮系统。该系统的活动强弱取决于肾素的释放量,而肾素释放受多方面因素的调节,包括肾内机制、神经和体液机制。①肾内机制:当循环血量减少,动脉血压下降,肾血流量将减少,对

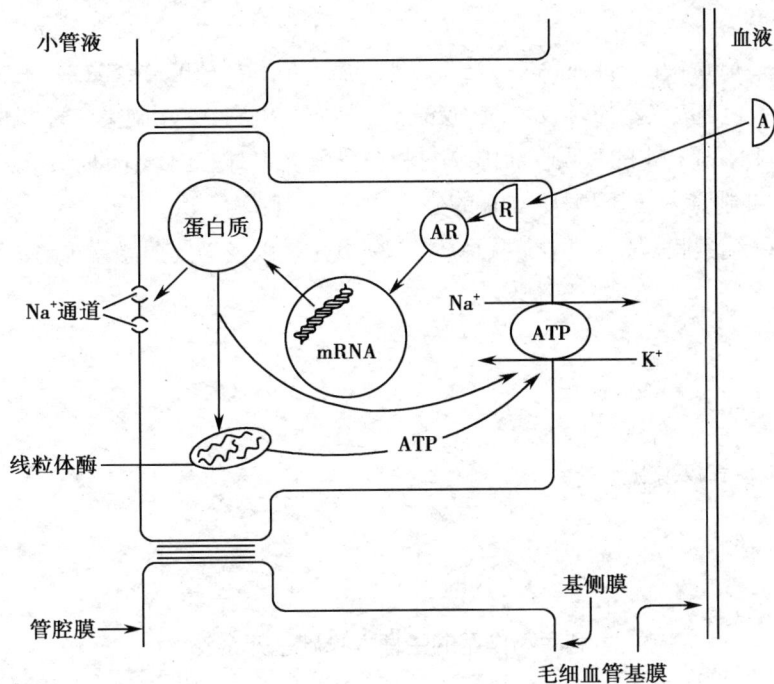

图 8-16　醛固酮作用机制示意图

A：醛固酮；R：受体

入球小动脉的牵张刺激减少，以致激活了入球小动脉牵张感受器；同时，由于肾入球小动脉血量减少，肾小球滤过率降低，到达致密斑的 Na^+ 量也因此减少，从而激活致密斑感受器。以上二者促进近球细胞释放肾素。②神经 - 体液机制：当肾交感神经兴奋时，末梢释放去甲肾上腺素，与近球细胞的 β 受体结合，促使肾素分泌量增加。血中的肾上腺素和去甲肾上腺素也可直接作用于近球细胞释放肾素，肾内生成的 PGE2、PGF2，也可刺激近球细胞释放肾素。血管紧张素、ADH 和心房钠尿肽等可抑制肾素释放。

（2）血 K^+ 和血 Na^+ 浓度：当血 K^+ 浓度升高和（或）血 Na^+ 浓度降低时，可促使肾上腺皮质球状带分泌醛固酮；反之，醛固酮的分泌将减少（图 8-17）。

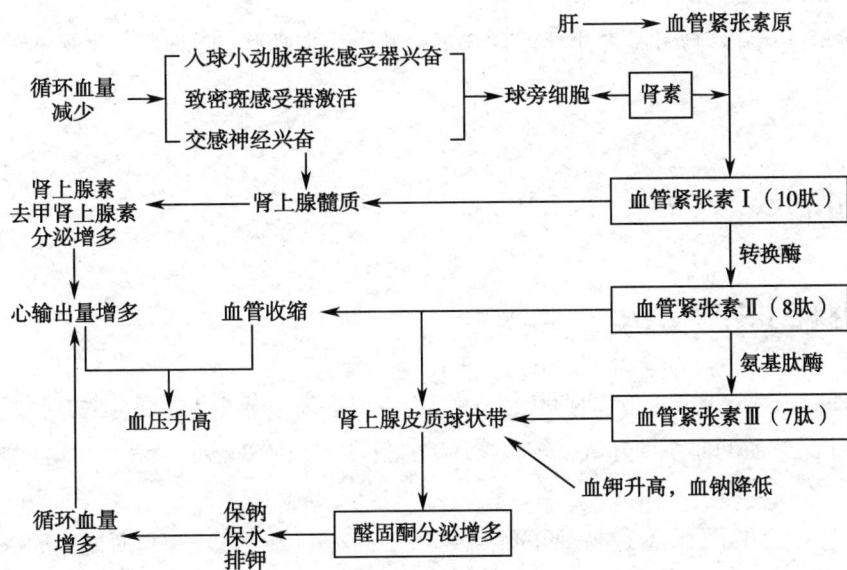

图 8-17　肾素 - 血管紧张素 - 醛固酮系统作用示意图

（三）心房钠尿肽

心房钠尿肽（atrial natriuretic peptide，ANP）是心房肌细胞合成和释放的肽类激素，主要作用是舒张血管，促进肾脏排 Na^+、排水。心房受牵拉时，ANP 释放增多。其作用机制是：①同集合管上的受体结合后，导致 Na^+ 通道关闭，抑制对 NaCl 和水的重吸收而排 Na^+ 排水；②舒张入球和出球小动脉，尤其是入球小动脉，增加肾小球滤过率；③抑制肾素、醛固酮及 ADH 的分泌。

另外，前列腺素、缓激肽、肾组织中激肽释放酶、一氧化氮以及糖皮质激素等对尿的生成也起到了一定的调节作用。

问题与思考

浅谈采用哪些方法可以增加尿量？

理论与实践

利尿药作用的生理学基础是什么？

利尿药是一类作用于肾脏，促使水、电解质排泄，增加尿量，治疗水肿的药物。它们通过影响尿生成的不同环节来达到利尿目的。

1. 增加肾小球的滤过率　凡能增加有效滤过压和肾血流量的药物均可利尿。如氨茶碱，通过增加心肌收缩能力，增加肾血流量和肾小球滤过率而利尿。因原尿量约 99% 被重吸收，所以这类药物利尿作用极弱。

2. 抑制肾小管的重吸收　①抑制 Na^+-H^+ 交换。H^+ 来源于肾小管上皮细胞内 CO_2 和 H_2O 生成的 H_2CO_3，这一反应需碳酸酐酶的催化。利用碳酸酐酶抑制剂乙酰唑胺使细胞内 H^+ 的生成减少，Na^+-H^+ 交换减弱，Na^+ 和 HCO_3^- 的重吸收减少，肾小管中渗透压增加，达到利尿目的。②抑制髓袢和远曲小管重吸收 NaCl，如呋塞米（速尿）和依他尼酸钠（利尿酸）等，作用于髓袢升支粗段，抑制 NaCl 主动重吸收，影响髓质高渗区的形成，具有强大的利尿作用。

3. 抑制肾小管的分泌作用　醛固酮具有保 Na^+ 排 K^+ 作用，如能对抗醛固酮的调节功能或直接抑制 Na^+-K^+ 交换，就会出现排 Na^+ 排水而利尿。

4. 渗透性利尿　如甘露醇可被肾小球滤过又不被肾小管重吸收，提高了小管液中渗透压，从而达到利尿目的。

第五节　清除率

一、清除率的概念和计算方法

清除率（clearance，C）是指肾在单位时间（每分钟）内能将多少毫升血浆中所含的某物质完全清除出去，这个被完全清除了某物质的血浆毫升数就是该物质的清除率。清除率表示肾在单位时间内清除某种物质的能力。

由清除率的定义可知，要计算某种物质的清除率（C，ml/min）需要测出单位时间内的尿量（V，ml/min）、尿中某物质的浓度（Ux，mg/100ml）和血浆中该物质的浓度（Px，mg/100ml）。因尿中排出的某物质的量均来自血浆，因此

$$U_x \times V = P_x \times C_x$$

亦即

$$C_x = \frac{U_x \times V}{P_x}$$

值得注意的是，清除率只是一个计算出来的数值。肾脏并不是只把部分血浆中的某一物质完全清除掉，对其余血浆不加处理，而是指1分钟肾脏排出某物质的量相当于多少毫升血浆中所含的该物质的量。

二、测定清除率的意义

（一）测定肾小球滤过率

肾脏每分钟从尿中排出某物质的量（$U_x \times V$）应为肾小球滤过量（$GFR \times P_x$，GFR 和 P_x 分别代表肾小球滤过率和滤液中浓度）、肾小管和集合管重吸收量（R_x）和分泌量（E_x）三者的代数和。若某物质在血浆中的浓度为 P_x，可经肾小球自由滤过（滤液中浓度也为 P_x），又不被肾小管重吸收和分泌，则

$$U_x \times V = GFR \times P_x - R_x + E_x$$

因 $R_x = 0$，$E_x = 0$，此时该公式应为：

$$U_x \times V = GFR \times P_x$$

$$GFR = \frac{U_x \times V}{P_x} = C_x$$

该物质的清除率就等于肾小球滤过率。菊粉（inulin）就是符合这个条件的物质。前面提到的肾小球滤过率为 125ml/min，就是通过测菊粉清除率得出的。

给受试者静脉注射一定量的菊粉，保持血浆菊粉浓度（P_{In}）维持在 1mg/100ml，测得每分钟尿量（V）为 1ml/min，尿菊粉浓度（U_{In}）为 125mg/min。则菊粉清除率（C_{In}）为

$$C_{In} = \frac{U_{In} \times V}{P_{In}} = \frac{125mg/100ml \times 1ml/min}{1mg/ml} = 125ml/min$$

所以肾小球滤过率为 125ml/min。

（二）测定肾血浆流量

如果血浆中某一物质，在经过肾循环一周后，通过滤过和分泌可以完全清除出去，则这一物质的清除率即等于每分钟肾血浆流量。即

$$U_x \times V = P_x \times C_x = P_x \times RPF$$

碘锐特（diodrast）和对氨基马尿酸（para-aminohippuric acid，PAH）就是符合上述条件的物质，故常应用它们测定肾血浆流量。

如果静脉注射碘锐特或 PAH 的钠盐，使其血浆浓度维持在 1～3mg/100ml，当血液流经肾 1 周后，血浆中碘锐特和 PAH 可几乎完全（约90%）被肾清除掉，肾静脉中的浓度将接近于 0，而实际不为 0。因为肾动脉的血液有一部分是供应肾单位以外的组织（如肾被膜、肾盂等），这部分血液不被肾小球滤过，也不被肾小管分泌。即其中的 PAH 则不能被清除。因此 PAH 的清除率只代表有效的肾血浆流量（有效 RPF）。若测得 C_{PAH} 为 594ml/min，则

$$PRF = \frac{C_{PAH}}{0.90} = \frac{594ml/min}{0.90} = 660ml/min$$

若已知 GFR = 125ml/min，则滤过分数（FF）为

$$FF = \frac{GFR}{RPF} = \frac{125ml/min}{660ml/min} \times 100\% = 19\%$$

根据肾血浆流量和红细胞比容,还可以计算出肾血流量(RBF)。若测得受试者的红细胞比容为 45%,肾血浆流量为 660ml/min,则

$$PRF = \frac{660ml/min}{100-45} \times 100 = 1200ml/min$$

(三)推测肾小管的功能

通过对各种物质清除率的测定,可以推测出肾小管对哪些物质具有净重吸收或净分泌。若一种物质的清除率小于肾小球滤过率(如尿素),说明肾小管对它有重吸收或重吸收大于分泌;若一种物质的清除率大于肾小球滤过率,说明肾小管对它有分泌或分泌大于重吸收。

第六节 尿的排放

一、尿液

(一)尿量

正常人每 24 小时尿量 1000~2000ml,平均 1500ml,和其他途径排出的水量及摄水量的多少有密切关系。若摄入水多,而且其他途径排出较少,则尿量增加;反之,尿量减少。若 24 小时尿量长期超过 2500ml,称为多尿;若 24 小时尿量长期在 100~500ml,称为少尿;24 小时尿量少于 100ml,称为无尿。尿量过少或过多均属异常。尿量过多,导致机体脱水;尿量过少,机体代谢的终产物难以排出,将给机体带来严重的不良影响。

相关链接

血液净化疗法的应用与发展

任何原因导致肾脏失去正常的功能,机体出现代谢产物潴留,水、电解质及酸碱平衡紊乱等,即为尿毒症。尿毒症对生命构成严重威胁,血液净化疗法是对此类患者对症治疗的重要措施之一。血液净化的含义是:通过一种净化装置,除去患者血液中的有害(毒)物质,从而达到治疗疾病的目的。其方法包括多种,下面简单介绍一下血液透析和腹膜透析。

1. 血液透析 又称人工肾透析。1944 年由 Koff 首先引入临床。其原理为通过半透膜的弥散作用清除代谢产物;利用超滤压及渗透压将水分从血液排除。该方法安全、易行,可应用于绝大部分的肾衰患者。

2. 腹膜透析 将腹膜作为半透膜,向腹腔内注入透析液,借助腹膜两侧的毛细血管内血浆及腹膜腔内透析液中的溶质浓度差和渗透压差,通过弥散及渗透,清除机体代谢废物和过多的水分。随着该技术水平的不断提高,现在越来越多的慢性肾衰患者采取此法进行治疗。

(二)理化特性

正常尿液呈淡黄色,其密度一般在 1.015~1.025 之间,最大变动范围为 1.002~1.035 之间;若尿的密度长期在 1.010 以下,表示尿的浓缩功能障碍,为肾功能不全的表现。尿的渗透压随尿液的浓缩和稀释有较大变化。

尿液一般偏酸性,pH 值介于 5.0~7.0 之间。尿液的酸碱度主要取决于食物的性质。荤素杂食者尿液偏酸性;而素食者尿液往往偏碱性。

尿液中的水分占 95%~97%,溶质占 3%~5%。溶质中以电解质和非蛋白含氮化合物为主,电解质主要

以 Na⁺、Cl⁻ 及 K⁺ 含量最多,非蛋白含氮物则以尿素为主。其他还有肌酐、对氨基马尿酸和尿胆素等。尿的化学成分主要来源于血浆,少部分来自肾组织。通过尿液成分的分析,可以了解体内物质代谢情况及肾脏的泌尿功能。

二、尿的排放

尿液在集合管内生成后,汇入乳头管,再经肾盏、肾盂、输尿管进入膀胱储存。当膀胱中尿液达一定量(400～500ml)时,会引起排尿反射,将尿排出体外。

(一)膀胱和尿道的神经支配

支配膀胱和尿道的神经有盆神经、腹下神经和阴部神经。

1. **盆神经** 盆神经起自脊髓 2～4 骶段,其中的副交感传出纤维可使膀胱逼尿肌收缩,尿道内括约肌舒张,促进排尿。

2. **腹下神经** 腹下神经的交感神经纤维起自腰髓,兴奋时,可使逼尿肌松弛,尿道内括约肌收缩,抑制排尿。

3. **阴部神经** 阴部神经起自脊髓 2～4 骶段前角,属躯体神经。兴奋时,可使尿道外括约肌收缩,阻止排尿,这一作用受意识支配。

上述 3 种神经中也含有传入纤维。传导膀胱充胀感觉的传入纤维神经在盆神经中;传导膀胱痛觉的传入神经在腹下神经中,传导尿道感觉的传入纤维在阴部神经中(图 8-18)。

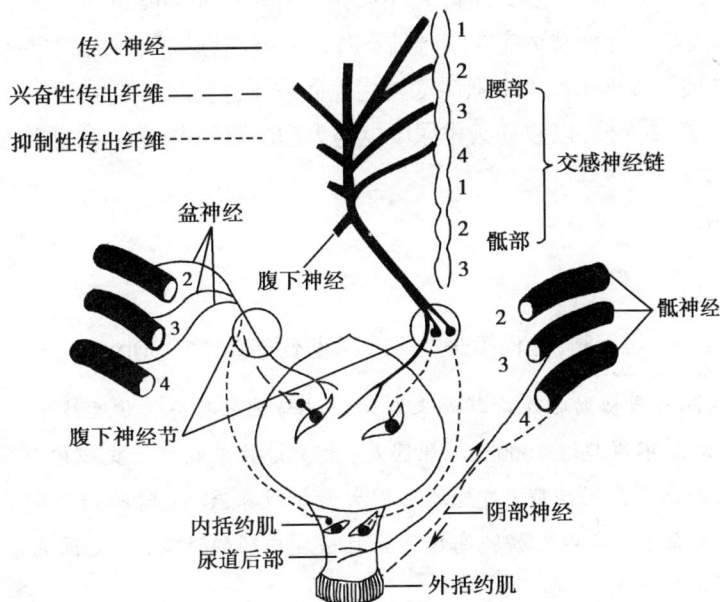

图 8-18 膀胱和尿道的神经支配

(二)排尿反射

排尿是一个反射过程,称为排尿反射(micturition reflex)(图 8-19)。其初级中枢在骶髓,但受高位中枢,尤其是大脑皮质的控制。当膀胱尿量小于 400ml 时,因膀胱平滑肌有良好的伸展性,膀胱内压无太大变化。当膀胱尿量充盈到 400～500ml 以上时,膀胱内压明显升高,膀胱壁上的牵张感受器受刺激而兴奋,冲动沿盆神经传入骶髓排尿反射初级中枢,同时冲动也到达脑干和大脑皮质排尿反射高级中枢,产生尿意。若环境许可,高级中枢发出兴奋性冲动到达骶髓初级中枢,使盆神经活动增强,膀胱逼尿肌收缩,同时腹下神经受抑制,尿道内括约肌松弛,尿液进入尿道刺激尿道感受器,冲动沿阴部神经再次传到骶髓排尿中枢,加强该中枢的活动,并反射性抑制阴部神经的活动,使尿道外括约肌松弛,于是尿液被强大的膀胱内压驱出。尿液对尿道的刺激可反射性加强排尿中枢的活动,属于正反馈。在排尿末期,由于尿道海绵体肌的收缩,可将残留于尿道内的尿液排出。另外,腹壁肌和膈肌有力地收缩、腹压增加进一步加强排尿。若环境不允许,人有意识地通过高级中枢对骶髓初级中枢产生抑制作用,阻止排尿。

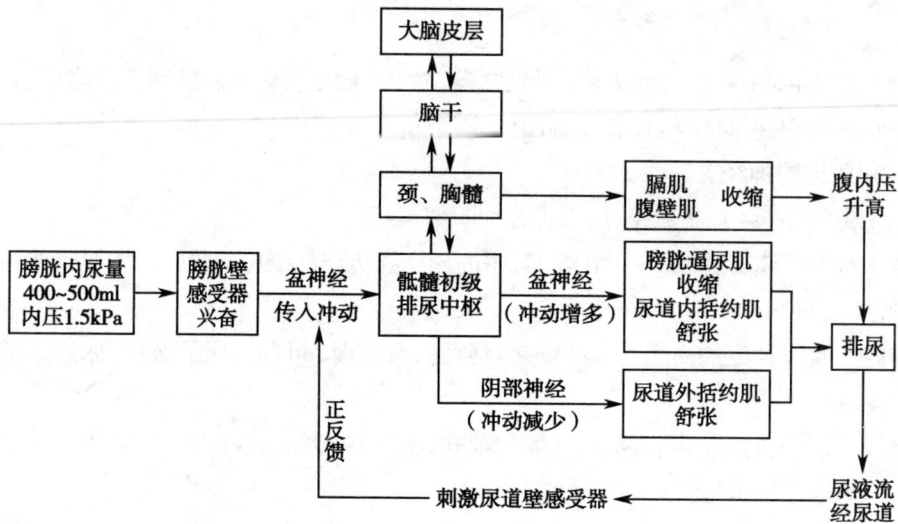

图8-19 排尿反射过程示意图

当储尿或排尿任何一个过程发生障碍时,均引起排尿异常(abnormality of micturition)。常见的排尿异常为尿频、尿潴留和尿失禁。在膀胱炎症或膀胱结石时,会引起膀胱逼尿肌经常性收缩,导致排尿次数过多,即尿频。若骶髓受损初级排尿反射中枢活动发生障碍或尿道受阻,则膀胱过度充盈,尿不能排出,导致尿潴留。当骶段以上脊髓受损,以致初级排尿中枢与大脑皮质失去联系时,排尿反射失去了意识控制,可引起尿失禁。

相关链接

导尿时,为何第一次排放尿液不能超过1000ml?

导尿术是临床上为治疗或协助临床诊断而采取的一种与排尿有关的护理技术。对膀胱高度膨胀且极度虚弱的患者,第一次放尿不得超过1000ml。原因是:大量排放尿液可使腹腔内压急剧下降,血液大量滞留在腹腔血管内,导致血压下降而虚脱;另外还可因大量排放尿液,使膀胱内压突然降低,还可导致膀胱黏膜急剧充血,从而发生血尿。所以对膀胱高度膨胀且极度虚弱的患者,一定注意第一次排放尿液不应超过1000ml,以免导致虚脱和血尿。

(朱大诚)

肾的主要功能是泌尿。尿生成包括：肾小球的滤过作用、肾小管和集合管的重吸收和分泌作用，最后形成终尿。

影响肾小球滤过的因素有滤过膜的面积和通透性、有效滤过压和肾血浆流量。近端小管重吸收的物质种类最多，数量最大，是重吸收的主要部位。正常情况下，小管液中的葡萄糖和氨基酸等，全部在近端小管重吸收；80%～90%的HCO_3^-、65%～70%的水和Na^+、K^+、Cl^-等，也在此重吸收。剩余的水和盐类的绝大部分在髓袢细段、远端小管和集合管重吸收。肾小管和集合管主要能分泌H^+、NH_3^+和K^+，分泌H^+、NH_3^+促进了HCO_3^-的重吸收，这对于体内酸碱平衡的维持具有重要的意义。

肾对尿液的浓缩稀释功能。髓袢升支粗段对NaCl的主动重吸收是髓质渗透压梯度建立的重要条件，尿素的再循环对内髓渗透压梯度的建立具有重要意义。髓质高渗梯度的形成和维持是髓袢的逆流倍增和直小血管的逆流交换作用完成的。

尿生成的调节包括肾内自身调节、神经调节和体液调节。肾内自身调节包括肾血流量的自身调节、小管液中溶质浓度对肾小管功能的影响和球 - 管平衡。体液调节主要有ADH和醛固酮。ADH的主要作用是提高远曲小管和集合管上皮细胞对水的通透性，使小管液中水的重吸收量增多，尿量减少。ADH的分泌受多种因素的影响，其中最重要的是血浆晶体渗透压和循环血量变化的调节。醛固酮的作用是保Na^+保水排K^+，其分泌主要受肾素 - 血管紧张素 - 醛固酮系统以及血Na^+和血K^+浓度的调节。

尿液储存于膀胱。当膀胱中尿液达一定量时，会引起排尿反射，将尿排出体外。

1. 试述肾在调节机体水、盐代谢和酸碱平衡中的作用。

2. 试述慢性肾炎患者常伴有贫血的原因。

3. 正常成人在下列情况下：大量饮水、静脉注射50%葡萄糖溶液20ml、静脉注射大量生理盐水，尿量各会出现什么变化？为什么？

4. 试述酸中毒可导致高血钾的原因。

5. 大量失血后尿量有何变化？为什么？

6. 两个中等度出血导致动脉血压下降至80mmHg（10.7kPa）的患者，一个用了阻断肾交感神经的药物，另一个未用。试问两人的肾小球滤过率和肾素分泌各有何不同？为什么？

第九章　感觉器官的功能

9

学习目标	
掌握	感受器的一般生理特性；眼的折光系统功能，视网膜的感光成像原理；眼的调节反应，近点，近视、远视、散光的产生原因及矫正方法；外耳与中耳的传音功能，耳蜗的感音换能作用。
熟悉	感受器、感觉器官的定义与分类；视力测定原理和方法，瞳孔对光反射及其生理意义；眼震颤及其生理意义；前庭器官的适宜刺激和感受原理。
了解	简化眼的主要光学参数，明适应与暗适应；咽鼓管的功能。

感觉是客观物质世界在人主观上的反映。人类生活的外环境和机体的内环境处于不断变化之中,这种变化形成的刺激首先作用于机体的各种感受器或感觉器官,再转化为相应的神经冲动,通过神经系统的传递和整合到达大脑皮质的特定区域,使人产生相应的感觉。因此,感觉的产生是由感受器或感觉器官、传入神经和大脑皮质三部分共同活动的结果。

第一节　概述

一、感受器和感觉器官

感受器(receptor)是指分布在体表或组织内部的专门感受机体内、外环境变化的结构或装置。感受器的结构形式是多种多样的:最简单的感受器就是外周神经末梢本身,如体表或组织内部与痛觉感受有关的游离神经末梢;有些感受器是在裸露的神经末梢周围包绕一些由结缔组织构成的被膜样结构,如环层小体和肌梭;同时体内也存在一些在结构和功能上都高度分化了的感受细胞,如视网膜中的视杆和视锥细胞是光感受细胞,耳蜗中的毛细胞是声感受细胞等,这些感受细胞连同它们的附属结构,构成各种复杂的感觉器官(sense organ)。人类最重要的感觉器官有眼、耳、前庭、嗅上皮、味蕾等,这些器官分布在头部,称为特殊感觉器官(special sense organ)。

机体的感受器种类繁多,有不同的分类方法。根据感受器所接受刺激的性质,将感受器分为机械感受器、温度感受器、光感受器、伤害性感受器和化学感受器;根据感受器分布部位的不同,可分为外感受器和内感受器。外感受器分布在体表,感受外部环境变化的信息,通过感觉神经传到中枢,可引起清晰的主观感觉,如声、光、触、味等感受器,它们对人类认识客观世界和适应外环境具有重要意义。内感受器存在于身体内部的器官或组织中,感受机体内部环境变化,如颈动脉窦的压力感受器、颈动脉体的化学感受器、下丘脑的渗透压感受器等。此外需要指出的是,并非所有从感受器始发的信息都可以到达中枢神经系统的高级部位引起感觉,有些感受器只是向中枢神经系统提供内、外环境中某些因素改变的信息,引起调节性反应,在主观上并不产生特定的感觉。

二、感受器的一般生理特性

(一)感受器的适宜刺激
感受器对不同形式刺激的敏感性不同,一种感受器只对某种特定形式的能量变化最敏感,这种形式的刺激称该感受器的适宜刺激(adequate stimulus)。例如一定波长的电磁波是视网膜光感受细胞的适宜刺激,一定频率的机械震动是耳蜗毛细胞的适宜刺激。适宜刺激必须具有一定的刺激强度和时间才能引起感觉,每种感受器都有一定的感觉阈值(sensory threshold)。另外,某些感受器并不只是对适宜刺激起反应,对于一些非适宜刺激也可发生反应,但所需的刺激强度常常要比适宜刺激大得多。因此,机体内、外环境中所发生的各种形式的变化,总是先作用于和它们相对应的那种感受器。因为动物在长期进化过程中,逐步形成了具有各种特殊结构和功能的感受器以及相应的附属结构,使得它们有可能对内、外环境中的变化进行灵敏的感受和精确的分析。

(二)感受器的换能作用
各种感受器在功能上的一个共同特点是,能把作用于它们的各种形式的刺激能量转换为传入神经的动作电位,这种能量转换过程称为感受器的换能作用(transducer function)。在换能过程中,一般不是直接把刺激能量转变为神经冲动,而是先在感受器细胞或感觉神经末梢引起相应的电位变化,在感受器细胞的称为感受器电位（receptor potential），在感觉神经末梢的称为启动电位（generator potential）。作用于感受器的刺激，其强度与作用时间必须达到一定的阈值，才能引起感受器的兴奋，即产生感受器电位。对于神经末梢感受器来说，感受器电位就是启动电位，但对于特化的感受器来说，启动电位只是感受器电位传递到神经末梢的部分。感受器电位和启动电位的性质与终板电位一样，是一种局部电位。感受器电位和启动电位的产生并不意味着感受器功能的完成，只有当这些过渡性电变化使该感受器的传入神经纤维发生去极化并产生"全或无"式的动作电位时，才标志着这一感受器或感觉器官作用的完成。

（三）感受器的编码功能

感受器把外界刺激转换成神经动作电位时，不仅仅是发生了能量形式的转换，更重要的是把刺激所包含的环境变化的信息也转移到了动作电位的序列之中，这就是感受器的编码功能。各感觉中枢根据这些电信号的特定排列组合进行分析综合，才获得了对外界的各种主观感觉。不同种类感觉的引起，不但决定于刺激的性质和被刺激的感受器种类，而且也决定于传入冲动所到达的大脑皮层的特定部位。感受过程中的编码并不是仅仅发生在感受器部位，事实上传入信息在中枢神经元网络的传输和处理过程中，也在不断地进行编码。关于感受器是如何将外界刺激编码并转移到传入神经的电信号序列之中，目前还不完全清楚。

（四）感受器的适应现象

当某一强度的刺激作用于感受器时，虽然刺激仍在继续作用，但由其所诱发的感觉传入神经纤维上的动作电位频率已开始下降，这一现象称为感受器的适应。适应是所有感受器的一个功能特点，但适应的程度可因感受器的类型不同而有很大的差别。通常可把它们分为快适应感受器和慢适应感受器两类。快适应感受器以皮肤触觉感受器为代表。例如给皮肤的环层小体施加恒定的压力刺激时，仅在刺激开始的短时间内有传入冲动发放，以后虽然刺激仍在作用，但其传入冲动的频率却很快下降到零。显然这种感受器不能用于传递持续性的信息，但是对于刺激的变化却十分敏感，故适于传递快速变化的信息，这对生命活动是十分重要的，它可以探索新异的物体或障碍物，有利于感受器及中枢再接受新的刺激。慢适应感受器以肌梭、颈动脉窦压力感受器和关节囊感受器为代表，它们的共同特点是，在刺激持续作用时，一般只是在刺激开始后不久出现冲动频率的某些下降，以后可以较长时间维持在这一水平。感受器的这种慢适应过程有利于机体对某些功能状态如姿势、血压等进行长期持续的监测，并根据其变化随时调整机体的功能。

第二节　视觉器官

视觉是指通过视觉系统的外周感觉器官，接受外界环境中一定波长范围内的电磁波刺激，经中枢结构中有关部分的编码、加工及分析后而获得的主观感觉。人类的视觉高度发达，人脑所获得的关于周围环境的信息中，大约有70%以上来自视觉。通过视觉系统，我们能感知外界物体的大小、形状、颜色、明暗、远近和表面细节等。所以说，视觉是人类极其重要的感觉。

引起视觉的外周感觉器官是眼，图9-1是人右眼的水平切面示意图。眼内与产生视觉直接相关的结构由眼的折光系统和感光系统组成。折光系统由角膜、房水、晶状体和玻璃体组成；感光系统由视网膜上所含的感光细胞及与其相联系双极细胞和视神经节细胞构成。人眼的适宜刺激是波长为380～760nm的电磁波，在这个可见光谱范围内，来自外界物体的光线，透过眼的折光系统，在

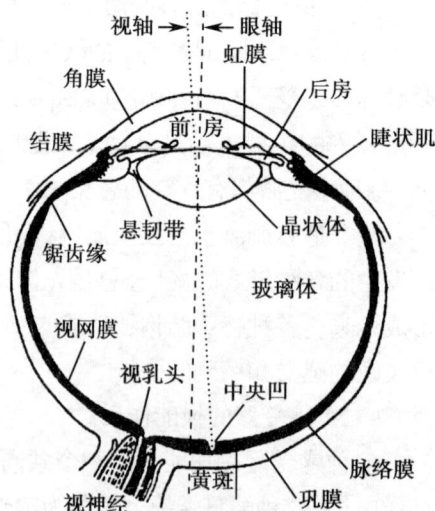

图9-1　右眼的水平切面示意图

视网膜上成像；视网膜上含有视锥细胞和视杆细胞，能将外界光刺激所包含的视觉信息转变成电信号并进行编码，由视神经传入视觉中枢，最后形成视觉。

一、眼的折光功能

（一）眼的折光系统的光学特性

人眼的折光系统是一个复杂的光学系统。射入眼内的光线，通过角膜、房水、晶状体和玻璃体四种折射率不同的介质和四个屈光度不同的折射面（角膜的前表面和后表面，晶状体的前表面和后表面）才能在视网膜上形成物像。折光系统最主要的折射发生在角膜。

正常成人眼处于安静状态而不进行调节时，它的折光系统后主焦点的位置恰好是视网膜所在位置。对人眼来说，来自 6m 以外物体的各发光点的光线，都可以认为是近乎平行的，因而可以在视网膜上形成图像。当然，人眼不能无条件看清任意远处的物体。例如，人眼可以看清楚月亮表面较大的阴影，但不能看清楚这些星体表面较小的物体或特征。其原因是，如果来自某物体的光线过弱，或它们在空间和眼内传播时被散射或吸收，它们到达视网膜时已减弱到不足以兴奋感光细胞的程度，这样就不可能被感知；另外，如果物体过小或离眼的距离过远，则在视网膜上成像就过小，如果小到视网膜的分辨能力的限度以下时，也不能被感知。

（二）眼内光的折射与简化眼

眼的折光系统是由多个折光体所构成的复合透镜，用一般几何光学的原理画出光线在眼内的行进途径和成像情况时，显得十分复杂。因此，有人根据眼的实际光学特性，设计了与正常眼在折光效果上相同，但更为简单的等效光学系统或模型，称为简化眼（reduced eye）。简化眼模型由一个前后径为 20mm 的单球面折光体构成，折射率为 1.333，外界光线只在由空气进入球形界面时折射一次，该球面的曲率半径为 5mm，即节点在球形界面后方 5mm 的位置，像方焦点正好相当于视网膜的位置。这个模型和正常安静时的人眼一样，能使平行光线聚焦在视网膜上（图 9-2）。

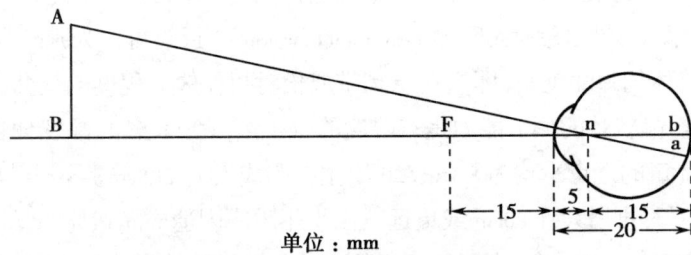

图 9-2 简化眼及其成像情况
n 为节点，AnB 和 anb 是两个相似三角形；如果物距已知，就可由物体大小算出物像
大小，也可算出两三角形对顶角（即视角）的大小

利用简化眼可以方便地计算出不同远近的物体在视网膜上成像的大小。如图 9-2 所示，AnB 和 anb 是具有对顶角的两个相似三角形，因而，

$$\frac{AB（物体的大小）}{Bn（物体至节点的距离）} = \frac{ab（物像的大小）}{nb（节点至视网膜的距离）}$$

式中 nb 固定不变，相当于 15mm，根据物体的大小和它与眼睛的距离，就可算出物像的大小。此外，利用简化眼可以算出正常人眼能看清的物体在视网膜上成像大小的限度。实际上，正常人眼在光照良好的情况下，如果在视网膜上的像小于 5μm 一般不能产生清晰的视觉，表明正常人的视力或视敏度有一个限度。人眼所能看清的最小视网膜像的大小，大致相当于视网膜中央凹处一个视锥细胞的直径。

（三）眼的调节

当眼在看远处物体（6m以外）时，从物体上一点发出的所有进入眼内的光线可认为是平行光线，对正常眼来说，不需任何调节就能成像在视网膜上；通常将眼不作任何调节所能看清的物体的最远距离称为远点（far point of vision）。正常眼的远点理论上应为无限远。

当眼看近物（6m以内）时，则从物体上一点发出的进入眼内的光线不是平行的，而是呈不同程度的辐散，通过眼的折光系统将成像在视网膜之后。由于光线到达视网膜时尚未聚焦，因而物像是模糊的，由此也只能产生一个模糊的视觉形象。但正常眼在看近物时也非常清楚，这是由于眼在看近物时已进行了调节，使进入眼内的光线经过较强的折射，最终也能成像在视网膜上。人眼的调节即折光能力的改变，主要靠晶状体形状的改变来实现，此外，瞳孔的调节及两眼球的会聚也起着重要的作用。

1. 晶状体的调节 晶状体的调节是根据所看物体的远近，通过反射活动改变晶状体的凸度，从而改变它的折光能力，使射入眼内的光线经折射后总能聚焦在视网膜上。

晶状体是一个双凸透镜形富有弹性的透明体，由晶状囊和晶状纤维组成。晶状体周边由悬韧带与睫状体相连，睫状体内有平滑肌，称为睫状肌，受动眼神经中副交感神经支配。

当看远物时，睫状肌处于松弛状态，这时悬韧带保持一定的紧张度，晶状体受悬韧带的牵拉，其形状相对扁平；当看近物时，可反射性地引起睫状肌收缩，导致连接于晶状体囊的悬韧带松弛，晶状体因其自身弹性而变凸，使晶状体前表面的曲率增加，折光力增大，从而使物像前移，成像在视网膜上（图9-3）。

眼视近物时晶状体形状的改变，是通过反射实现的。视网膜上模糊物像到达视区皮层，其下行冲动经锥体束到达中脑的正中核，再经动眼神经中副交感神经前纤维核团传到睫状神经节，最后到达睫状肌，使睫状肌的环行肌收缩，悬韧带松弛，晶

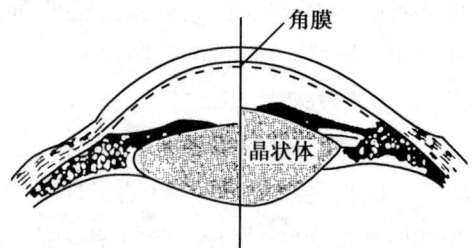

图9-3 眼调节前后晶状体形状的改变
左侧为安静时的情况，右侧为看近物经过调节后的情况，注意晶状体前凸比后凸明显

状体由于其自身的弹性而向前方和后方凸出。如物体距眼越近，入射光线辐散程度就越大，晶状体经调节也会变得越凸，折光能力增大，使辐散光线聚焦在视网膜上。晶状体最大调节能力可用眼能看清眼前物体的最近距离来表示，这个距离或限度称为近点（near point of vision）。近点可作为判断眼的调节能力大小的指标。近点越近，说明晶状体的弹性越好，即它在悬韧带放松时可作较大程度的变凸，因而使距离更近的物体也能成像在视网膜上。晶状体的调节能力是有限度的，随着年龄的增加，晶状体自身的弹性下降，调节能力降低。例如：10岁儿童的近点平均为8.3cm，20岁左右的成人为11.8cm，45岁以后调节能力显著减弱，表现为近点变远，而60岁时可增大到80cm或更远。由于年龄原因造成晶状体的弹性明显下降，看近物时不清楚，这种现象称为老视（presbyopia），即通常所说的老花眼。矫正的方法是，看近物时戴凸透镜，以弥补晶状体调节能力的不足。儿童时期过久地注视近物可引起睫状肌疲劳而影响晶状体的调节能力。

2. 瞳孔的调节 正常人眼瞳孔的直径可变动于1.5～8.0mm，瞳孔的大小可以调节进入眼内的光量。看近物时，可反射性地引起双侧瞳孔缩小，这就是瞳孔近反射或称瞳孔调节反射。瞳孔缩小可减少入眼的光线量并减小折光系统的球面像差和色像差，使视网膜成像更为清晰。该反射是通过动眼神经中的副交感神经纤维兴奋引起瞳孔括约肌收缩，使瞳孔缩小。

瞳孔的大小可随光线的强弱而改变，弱光下瞳孔散大，强光下瞳孔缩小。瞳孔的大小随入射光线的强弱而反射性改变称为瞳孔对光反射（pupillary light reflex）。它是眼的一种重要的适应功能。其意义在于调节进入眼内的光线量，使视网膜不致因光亮过强而受到损害；也使弱光下仍能产生清晰的视觉。瞳孔对光反射的效应是双侧性的，光照射一侧眼时，两眼瞳孔同时缩小，称为互感性对光反射。瞳孔对光反射的中枢在中脑，因此临床上把它作为判断病人中枢神经系统病变的部位、麻醉的深度以及病情危险程度的重要指标。

3. 眼球会聚　当双眼注视一个由远移近的物体时,两眼球内收及视轴向鼻侧会聚,称为眼球会聚。眼球会聚是由于两眼球内直肌反射性收缩所致,也称为辐辏反射。这种反射可使双眼看近物时物体成像于两眼视网膜的对称点上,避免复视而产生单一的清晰视觉。该反射是通过晶状体的调节中枢传出冲动达到正中核后再经动眼神经核和动眼神经传到内直肌引起肌肉收缩,使双眼球会聚。

理论与实践

阿托品的临床应用

阿托品是 M 型胆碱能受体拮抗剂,可阻断多数副交感神经节后纤维的兴奋作用。人视近物时可反射性地引起晶状体变凸,由于晶状体调节反射的传出途径为副交感胆碱能纤维,并通过 M 受体起作用,因此,当阿托品液滴入眼内时,便可阻断副交感神经的传出效应,使晶状体变凸受阻,引起视物模糊不清。此外,阿托品还可阻断支配瞳孔括约肌的副交感神经紧张性活动,可引起瞳孔扩大,临床用于验光配镜及眼底检查等。但由于扩瞳可使虹膜退向四周边缘,造成对前房角的压迫,使其间隙变窄,影响房水回流入巩膜静脉窦,导致眼压升高,所以阿托品禁用于青光眼。

(四)眼的折光能力异常

正常人眼的折光系统无需进行调节就可使平行光线聚焦于视网膜上,因而可以看清远处的物体;经过调节的眼,只要物体离眼的距离不小于近点,就能在视网膜上形成清晰的像,称为正视眼。若眼的折光能力异常,或眼球的形态异常,使平行光线不能在未调节的眼的视网膜上成像,则称为非正视眼,也称屈光不正,包括近视眼、远视眼和散光眼。

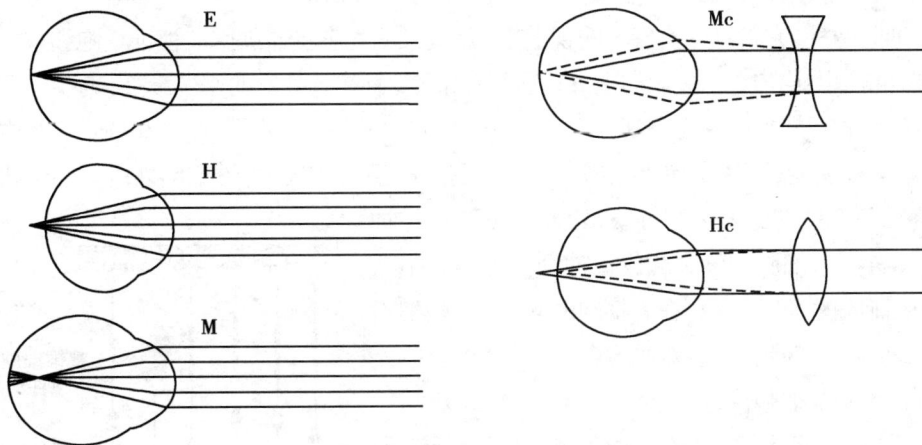

图9-4　眼的折光异常及其矫正

E:正视眼;H:远视眼;M:近视眼;Mc:近视眼的矫正;Hc:远视眼的矫正

1. 近视(myopia)　近视的发生是由于眼球前后径过长或折光系统的折光能力过强,故远物发出的平行光线被聚焦在视网膜的前方,而在视网膜上形成模糊的图像(图9-4,M)。近视眼看近物时,由于近物发出的是辐散光线,故不需调节或只做较小程度的调节,就能使光线聚焦在视网膜上,所以能看清近处物体。近视眼的近点和远点都移近。近视眼的形成,一部分由遗传因素引起,一部分由后天用眼不当造成,如阅读姿势不正、照明不足、阅读距离过近或持续时间过长、字迹过小等引起,因此,纠正不良的阅读习惯,注意用眼卫生,是预防近视眼的有效方法。近视眼可用凹透镜矫正。

2. 远视(hyperopia)　远视的发生是由于眼球的前后径过短或折光系统的折光能力太弱,故来自远物的平行光线聚焦在视网膜的后方(图9-4,H),因而在视网膜上亦形成模糊的图像。新生儿的眼轴往往过短,多呈远视,在发育过程中眼轴逐渐变长,一般6岁时成为正视眼。远视眼在看远物时,需要经过眼的调节才能使进入眼的光线聚焦在视网膜上。远视眼看近物时,需作更大程度的调节方能看清物体。由于晶状体的调节是有限度的,因此远视眼的近点距离比正视眼大。远视眼不论看近物还是远物都需要进行调节,故易发生疲劳。如长时间近距离阅读时可因调节疲劳而产生头痛。纠正远视眼可用凸透镜。

3. 散光(astigmatism) 正常人眼折光系统的各折光面都是正球面,球面上各个方向的曲率半径相同。散光是指眼的角膜表面不呈正球面,即角膜表面不同方位的曲率半径不相等,部分经曲率半径正常的角膜表面折射的光线将聚焦在视网膜上,而经曲率半径较小或较大的角膜表面折射的光线将聚焦在视网膜的前方或后方。因此,平行光线进入眼内不能在视网膜上形成焦点,造成视物不清或物像变形。除角膜外,晶状体表面曲率异常也可引起散光。纠正散光可用柱面镜。

二、眼的感光功能

眼的感光系统由视网膜构成。来自外界物体的光线,通过眼的折光系统在视网膜上形成的物像,只是一种物理范畴的像,只有物像被视网膜的感光细胞所感受,并将其转换为神经纤维上的电信号传入中枢,经中枢分析处理后才形成主观意识上的感觉。

(一)视网膜的结构特点

视网膜是一层透明的神经组织膜,仅0.1~0.5mm厚,但结构非常复杂。组织学上按主要细胞层次将视网膜分为4层,从外向内分别为色素上皮层、感光细胞层、双极细胞层和神经节细胞层(图9-5)。色素上皮细胞内含有黑色素颗粒,能防止光线反射对视觉的影响,也能消除来自巩膜侧的散射光线。色素上皮层不属于神经组织,血液的供应来自脉络膜一侧,与视网膜其他层接受来自视网膜内表面的血供有所不同,临床上见到的视网膜脱离即发生在此层与其他层之间。色素上皮层的内侧为感光细胞层。感光细胞层分视杆细胞和视锥细胞两种,它们都含有特殊的视色素,是真正的光感受器细胞。视锥细胞和视杆细胞在视网膜的不同区域分布很不均匀。中央凹的中央只有视锥细胞,且在该处它的密度最高,而中央凹的两侧则迅速下降。视锥细胞和视杆细胞形态上都分为三部分,由外向内依次为外段、内段和终足。其中外段是感光色素集中的部位,在换能过程中起重要作用,视杆细胞外段呈长杆状,视锥细胞外段呈圆锥状。两种感光细胞都通过终足与双极细胞发生突触联系,双极细胞再与神经节细胞联系,神经节细胞的轴突构成视神经。视网膜中除了这种纵向的细胞间联系外,还存在着横向的联系,这些细胞的突起在两层细胞间横向延伸,在水平方向传递信号;有些无长突细胞还可直接向节细胞传递信号。

研究表明,在人的视网膜中存在着两种感光换能系统,即视锥系统和视杆系统。视杆系统由视杆细胞和与它们相联系的双极细胞以及神经节细胞等组成,对光的敏感度较高,能在昏暗的环境中感受弱光刺激而引起暗视觉,但无色觉,对被视物体的分辨能力差,又称晚光觉或暗视觉(scotopic vision)系统;视锥系统由视锥细胞和与它们相联系的双极细胞及神经节细胞等组成,它们对光的敏感性较差,只有在强光条件下才能被激活,但视物时可以辨别颜色,且对被视物体的细节有较高的分辨能力。这一系统又称为昼光觉或明视觉(photopic vision)系统。

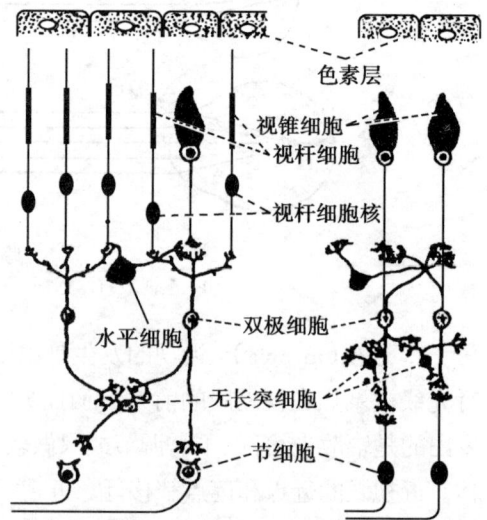

图9-5 视网膜的主要细胞层次及其联系模式图
左半部示周围区域,右半部示中央凹

(二）视杆细胞的感光原理

有研究证明，人视网膜中含有一定纯度的视色素，它在暗处呈紫红色，即视紫红质（rhodopsin）。视紫红质具有光谱吸收的特性，其吸收峰值在 500nm 左右，波长基本上和暗视时的光谱敏感性曲线相一致。这一事实提示，这种视色素的光化学作用可能是晚光觉的基础。

1. 视紫红质的光化学反应 视紫红质是一种结合蛋白质，由一分子视蛋白（opsin）和一分子视黄醛（retinal）的生色基团组成。视黄醛由维生素 A 转变而来，后者是一种不饱和醇，在体内可以氧化成视黄醛。视紫红质在光照时迅速分解为视蛋白和视黄醛，这是一个多阶段反应，首先视黄醛分子在光照时发生分子构象的改变，进而导致视蛋白分子构象发生改变，经过较复杂的信号传递，诱发视杆细胞出现感受器电位。在这一过程中，视色素失去颜色，称为漂白。

视紫红质的光化学反应是一个可逆反应，在光亮处分解的视紫红质，在暗处又可重新合成，其反应的平衡点决定于光照的强度。光线较暗时，其合成过程大于分解过程，视网膜中上的视紫红质合成也愈多，使视网膜对弱光敏感；相反，人在亮处时，视紫红质的分解过程大于合成过程，视杆细胞几乎失去感受光刺激的能力，此时人的视觉靠视锥系统来完成。视紫红质的再合成过程中，全反型视黄醛转变为 11- 顺型视黄醛，该过程需要一种异构酶，这种异构酶在视网膜色素上皮中存在。全反型视黄醛必须从视杆细胞中释放出来，被色素上皮摄取，再异构化为 11- 顺型视黄醛，并返回到视杆细胞与视蛋白结合，形成视紫红质。此外，全反型的视黄醛也可转变为全反型视黄醇（维生素 A 的一种形式），然后在异构酶的作用下转变为 11- 顺视黄醇，最后转变为 11- 顺视黄醛，并与视蛋白结合，形成视紫红质。另一方面，贮存在色素上皮中的维生素 A，即全反视黄醇，同样可以转变为 11- 顺视黄醛。在视紫红质分解和再合成的过程中，有一部分视黄醛被消耗，要靠食物中的维生素 A 来补充。长期维生素 A 摄入不足，就会影响人在暗光下的视力，引起夜盲症。

2. 视杆细胞的感受器电位 视杆细胞的外段是进行光电转换的关键部位。视杆细胞的外段中含有近千个膜盘，每个膜盘约含 100 万个视紫红质分子。这样的结构使进入视网膜的光量子有更多的机会碰到视紫红质。有人用细胞内微电极技术，研究了视杆细胞外段内外的电位差在光照前后的变化，结果发现在视网膜未经光照时，视杆细胞的静息电位只有 $-30mV \sim -40mV$，比一般细胞小得多。经分析表明，这是由于外段膜在无光照时，就有相当数量的 Na^+ 通道处于开放状态并有持续的 Na^+ 内流所造成的。而内段膜中 Na^+ 泵的持续活动将 Na^+ 移出膜外，这样就维持了膜内、外的 Na^+ 平衡。当视网膜接受光照时，可看到外段膜两侧电位短暂地向超极化的方向变化，表现为一种超极化型的慢电位，即视杆细胞的感受器电位。

（三）视锥细胞的感光原理与色觉

视锥细胞的外段也有与视杆细胞类似的膜盘结构，膜盘膜上含有三种不同的视锥色素，分别存在于三种不同的视锥细胞中。视锥细胞的视色素也是由视蛋白和 11- 顺视黄醛结合而成的，只是视蛋白的分子结构略有不同。正是由于视蛋白分子结构中的这种微小差异，决定了与它结合在一起的视黄醛分子对某种波长的光线最为敏感，因而才可以区分出三种不同的视锥色素。光线作用于视锥细胞外段时，在它们的外段膜两侧也发生同视杆细胞类似的超极化型感受器电位，作为光电转换的第一步，最终在相应的神经节细胞上产生动作电位。

视锥细胞功能的重要特点是它具有辨别颜色的能力。正常视网膜可分辨波长 380 ~ 760nm 之间的约 150 种不同的颜色，每种颜色都与一定波长的光线相对应。因此，在可见光谱的范围内，波长长度只要有 3 ~ 5nm 的增减，就可被视觉系统分辨为不同的颜色。显然，视网膜中不可能存在上百种对不同波长的光线起反应的视锥细胞或视色素。关于颜色视觉产生的机制，目前广为接受的是视觉的三原色学说。该学说认为在视网膜上分布有三种不同的视锥细胞，分别含有对红、绿、蓝三种光敏感的视色素。当某一波长的光线作用于视网膜时，以一定的比例使三种视锥细胞分别产生不同程度的兴奋，这样的信息传至中枢，就会产生某一种颜色的感觉。例如，红、绿、蓝三种视锥细胞兴奋程度的比例为 4:1:0 时，产生红色的感觉;三者的比例为 2∶8∶1 时,产生绿色的感觉,当三种视锥细胞受到同等程度的三色光刺激时,将引起白色的感觉等。

三原色学说也能较合理地解释色盲和色弱的发病机制。色盲(color blindness)是一种对全部颜色或某些颜色缺乏分辨能力的色觉障碍。色盲可分为全色盲和部分色盲。全色盲极为少见,表现为只能分辨光线的明暗,呈单色视觉。部分色盲是由于分别缺乏相应的视锥细胞所致,以红色盲与绿色盲较多见,患者表现为对红色与绿色的分辨障碍,故临床上都不加区别地称为红绿色盲,而蓝色盲则极为罕见。色盲绝大多数是由遗传因素引起,只有极少数是由视网膜病变引起。有些色觉异常的产生并非由于缺乏某种视锥细胞,而是由于某种视锥细胞的反应能力较弱所致,使患者对某种颜色的识别能力较正常人稍差,这种色觉异常称为色弱,色弱常由后天因素引起。

三、与视觉有关的几种生理现象

(一)视力

视力也称视敏度(visual acuity),是指眼对物体微细结构的分辨能力,通常用视角的大小作为衡量指标。视角是指物体上两点光线射入眼球在节点处相交所形成的夹角。视角越小,表示视力越好。目前国际上检查视力常用的测定图标有两种,一种是用 Landolt 环测定视力,图标是一个带缺口的环,测定视力时,将视力表置于眼前 5m 处,以能分辨最小缺口所对应的视角的倒数为该被检者的视力;如测定结果为 1 分度,则该人的视力即为 1.0,正常人视力可达到 1.0~1.5。国际上通用的另一种图标是 Snellen 图,这是一组大小不一的字母 E,视力可用下式计算:V=d/D,式中 V 为实际视力,d 为测试图与被检者的距离,D 为能分辨的最小字母 E 的黑柱所对应的视角为 1 分度时所处的距离。检查视力时,应将视力表置于眼前 5m 处,而视力表上 1.0 行的 E 字符号,两个光点所发出的光线通过节点交叉所形成的夹角为 1 分度。利用简化眼可算出此时视网膜像的大小正好为 5μm,稍大于视网膜中央凹处一个视锥细胞的直径,此时两点刚好隔着一个未被兴奋的视锥细胞,当冲动传入中枢后,就会产生两点分开的感觉。因此把能够辨认 1.0 行 E 字作为眼的正常视力的判断标准。

(二)暗适应和明适应

当人长时间在明亮环境中而突然进入暗处时,最初看不见任何物体,经过一定时间后,视觉敏感度才逐渐增高,能逐渐看见在暗处的物体,这种现象称为暗适应(dark adaptation)。暗适应是人眼在暗处对光的敏感度逐渐提高的过程。一般是在进入暗处后的最初几分钟内,人眼感知光线的阈值出现一次明显的下降,以后再次出现更为明显的下降;大约进入暗处 25~30 分钟时,阈值下降到最低点,并稳定于这一水平。暗适应分为两个阶段,阈值第一次下降与视锥细胞视色素的合成增加有关;第二次下降即暗适应的主要阶段,与视杆细胞中视紫红质的合成增强有关。

当人长时间在暗处而突然进入明亮处时,最初感到一片耀眼的光亮,也不能看清物体,稍待片刻后才能恢复视觉,这种现象称为明适应(light adaptation)。明适应的进程很快,通常在几秒钟内即可完成。其机制是视杆细胞在暗处蓄积了大量的视紫红质,进入亮处遇到强光时迅速分解,因而产生耀眼的光感。待视紫红质迅速分解之后,对光较不敏感的视锥细胞才能在亮处感光而恢复视觉。

(三)视野

单眼固定注视前方一点时,该眼所能看到的空间范围,称为视野(visual field)。视野的最大界限应以它和视轴形成的夹角大小来表示。在同一光照条件下,用不同颜色的目标物测得的视野大小不一,白色视野最大,其次为黄蓝色,再次为红色,绿色视野最小。视野的大小可能与各类感光细胞在视网膜中的分布范围有关。另外,由于面部结构(鼻和额)阻挡视线;也影响视野的大小和形状。人颞侧和下方的视野较大,而鼻侧与上方的视野较小。临床上检查视野可帮助诊断眼和脑的一些病变。

（四）双眼视觉和立体视觉

两眼同时看某一物体时产生的视觉称为双眼视觉（binocular vision）。人和灵长类动物的双眼都在头部的前方，两眼的视野大部分重叠。双眼视物时，两眼视网膜上各形成一个完整的物像，来自物体同一部分的光线成像于两眼视网膜对称点上，在主观上产生单一物体的视觉，而不产生两个物体的感觉。眼外肌瘫痪或眼内肿瘤压迫等都可使物像落在两眼视网膜的非对称点上，因而在主观上产生一定程度上互相重叠的两个物体的感觉，称为复视。双眼视觉的优点是可以弥补单眼视野中的盲区缺损，扩大视野，并产生立体感。

双眼视物时，主观上可产生被视物体的厚度以及空间的深度或距离等感觉，称为立体视觉（stereopsis）。其主要原因是同一被视物体在两眼视网膜上的像并不完全相同，左眼从左方看到物体的左侧面较多，而右眼则从右方看到物体的右侧面较多，来自两眼的图像信息经过视觉高级中枢处理后，产生一个有立体感的物体的形象。然而，在单眼视物时，有时也能产生一定程度的立体感觉。这种立体感觉的产生与生活经验、物体表面的阴影等有关。但良好的立体视觉只有在双眼观察时才有可能获得。

第三节　听觉器官

听觉的外周感受器官是耳，它由外耳、中耳和内耳的耳蜗组成。声源振动时发出的声波，通过外耳和中耳组成的传音系统传递到内耳，经内耳的换能作用将声波的机械能转变为听神经纤维上的神经冲动，再传输到大脑皮层听觉中枢，产生听觉。在人类，有声语言是交流思想、互通往来的重要工具，所以听觉对动物适应环境和人类认识自然有着重要意义。

耳的适宜刺激是空气振动的疏密波，但振动的频率必须在一定范围内，并且达到一定强度才能产生听觉。通常耳能感受的振动频率为 20 ~ 20 000Hz，强度范围为 0.0002 ~ 1000dyn/cm^2。每一种频率的声波，都有一个刚能引起听觉的最小强度，称为听阈（hearing threshold）。当声波强度在听阈以上继续增加时，听觉的感受也相应增强，但当声波强度增加到某一限度时，它引起的将不单是听觉，同时还会引起鼓膜的疼痛感觉，这个限度称为最大可听阈。人耳的听阈随着声音的频率而变化，而且每一种振动频率都有它自己的听阈和最大可听阈。如果以声频为横坐标，以声波的强度为纵坐标，可绘制出人耳对声波频率和强度感受范围的坐标图，即听力曲线。图中下方曲线为不同频率的听阈，上方曲线为不同频率的最大可听阈，两者所包括的范围为听域（frequency range of hearing）。人耳最敏感的声波频率在 1000 ~ 3000Hz。人们通常用听力来表达听觉的灵敏度。在听觉生理中通常以分贝（dB）作为声音强度的相对单位，一般讲话的声音，其强度在 30 ~ 70dB。

理论与实践

噪声

在日常生活中人们常常接触到噪声。噪声是指发声体做无规则振动时发出的声音。噪声的强度一般在 60dB 以上，对人们正常休息、学习和工作都有不良影响。长期受到噪声的刺激，对听觉是一种缓慢的伤害，患者可出现耳鸣、听力减退，以至于造成噪音性耳聋。噪声强度越大，对听力危害越重。长期置身于强噪声环境，还可引起大脑皮质、交感神经系统、心脏、内分泌及消化系统等组织器官的功能紊乱。如在强烈的噪音环境中进食，胃肠黏膜的毛细血管会发生收缩，正常血供受到影响，消化腺的分泌和肠道的蠕动也会减弱，从而出现食欲缺乏、恶心、消化不良等现象。因此，在生活和工作中应注意环境保护，尽量减少和消除噪声污染。

一、外耳和中耳的功能

（一）外耳的功能

外耳由耳廓和外耳道组成。耳廓的形状有利于收集声波，有采音作用；耳廓还可帮助判断声源的方向。人还可以通过转动头部来判断声源的位置。外耳道是声波传导的通路。其一端开口于耳廓，另一端终止于鼓膜。根据物理学原理，对于波长为其长度4倍的声波能产生最大的共振作用。外耳道长约2.5cm，据此计算，它作为一个共鸣腔的最佳共振频率约在3500Hz附近，这样的声音由外耳道传到鼓膜时，其强度可以增强约10倍。

（二）中耳的功能

中耳由鼓膜、听骨链、鼓室和咽鼓管等结构组成。中耳的主要功能是将空气中的声波振动能量高效地传递到内耳淋巴液，其中鼓膜和听骨链在声音传递过程中起着重要作用。

1. 鼓膜 为椭圆形半透明膜，面积为$50 \sim 90mm^2$，厚度约0.1mm。它的形状如一个浅漏斗，其顶点朝向中耳，内侧与锤骨柄相连。骨膜很像电话机受话器中的振膜，是一个压力承受装置，具有较好的频率响应和较小的失真度。当频率在2400Hz以下的声波作用于鼓膜时，鼓膜都可以复制外加振动的频率，其振动可与声波振动同始同终。

2. 听骨链 由锤骨、砧骨和镫骨依次连接而成。锤骨柄附着于鼓膜，镫骨脚板与前庭窗膜相接，砧骨居中，将锤骨和镫骨连接起来，使三块听小骨形成固定角度的杠杆。杠杆的支点刚好在听骨链的重心上，因而在能量传递过程中惰性最小，效率最高。

声波由鼓膜经听骨链到达前庭窗膜时，其振动的压强增大，而振幅稍减小，这就是中耳的增压作用。其原因是：①鼓膜的实际振动面积约为$59.4mm^2$，而前庭窗膜的面积只有$3.2mm^2$，二者之比为18.6：1。如果听骨链传递时总压力不变，则作用于前庭窗膜上的压强为鼓膜上压强的18.6倍。②听骨链杠杆的长臂与短臂之比为1.3：1，通过杠杆的作用，在短臂一侧的压力将增大为原来的1.3倍。通过以上两方面的作用，在整个中耳传递过程中的增压效应为18.6×1.3，即24.2倍。

与中耳传音功能有关的，还有中耳内的鼓膜张肌和镫骨肌。当声强过大时（70dB以上），可反射性地引起这两块肌肉的收缩，结果使鼓膜紧张，各听小骨之间的连接更为紧密，导致听骨链传递振动的幅度减小，阻力加大，可阻止较强的振动传到耳蜗，从而对感音装置具有某种保护作用。但是这种反射有一定的潜伏期，反射过程需要$40 \sim 160ms$，所以对突发性爆炸声的保护作用不大。

3. 咽鼓管 连接鼓室和鼻咽部之间的通道，借此使鼓室内的空气与大气相通。其鼻咽部的开口常处于闭合状态，在吞咽、打哈欠时开放。咽鼓管的主要功能是调节鼓室内的压力，使之与外界大气压保持平衡，这对于维持鼓膜的正常位置、形状和振动性能有重要意义。咽鼓管因炎症阻塞时，鼓室内空气被吸收，可造成鼓膜内陷并产生耳鸣和影响听力。在日常生活中，某些原因可造成鼓室内外空气的压力差变化，如人体的空间位置在大幅度地升降过程中，若咽鼓管鼻咽部的开口不能及时开放，就会引起鼓室内外空气压力的不平衡。此时若做吞咽动作，常可避免此类情况的发生。

（三）声波传入内耳的途径

声音必须传入内耳的耳蜗才能刺激听觉感受器，引起听觉。声波传入内耳的途径有气传导与骨传导。

1. 气传导 声波经外耳道引起鼓膜振动，再经听骨链和前庭窗膜进入耳蜗，这种传导途径称为气传导（air conduction），是声波传导的主要途径。此外，鼓膜的振动也可引起鼓室内空气的振动，再经圆窗传入耳蜗；但是该种气传导在正常情况下并不重要，只是当鼓膜穿孔或听骨链运动障碍时，方可发挥一定的传音作用，但这时的听力大为降低。

2. 骨传导 声波直接引起颅骨的振动，再引起位于颞骨骨质中的耳蜗内淋巴的振动，这种传导途径称为骨传导（bone conduction）。骨传导比气传导的敏感性低得多，因此在正常听觉的产生过程中其作用甚微。

一般的声音不足以引起颅骨的震动，只有较强的声波，或者是自己的说话声，才能引起颅骨明显的震动。

临床工作中，常用音叉检查患者气传导和骨传导的情况，判断听觉异常的产生部位和原因。例如，当外耳道或中耳病变时，气传导明显受损，而骨传导却不受影响甚至相对增强，这种听觉障碍称为传音性耳聋。当内耳耳蜗病变时，所引起的听觉障碍称为感音性耳聋，此时气传导和骨传导的作用均减弱。

二、内耳的感音功能

内耳又称迷路，由耳蜗和前庭器官组成。感受声音的装置位于耳蜗内，它的作用是把传递到它的机械振动转化为听神经纤维的神经冲动。

（一）耳蜗的结构要点

耳蜗是由一条骨质管腔围绕一锥形骨轴旋转 $2\frac{1}{2} \sim 2\frac{3}{4}$ 周所构成。在耳蜗的横断面上有两个分界膜，一为斜行的前庭膜，一为横行的基底膜，此两膜将管道分为三个腔，分别称为前庭阶、鼓阶和蜗管（图9-6）。前庭阶在耳蜗底部与前庭窗膜相接，内充外淋巴；鼓阶在耳蜗底部与圆窗膜相接，也充满外淋巴，鼓阶中的外淋巴在耳蜗顶部与前庭阶中的外淋巴相交通。蜗管是一个充满内淋巴的盲管。基底膜上有声音感受器——螺旋器（也称柯蒂器），螺旋器由内、外毛细胞及支持细胞等组成。在蜗管的近蜗轴侧有一行纵向排列的内毛细胞，靠外侧有 3～5 行纵向排列的外毛细胞。每一个毛细胞的顶部表面都有上百条排列整齐的听毛，毛细胞中较长的一些纤毛埋植于盖膜的胶冻状物质中。盖膜在内侧连接耳蜗轴，外侧则游离在内淋巴中。毛细胞的顶部与内淋巴接触，其底部则与外淋巴相接触。毛细胞的底部有丰富的听神经末梢。

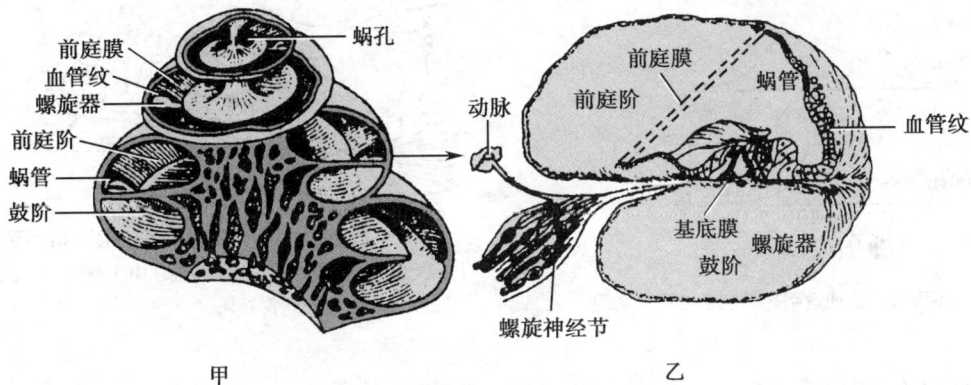

图9-6　耳蜗及耳蜗管横断面示意图
甲：耳蜗纵行剖面；乙：耳蜗管横断面

（二）耳蜗的感音换能作用

当声波振动通过听骨链传到前庭窗膜时，压力变化立即传给耳蜗内的液体和膜性结构。如果前庭窗膜内移，前庭膜和基底膜也将下移，最后鼓阶的外淋巴压迫圆窗膜使之外移；相反，当前庭窗膜外移时，整个耳蜗内的液体和膜性结构又作反方向的移动，如此反复，形成了基底膜的振动。在正常气传导的过程中，圆窗膜起着缓冲耳蜗内压力变化的作用，是耳蜗内结构发生振动的必要条件。振动从耳蜗底部的基底膜开始，按照物理学中的行波（traveling wave）原理向耳蜗的顶部方向传播。就像有人在抖动一条绸带时，有行波沿绸带向远端传播一样。不同频率的声波引起的行波都是从底部的基底膜开始，但声波频率不同，行波传播的远近和最大振幅出现的部位也不同。声波频率愈高，行波传播愈近，最大振幅出现的部位愈靠近前庭窗处；相反，声波频率愈低，行波传播的距离愈远，最大振幅出现的部位愈靠近顶部基底膜（图9-7）。既然每一种振动频率在基底膜上都有一个特定的行波传播范围和最大振幅区，那么与该区域有关的毛细胞和听神经纤维就会受到最大的刺激，这样，来自基底膜不同区域的听神经纤维的冲动传到听觉中枢的不同部位,从而引起不同音调的感觉,这就是耳蜗对声音频率初步分析的基本原理。这在动物实验和临床研究上都已得到证实,即耳蜗底部受损时主要影响高频听力,而耳蜗顶部受损时主要影响低频听力。

　　基底膜的振动怎样使毛细胞受到刺激?如图9-8所示,毛细胞顶端的听毛有些埋植于盖膜的胶状物中,有的则与盖膜的下面相接触。由于基底膜与盖膜的附着点不在同一个轴上,故当行波引起基底膜振动时,盖膜与基底膜便各自沿着不同的轴上、下移动,于是两膜之间便发生交错的移行运动,使听毛受到一个剪切力的作用而弯曲或偏转(图9-8,下),引起毛细胞兴奋,并将机械能转变为生物电变化。

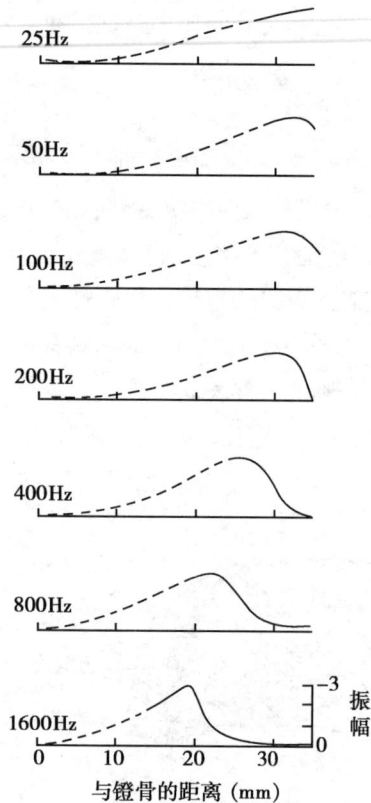

图9-7　不同频率的纯音引起基底膜位移示意图

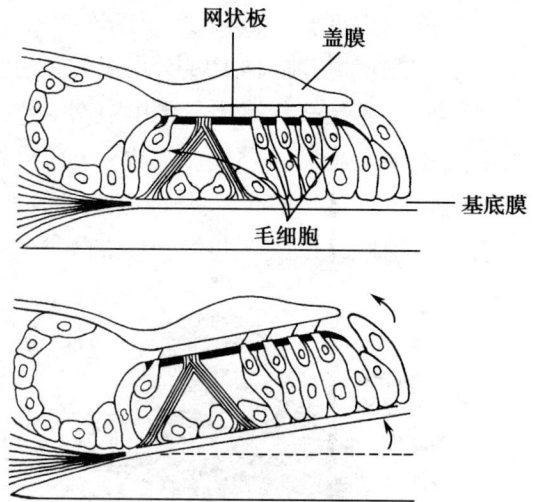

图9-8　基底膜和盖膜振动时毛细胞顶部听毛受力情况
上:静止时的情况;下:基底膜振动中上移时,听毛因与盖膜间切向运动而弯向蜗管外侧

(三)耳蜗的生物电现象

　　如前所述,由于基底膜的振动引起毛细胞听纤毛的弯曲变形,这是耳蜗将机械能转变为神经电信号的开端,由此引起耳蜗内一系列过渡性的电变化,最后引起听神经纤维产生动作电位,完成耳蜗的换能作用。

　　1. 耳蜗内电位　在耳蜗未受刺激时,如果以鼓阶外淋巴为参考零电位,可测出蜗管内淋巴中的电位为 +80mV 左右,称为耳蜗内电位,又称内淋巴电位。静息情况下毛细胞膜内电位为 −70mV～−80mV,由于毛细胞顶端浸浴在内淋巴液中,因此该处毛细胞膜内外的电位差可达 160mV 左右。而毛细胞周围的浸浴液为外淋巴,该处膜内外的电位差只有 80mV 左右;这是毛细胞电位与一般细胞电位不同之处。内淋巴中正电位的产生和维持,与蜗管外侧壁的血管纹细胞的活动密切相关。实验证明,血管纹细胞膜含有丰富的活性很高的 Na^+-K^+ 依赖式 ATP 酶,它们依靠分解 ATP 获得能量,将血浆中的 K^+ 泵入内淋巴,将内淋巴中 Na^+ 泵入血浆,由于被转运的 K^+ 的量超过 Na^+ 的量,这就使内淋巴中有大量的 K^+ 蓄积,从而保持较高的正电位,同时造成内淋巴液中高钾低钠的离子分布情况。缺氧可使 ATP 生成及 Na^+ 泵的活动受阻,因而使内淋巴的正电位不能维持,常可导致听力障碍。

　　2. 耳蜗微音器电位　当耳蜗受到声音刺激时,在耳蜗及其附近结构还可记录到一种与声波的频率和幅度完全一致的电位变化,称为耳蜗微音器电位(图9-9)。微音器电位无真正的阈值,没有潜伏期和不应期，不易疲劳，不发生适应现象。在一定范围内，微音器电位的振幅随声压的增大而增大；对缺氧和深度麻醉相对不敏感。实验证明，所谓微音器电位就是多个毛细胞在接受声音刺激时所产生的感受器电位的复合表现。在记录单一毛细胞跨膜电位的情况下，听毛只要有 0.1° 的角位移，就可引起毛细胞出现感受器电位，而且电位变化的方向与听毛受力的方向有关，这就说明了为什么微音器电位的波动能够同声波振动的频率和幅度相一致。

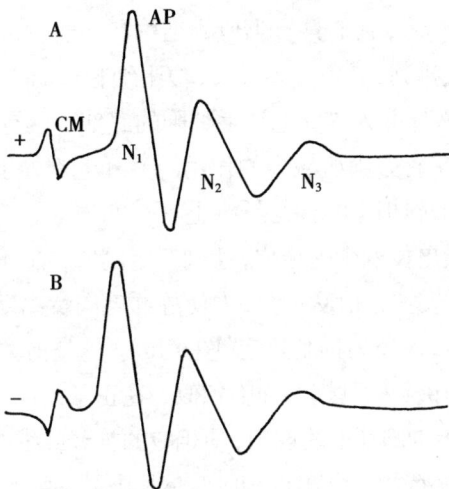

图 9-9　耳蜗微音器电位和听神经动作电位

CM：微音器电位；AP：听神经动作电位，包括 N_1、N_2、N_3 三个负电位，A 与 B 对比表明，声音位相改变时，微音器电位位相倒转，但听神经动作电位位相不变

三、听神经动作电位

听神经动作电位，是耳蜗对声音刺激所产生的一系列反应中最后出现的电变化，是耳蜗对声音刺激进行换能和编码的总结果。根据引导方法不同，可分为听神经复合动作电位和单一听神经纤维动作电位。图 9-9 中的 N_1、N_2、N_3 就是从整个听神经上记录到的复合动作电位，它反映了整个听神经的兴奋状态，其振幅取决于声音的强度、起反应的纤维数目及放电的同步化程度。

如果把微电极刺入听神经纤维内，可记录到单一听神经纤维的动作电位，它是一种"全或无"式的反应，安静时有自发放电，声音刺激时放电增加。不同的听神经纤维对不同声音的敏感性不同。单一听神经纤维对某一特定频率的纯音只需很小的刺激强度便可发生兴奋，这个频率称为特征频率或最佳频率。每一条听神经纤维都有自己特定的特征频率。听神经纤维特征频率与该纤维末梢在基底膜上的起源部位有关，特征频率高的神经纤维起源于耳蜗底部，特征频率低的神经纤维起源于耳蜗顶部。当某一频率的声音强度增大时，能使更多的纤维兴奋，由这些纤维传递的神经冲动，共同向中枢传递这一声音的频率及其强度的信息。

第四节　前庭器官

人和动物生活在外界环境中，必须保持正常的姿势，这是人和动物进行各种活动的必要条件，而正常姿势的维持依赖于前庭器官、视觉器官和本体感觉感受器的协同活动。其中前庭器官的作用最为重要，它由内耳中的三个半规管、椭圆囊和球囊组成，是人体感受自身姿势和运动状态以及头部在空间位置的感受器，在保持身体的平衡中占有重要地位。

一、前庭器官的感受细胞和适宜刺激

（一）前庭器官的感受细胞

前庭器官的感受细胞都是毛细胞，它们具有类似的结构和功能。每个毛细胞约有 60～100 条纤细的毛，称为纤毛。纤毛按一定的形式排列，其中一条最长，位于细胞顶端的一侧边缘处，称为动纤毛；其余的纤毛较短，数量较多，呈阶梯状排列，称为静纤毛。毛细胞的底部有感觉神经纤维末梢分布。各类毛细胞的适宜刺激是与纤毛的生长面呈平行方向机械力的作用。当纤毛都处于自然状态时，细胞膜内外存在着约 −80mV 的静息电位，同时与毛细胞相连的神经纤维上有一定频率的持续放电；此时如果外力使静纤毛朝向动纤毛一侧偏转时，毛细胞膜电位发生去极化，达到一定阈值（约 −60mV）时，支配毛细胞的传入神经冲动的发放频率增加，表现为兴奋效应；相反，当外力使静纤毛向背离动纤毛一侧弯曲时，则毛细胞膜电位发生超极化，同时传入冲动减少，表现为抑制效应（图 9-10）。这是前庭器官中所有毛细胞感受外界刺激时的一般规律，其换能机制与前面讲到的耳蜗毛细胞相似。在正常条件下，机体的运动状态和头在空间位置的改变都能以特定的方式改变毛细胞纤毛的倒向，使相应的神经纤维的冲动发放频率发生改变，这些信息传到中枢，引起特殊的运动觉和位置觉，并出现相应躯体和内脏功能的反射性变化。

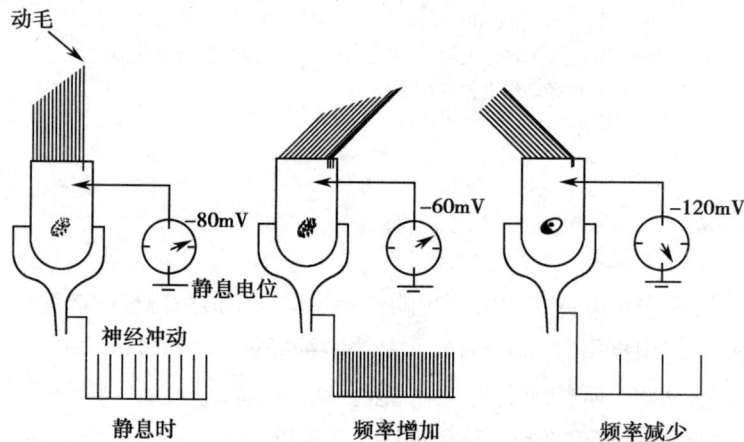

图 9-10　前庭器官中毛细胞纤毛受力情况与电位变化的关系示意图

人体两侧内耳各有上、外、后三个相互垂直的半规管，分别代表空间的三个子面。当头向前倾 30° 时，外半规管与地面平行，其余两个半规管与地面垂直。每个半规管与椭圆囊连接处都有一个膨大的部分叫壶腹，壶腹内有一块隆起的结构称壶腹嵴，其中有一排毛细胞面对管腔，毛细胞顶部的纤毛又都埋植在一种胶质性的圆顶形壶腹帽之中。毛细胞上动纤毛与静纤毛的相对位置是固定的。在水平半规管内，当内淋巴由管腔向壶腹的方向移动时，正好能使毛细胞的静纤毛向动纤毛一侧弯曲，使毛细胞兴奋，而内淋巴离开壶腹时，则静纤毛向相反的方向弯曲，使毛细胞抑制。

（二）前庭器官的适宜刺激和生理功能

半规管壶腹嵴的适宜刺激是正、负角加速度。当人体直立并以身体的中轴为中心进行旋转运动时，水平半规管的感受器受到的刺激最大。当头部以冠状轴为轴心进行旋转时，前半规管及后半规管受到的刺激最大。旋转开始时，由于半规管腔内淋巴液的惯性作用，它的启动将晚于人体和半规管本身的运动，因此，当人体向左旋转时，左侧水平半规管中的内淋巴将压向壶腹的方向，使该侧毛细胞兴奋而产生较多的神经冲动；右侧水平半规管中的内淋巴液压力作用方向正好是离开壶腹，于是该侧壶腹传向中枢的神经冲动减少。当旋转停止时，由于内淋巴液的惯性作用，两侧毛细胞的受力方向和冲动发放情况刚好相反。人脑正是根据来自两侧水平半规管传入信号的不同来判定旋转方向和旋转状态的。

椭圆囊和球囊的毛细胞位于囊斑上，毛细胞的纤毛埋植于耳石膜的结构中。当人体直立静止时，椭圆囊的囊斑平面与地面平行，即毛细胞的纵轴与地面垂直，耳石膜在毛细胞纤毛的上方；球囊的囊斑平面则与地面垂直，毛细胞的纵轴与地面平行，耳石膜悬在毛细胞纤毛一侧。椭圆囊和球囊的功能是感受头部的空间位置和直线变速运动。当人体在水平方向作直线变速运动时，由于耳石的惯性作用，使毛细胞与耳石膜相对位置发生改变，所以，在椭圆囊囊斑上有一些毛细胞正好发生静纤毛向动纤毛一侧弯曲，因此，引起某些特定的传入神经纤维上冲动发放增加，神经信息传到中枢后，一方面引起相应的感觉，同时反射性引起肌张力改变以保持身体的平衡。球囊囊斑上的毛细胞则以类似的机制感受头在空间的位置，同时也反射性引起肌张力改变，引起姿势反射，以维持平衡。

二、前庭反应和眼震颤

（一）前庭反应

来自前庭器官的传入冲动，除与运动觉和位置觉有关外，还可引起各种姿势调节反射和自主性神经功能的改变。例如，当人乘电梯突然上升时，会出现肢体的伸肌抑制而腿屈曲；当电梯突然下降时伸肌收缩而肢体伸直。当汽车突然加速时，由于惯性，颈背肌紧张性增强而出现后仰的姿势，车突然停止时又出现相反的情况。这都是前庭器官的姿势反射，其意义在于维持机体一定的姿势和保持身体平衡。同样，在作旋转变速运动时，也可以刺激半规管，反射性地改变颈部和四肢肌紧张的强度，来维持身体平衡。例如当人体向左旋转时，可反射性引起左侧上、下肢伸肌和右侧屈肌的肌紧张加强，使躯干向右侧偏移，以防止歪倒；而旋转停止时，可使肌紧张发生相反方向的变化，使躯干向左侧偏移。

人体前庭器官受到过强或过长的刺激，可通过前庭神经核与网状结构的联系而引起自主神经功能失调，常会引起心率加快、血压下降、出汗及恶心、呕吐、眩晕、皮肤苍白等现象，称为前庭自主神经反应。有些人，这种现象特别明显，可出现晕船、晕车和航空病等，可能是由于前庭功能过于敏感的缘故。

（二）眼震颤

前庭反应中最特殊的是躯体旋转运动时引起的眼球运动，称为眼震颤(nystagmus)。眼震颤是眼球不自主的节律性运动。眼震颤是由半规管受刺激引起的，在生理情况下，两侧水平半规管受到刺激时，可引起水平方向的眼震颤，前半规管受刺激时引起垂直方向的眼震颤，后半规管受刺激时引起旋转性眼震颤。人类在水平面上的活动较多(如转身、头部向后回顾等)，故以水平方向的眼震颤为例说明眼震颤的发生过程。当头与身体向左旋转时，由于内淋巴的惯性作用，使得左侧半规管壶腹嵴内的毛细胞受刺激增强，而右侧正好相反，反射性地引起某些眼外肌的兴奋和另一些眼外肌的抑制，于是两侧眼球缓慢向右侧移动，这一过程称为眼震颤的慢动相；当眼球移动到两眼裂右侧端时，又突然快速地向左侧移动，这一过程称为眼震颤的快动相；以后再出现新的慢动相和快动相，反复不已，这就是眼震颤。当旋转变为匀速转动时，旋转虽在继续，但眼震颤停止。当旋转停止时，又由于内淋巴的惯性作用而出现与旋转开始时方向相反的慢动相和快动相组成的眼震颤(图 9-11)。眼震颤慢动相的方向与旋转方向相反，是由于对前庭器官的刺激而引起的，而快动相的运动方向与旋转方向一致，是中枢进行矫正的运动。临床上用快动相来表示眼震颤的方向，进行眼震颤试验以判断前庭功能是否正常。

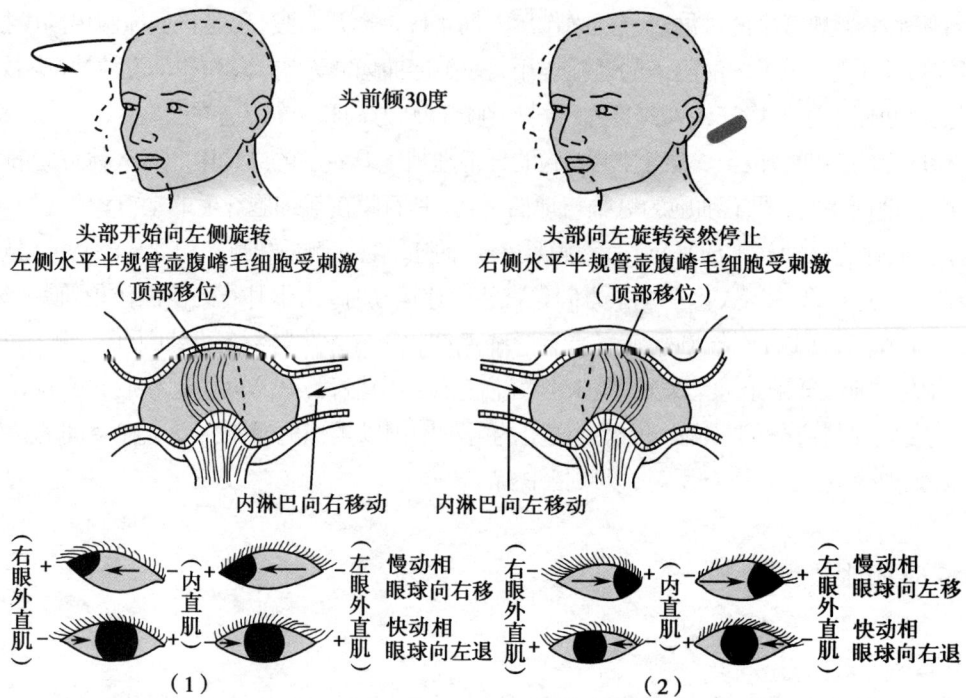

头前倾30度

头部开始向左侧旋转
左侧水平半规管壶腹嵴毛细胞受刺激
（顶部移位）

头部向左旋转突然停止
右侧水平半规管壶腹嵴毛细胞受刺激
（顶部移位）

内淋巴向右移动

内淋巴向左移动

（右眼外直肌）+ （内直肌）- + （左眼外直肌）慢动相 眼球向右移 快动相 眼球向左退 （1）

（右眼外直肌）- （内直肌）+ + （左眼外直肌）慢动相 眼球向左移 快动相 眼球向右退 （2）

图 9-11　眼震颤示意图

（1）头前倾 30 度、旋转开始时的眼震颤方向；（2）旋转突然停止后的眼震颤方向

（苏莉芬　张燕辉）

感受器是指分布在体表或组织内部专门感受机体内、外环境变化的特殊结构或装置。感受器的一般生理特性包括：感受器的适宜刺激、感受器的换能作用、感受器的编码作用和感受器的适应现象。感受器和附属结构组成感觉器官。

眼是人的视觉器官，主要由折光系统和感光系统所构成。折光系统包括角膜、房水、晶状体和玻璃体。感光系统主要包括视网膜和视神经。

眼的调节包括：晶状体折光能力的调节、瞳孔的调节和眼球会聚。

眼的折光能力异常包括：近视、远视和散光眼，分别需要戴凹透镜、凸透镜和柱面镜矫正。

视网膜的感光换能系统由两种感光细胞完成，即视锥细胞和视杆细胞。视锥细胞通常感受昼光觉和色觉，视杆细胞感受晚光觉和黑白觉。各种感觉通过视网膜的神经通路，传向视觉中枢，经视觉中枢分析、处理，产生视觉。

耳主要由外耳、中耳和内耳组成。外耳和中耳组成耳的传音系统。声波传入内耳的途径有气传导和骨传导两种。鼓膜或中耳病变时会发生传音性耳聋；耳蜗病变时会出现感音性耳聋。

内耳迷路可分为两部分：耳蜗和前庭器官。耳蜗的毛细胞能感受声音，与听觉有关；前庭器官与平衡觉有关。前庭中的三个半规管可以感受旋转变速运动；椭圆囊和球囊能够感受直线变速运动和头部的空间位置。前庭器官受到过强刺激时，会引起心率加快、血压下降等自主神经反应和眼震颤。

1. 简述近视眼与远视眼的发生原因及矫正方法。

2. 简述视锥细胞和视杆细胞的分布和作用。

3. 为什么长期维生素 A 摄入不足会引起夜盲症？

4. 临床上为什么常把瞳孔对光反射作为判断麻醉深度和病情危重程度的重要指标？

5. 前庭器官有哪些感受装置？各自的适宜刺激是什么？

6. 何谓眼震颤？试述眼震颤的发生过程和临床应用意义。

第十章　神 经 系 统

10

学习目标

掌握　神经纤维传导兴奋的特征，突触的概念，突触传递的过程，兴奋性和抑制性突触后电位；特异性和非特异性投射系统的概念和功能；内脏痛的特点，牵涉痛的概念；牵张反射、去大脑僵直的概念和机制，自主神经的结构与功能特征，自主神经的主要递质和受体系统。

熟悉　神经元和神经胶质细胞的功能，神经的营养性作用；中枢神经元的联系方式，中枢兴奋的传递特征，突触后抑制的概念、特点和类型；大脑皮层、脑干、基底神经节、小脑对躯体运动的调节；脑干对肌紧张和姿势的调节；大脑皮层第一感觉区投射规律；脊髓、低位脑干和下丘脑对内脏活动的调节；脑电图的基本波形。

了解　轴浆运输，突触前抑制，非化学性突触传递和电突触传递；运动区的定位及其功能特征；条件反射和非条件反射，大脑皮层的语言中枢，觉醒与睡眠。

神经系统是人体内起主导作用的功能调节系统。神经系统和内分泌系统相互协调、相互作用,共同调节体内各器官系统的功能,维持机体的稳态。神经系统一方面接受外界信号,产生感觉和意识,另一方面整合信息,发出指令,调控行为,对内外环境的变化做出适应性反应。神经系统包括中枢神经系统和周围神经系统,本章主要阐述神经细胞的功能及其信息传递的一般规律、神经系统的感觉功能、神经系统对躯体运动和内脏活动的调节以及脑的高级功能活动等。

第一节 神经系统功能活动的一般规律

一、神经元与神经胶质细胞的一般功能

(一)神经元及其功能

神经系统由神经细胞和神经胶质细胞组成。神经细胞(neurocyte)又称神经元(neuron),是神经系统的基本结构和功能单位,人脑中有1000亿个神经元,它们构成了极其复杂的神经网络。

神经元形态与功能多种多样,但结构上大致都可分成胞体和突起两部分(图 10-1),胞体的中央有细胞核,核的周围为细胞质,胞质内除有一般细胞所具有的细胞器如线粒体、内质网等外,还含有特有的神经原纤维及尼氏体。神经元的突起分为树突(dendrite)和轴突(axon)。树突较短但分支较多,其主要功能是接受冲动,并将冲动传至细胞体。每个神经元只发出一条轴突,其主要功能是传导神经冲动。轴突的起始部分称为始段(initial segment),神经元的动作电位一般在此处产生,而后沿轴突传布。轴突细而长,可发出侧支,其末端分成许多分支,每个分支末梢部分膨大呈球形,称为突触小体(synaptic knob),轴突的末梢可释放神经递质。

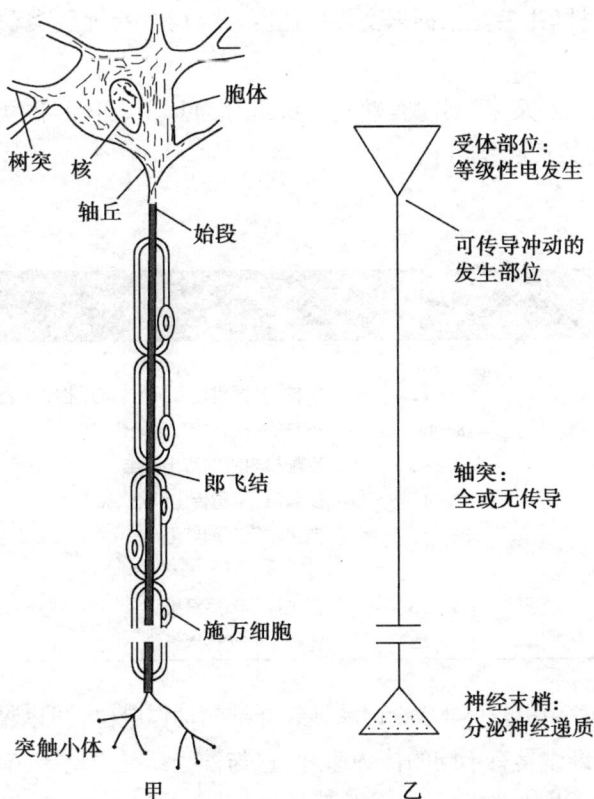

图 10-1 脊髓运动神经元及其功能部位示意图

神经元的基本功能是感受刺激,对刺激信号加以分析、整合或储存,并将整合的信息传出到效应器,引起效应器活动的改变,对机体组织、器官的生理活动产生调节和控制效应。另外,有些神经元还能分泌激素,通过神经体液机制影响组织、器官活动。

(二)神经胶质细胞及其功能

1. 神经胶质细胞的特征 神经胶质细胞(neuroglia)广泛分布于中枢和周围神经系统,其数量为$(1\sim5)\times10^{12}$,为神经元的 $10\sim50$ 倍。神经胶质细胞包括周围神经系统形成髓鞘的施万细胞、脊神经节中的卫星细胞和中枢神经系统的星形胶质细胞、少突胶质细胞、小胶质细胞等。

2. 神经胶质细胞的功能 近年来,对神经胶质细胞作用的认识有了很大的发展,认为它们除了具有支持、营养、保护和绝缘作用外,还在正常脑发育、参加神经元调控和神经再生等方面发挥重要作用:①支持作用:由于神经胶质细胞广泛地紧密地包围着神经细胞,因而起到支持的作用;②修复和再生作用:神经胶质细胞有分裂的能力,当神经细胞因损害或衰老而消失后,其空隙就由分裂增生的神经胶质细胞所填充,起到了修复与再生的作用;③绝缘和屏障作用:少突胶质细胞和施万细胞分别形成中枢和周围神经系统的髓鞘,起到绝缘作用,有助于防止神经冲动传导时的电流扩散,使神经元的活动互不干扰;④免疫应答作用:星形胶质细胞可作为中枢神经系统的抗原呈递细胞;⑤物质代谢和营养作用:星形胶质细胞一方面借助血管周足将毛细血管与神经元相连,起到营养物质运输和代谢产物排出的作用;另一方面,星形胶质细胞还能产生神经营养因子,来维持神经元的生长、发育和生存;⑥稳定细胞外 K^+ 浓度:神经胶质细胞可通过钠泵活动维持细胞膜内外 K^+ 浓度,保证了神经元活动的正常进行;⑦参与某些神经递质和生物活性物质的代谢。

(三)神经纤维

神经纤维(nerve fiber)是由轴突的外面包上髓鞘或神经膜(由胶质细胞构成)而成。有髓鞘的神经纤维称为有髓纤维,无髓鞘的神经纤维称为无髓纤维。

1. 神经纤维的分类

(1)根据电生理学的特性(主要是根据兴奋传导速度)来分类:将哺乳类动物周围神经的纤维分为 A、B、C 三类。

(2)根据纤维的直径的大小及来源分类:将传入纤维分为 Ⅰ、Ⅱ、Ⅲ、Ⅳ 四类,Ⅰ类纤维中包括 Ⅰa 和 Ⅰb 两类。两种分类方法及对应关系见表 10-1。

表 10-1 神经纤维的分类

按电生理学特性分类	传导速度(m/s)	纤维直径(μm)	功能	按来源与直径分类
A类(有髓)				
a	$70\sim120$	$13\sim22$	肌梭、腱器官传入纤维,支配梭外肌的传出纤维	Ⅰa、Ⅰb
β	$30\sim70$	$8\sim13$	皮肤的触压觉传入纤维	Ⅱ
γ	$15\sim30$	$4\sim8$	支配梭内肌的传出纤维	
δ	$12\sim30$	$1\sim4$	皮肤痛、温觉传出纤维	Ⅲ
B类(有髓)	$3\sim15$	$1\sim3$	自主神经节前纤维	
C类(无髓)				
sC	$0.7\sim2.3$	$0.3\sim1.3$	自主神经节后纤维	
drC	$0.6\sim2.0$	$0.4\sim1.2$	背根中痛觉传入纤维	Ⅳ

2. 神经纤维传导的速度 用电生理方法记录神经纤维的动作电位,可以精确地测定各种神经纤维的传导速度,不同种类的神经纤维具有不同的传导速度,这与神经纤维的直径、有无髓鞘和温度有着密切的关系。一般来说,直径较粗、有髓鞘的纤维,其传导速度较快,直径较细、无髓鞘的纤维,传导速度较慢。

在一定范围内，传导速度与温度成正比，温度降低则传导速度减慢，当降至0℃以下时，传导就要发生阻滞，局部可暂时失去感觉，这就是临床上低温麻醉的机制之一。据测定，人的上肢正中神经内，运动纤维的传导速度为58m/s，因此通过测定神经传导速度，有助于诊断神经纤维的疾患和估计神经损伤的预后。

3. 神经纤维的功能　神经纤维的主要功能是传导兴奋，对其所支配的组织，神经纤维将兴奋冲动传导至神经末梢时，通过释放特殊的神经递质从而改变所支配组织的功能活动，这一作用称为神经的功能性作用；另一方面神经还能通过末梢经常释放某些物质，持续地调整被支配组织的内在代谢活动，影响其持久性的结构、生化和生理的变化，这一作用与神经冲动无关，称为神经的营养性作用（trophic action）。神经营养性作用的研究，主要是在运动神经上进行的。实验见到，切断运动神经后，肌肉内的糖原合成减慢、蛋白质分解加速，肌肉逐渐萎缩；如将神经缝合再生，则肌肉变化可以恢复。

4. 神经纤维传导兴奋的特征

（1）生理完整性：神经传导是依靠局部电流来完成的。因此它要求神经纤维在结构和功能上都是完整的才能传导兴奋；如果神经纤维被切断或局部受麻醉药作用而丧失了完整性，则因局部电流不能很好通过断口或麻醉区而发生传导阻滞。

（2）绝缘性：一条神经干中包含着许多条神经纤维，但由于局部电流主要在一条纤维上构成回路，加上各纤维之间存在结缔组织，因此每条纤维传导冲动时基本上互不干扰，表现为传导的绝缘性。

（3）双向性：人工刺激神经纤维的任何一点引发冲动时，由于局部电流可在刺激点的两端发生，因此冲动可向两端传导，表现为传导的双向性。

（4）相对不疲劳性：神经纤维能在较长时间内保持不衰减的传导兴奋的能力。例如在实验条件下，采用每秒50～100次的电刺激，连续刺激神经纤维9～12个小时，神经纤维始终能保持其传导兴奋的能力。

5. 神经纤维的轴浆运输　神经元轴突内的胞质称为轴浆。实验证明，轴突内的轴浆是经常在流动的。借助轴浆流动在胞体和轴突末梢之间运输物质的现象称为轴浆运输（axoplasmic transport）。它对维持神经元的正常结构和功能有着重要意义。

二、神经元之间的信息传递

在神经调节活动中，神经元与神经元之间的信息联系十分频繁，联系的方式也很复杂，其中最重要的基本联系方式就是突触联系。突触（synapse）是神经元之间或神经细胞与效应器之间相连接并进行信息传递的部位。人类中枢神经系统中约含10^{14}个突触。突触分为化学性突触和电突触，前者又分为经典的突触（定向突触）和非定向突触（非突触性化学传递）两种。

（一）经典的突触传递

1. 根据突触接触部位不同，突触一般分为轴-体突触、轴-树突触、轴-轴突触等三类（图10-2）。根据突触传递产生的效应不同，可将突触分为兴奋性突触和抑制性突触两类。

2. 突触的基本结构　在电子显微镜下观察到，突触的接触处有两层膜，轴突末梢的轴突膜称为突触前膜，与突触前膜相对的胞体膜或树突膜则称为突触后膜，两膜之间为突触间隙。一个突触即由突触前膜、突触间隙和突触后膜三部分组成（图10-3）。突触前膜和后膜较一般的神经元膜稍厚，约7.5nm。突触间隙约20nm左右，其间有黏多糖和糖蛋白。突触前轴突末梢膨大形成突触小体，在突触小体的轴浆内，含有较多的线粒体和大量聚集的囊泡（突触小泡）。突触小泡的直径为20～80nm，它们含有高浓度的神经递质。在不同神经元，突触小泡的大小和形态不完全相同，其内所含的递质也不同。

3. 突触的信息传递过程　突触传递（synaptic transmission）是指突触前神经元的信息传递到突触后神经元的过程。当神经冲动传导到突触前膜，突触前膜神经元在动作电位的刺激下引起电压依赖型Ca^{2+}通道开放，Ca^{2+}内流进入突触小体，使细胞内钙浓度升高，可降低突触小体内轴浆黏度，有利于小泡向前膜方向

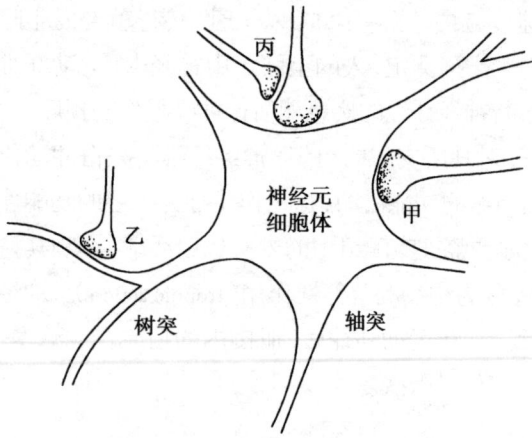

图 10-2 突触类型

甲:轴-体突触 乙:轴-树突触 丙:轴-轴突触

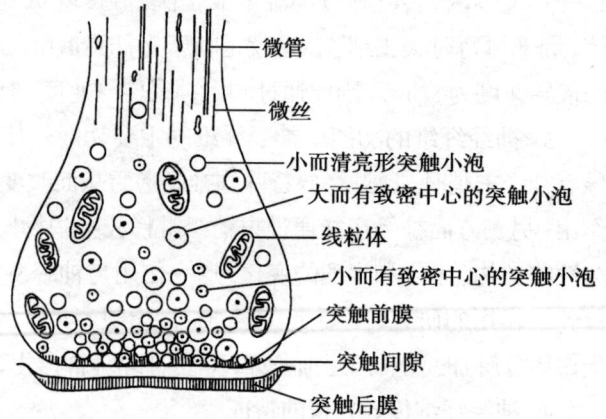

图 10-3 突触超微结构示意图

移动,并与前膜融合、破裂、以胞吐的形式将小泡中的神经递质释放到突触间隙(图 10-4);此后,递质通过突触间隙扩散,与突触后膜上的特异性受体结合,引起后膜对不同离子的通透性变化,因而产生不同的突触后效应,亦即产生突触后电位(postsynaptic potential),从而将突触前神经元的信息传递到突触后神经元,引起突触后神经元的活动变化。根据突触后膜发生去极化或超极化,可将突触后电位分为兴奋性和抑制性突触后电位两种类型。

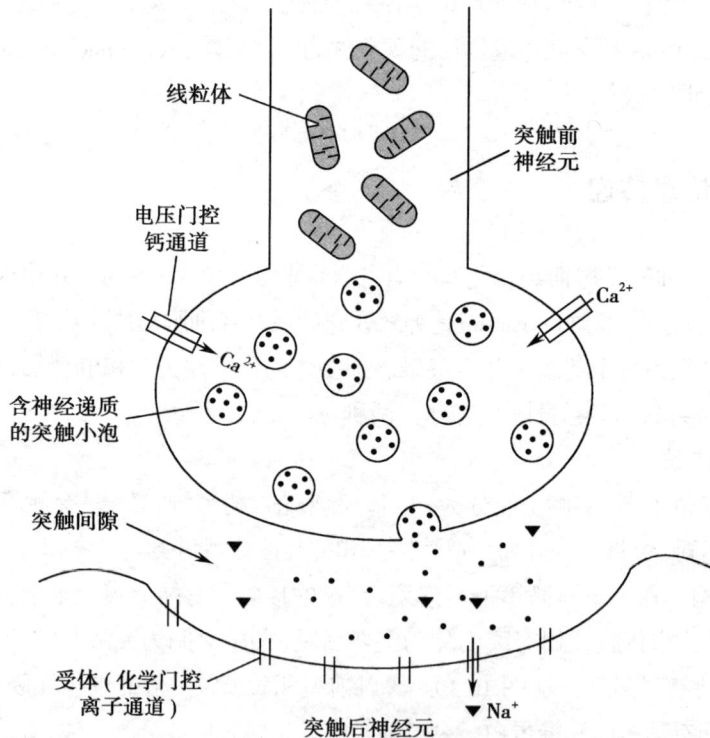

图 10-4 突触传递过程示意图

(1)兴奋性突触后电位(excitatory postsynaptic potential, EPSP):如图 10-5,当神经冲动抵达突触前膜时,突触前膜释放兴奋性递质,该递质作用于突触后膜受体,提高了突触后膜对 Na^+、K^+,尤其是 Na^+ 的通透性,Na^+ 内流进入突触后膜,从而使突触后膜发生去极化,这种电位变化即称为兴奋性突触后电位。这是一种局部电位,可以总和,若突触前神经元活动增强或参与活动的突触数量增多,EPSP总和达到突触后神经元的阈电位时,就会在突触后神经元的轴突始段爆发动作电位;若总和的幅度不够而不能引发动作电位,但仍可使突触后神经元的膜电位接近阈电位水平而易于爆发动作电位,此类作用常称为易化。

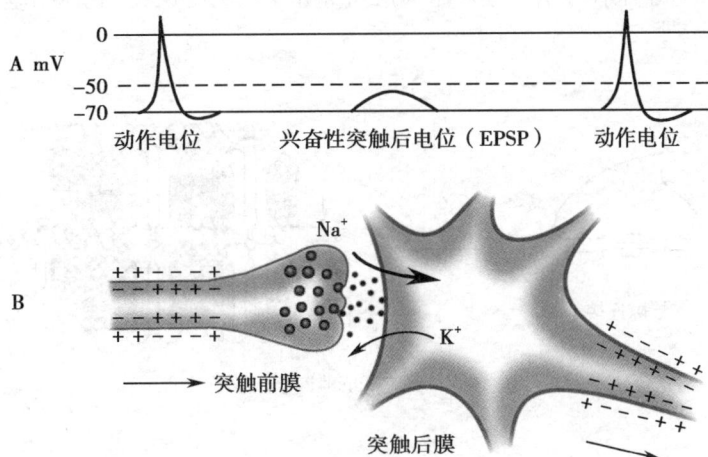

图10-5　兴奋性突触后电位产生示意图
A:电位变化;B:突触传递

（2）抑制性突触后电位(inhibitory postsynaptic potential, IPSP):如图10-6,当神经冲动抵达突触前膜时,突触前膜释放抑制性递质,该递质作用于突触后膜受体,提高了突触后膜对 Cl^-、K^+,尤其是 Cl^- 的通透性,Cl^- 内流进入突触后膜,从而使突触后膜发生超极化,这种电位变化即称为抑制性突触后电位。它使突触后神经元的膜电位离阈电位的距离增大而不易爆发动作电位,即对突触后神经元产生了抑制效应。这也是一种局部电位变化,故也可总和,总和后对突触后神经元的抑制作用更强。

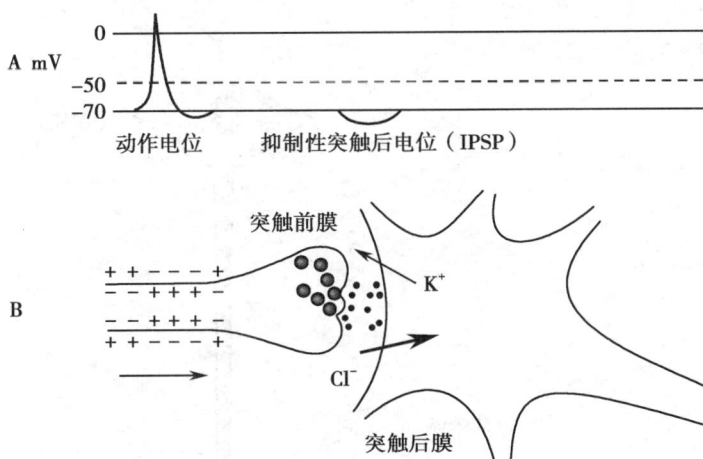

图10-6　抑制性突触后电位产生示意图
A:电位变化;B:突触传递

实际上,一个突触前神经元的轴突末梢通常发出多个分支与许多突触后神经元构成突触联系,而一个突触后神经元则与许多神经元的轴突末梢构成突触联系,其中,既有兴奋性突触的联系,也有抑制性突触的联系。如果兴奋性突触活动总和超过抑制性突触活动总和,并达到能使该神经元的轴突起始段发生动作电位,出现神经冲动时,则该神经元呈现兴奋,反之,则表现为抑制。

（二）电突触

电突触的结构基础是缝隙连接,是两个神经元膜紧密接触的部位。两层膜间的间隔只有 2～3nm,连接部位的神经元膜没有增厚,其轴浆内无突触小泡存在。连接部位存在沟通两细胞胞浆的通道,带电离子可通过这些通道而传递电信号,这种电信号传递一般是双向的(图 10-7)。因此,这种连接部位的信息传递是一种电传递,与经典突触的化学递质传递完全不同。电突触的功能可能是促进不同神经元产生同步性放电,电传递的速度快,几乎不存在潜伏期。电突触可存在于树突与树突、胞体与胞体、轴突与胞体、轴突与树突之间。

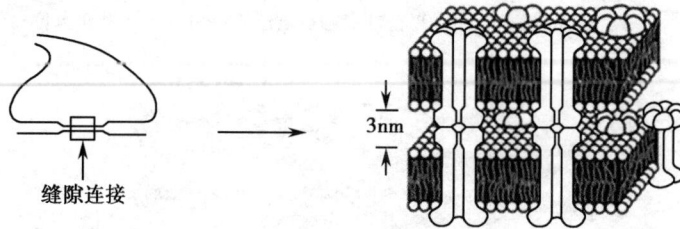

图 10-7　细胞间缝隙连接示意图

(三)非突触性化学传递

关于非突触性化学传递(non-synaptic chemical transmission)方面的研究,首先在交感神经肾上腺素能神经元上进行。实验观察到,肾上腺素能神经元的轴突末梢有许多分支,在分支上有大量念珠状曲张体(varicosity)。曲张体内含有大量的小泡,是递质释放的部位。一个神经元的轴突末梢可以具有 30 000 个曲张体,因此一个神经元具有大量的递质释放部位。但是,曲张体并不与效应细胞形成经典的突触联系,而是处在效应细胞附近。当神经冲动抵达曲张体时,递质从曲张体释放出来,通过弥散作用到效应细胞的受体,使效应细胞发生反应。由于这种化学传递不是通过经典的突触进行的,因此称为非突触性化学传递(图 10-8)。在中枢神经系统内,也有这种传递方式存在。

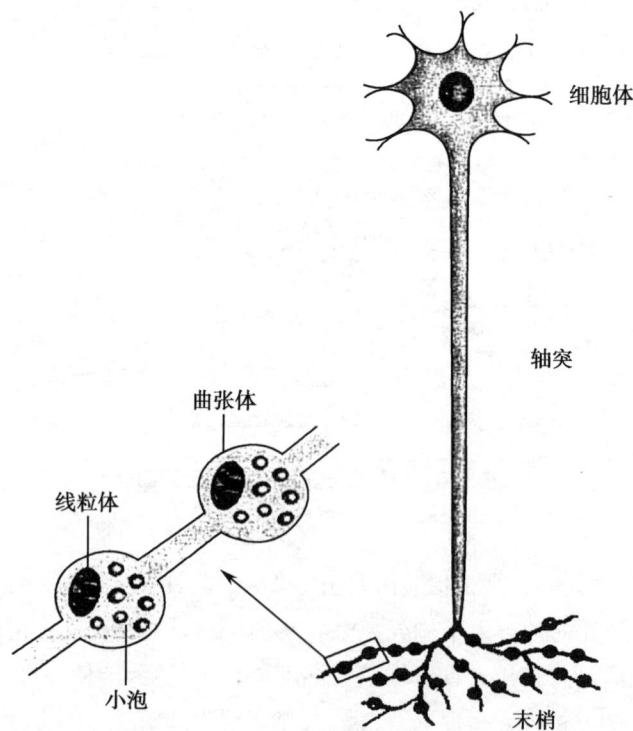

图 10-8　非突触性化学传递结构模式图

三、神经递质和受体

（一）神经递质

神经递质（neurotransmitter）是在神经元之间或神经元与效应细胞之间起传递信息作用的化学物质。一个化学物质被确认为神经递质，应符合一定的条件：①在突触前神经元内具有合成该递质的前体物质，能合成该物质；②合成的递质贮存于突触小泡内，当神经冲动到达时，该物质能释放入突触间隙；③该物质经突触间隙扩散并作用于突触后膜相应的受体发挥其生理作用；④存在使该物质灭活的酶或其他灭活该物质的方式；⑤用该物质的特异受体激动剂或拮抗剂可加强或阻断其突触传递作用。

相关链接

睡梦中的发现——神经递质

1920 年 3 月，德国科学家 Otto Loewi 做了一个极为巧妙的实验，第一次在历史上证明迷走神经末梢释放一种化学物质可抑制心脏的活动，而交感神经末梢释放另一种化学物质可加速心脏的活动，从而奠定了神经冲动化学传递学说的基础。

Otto Loewi 用蛙心完成了这个简单的实验。将两个蛙心分离出来，第一个带有神经，第二个没带。两个蛙心都装上蛙心插管并充以少量林格液。刺激第一个心脏的迷走神经几分钟，心跳减慢，随即将其中的林格液吸出转移到第二个未被刺激的心脏内，后者的心脏跳动也慢了下来，正如刺激了它的迷走神经一样。同样，刺激心脏的交感神经，而将其中的林格液转移至第二个心脏，后者的跳动也加速起来。这些结果证明神经并不直接影响心脏，而是其末梢释放出特殊的化学物质，后者产生众所周知的刺激神经所特有的心脏功能的改变。现在我们知道这些化学物质是神经递质乙酰胆碱和去甲肾上腺素。

由于对神经冲动的化学传递方面所做的贡献，Otto Loewi 和英国科学家 Henrp Dale 分享了 1936 年的诺贝尔生理学或医学奖。

以前认为一个神经元只含一种神经递质，但近年来免疫组织化学双标技术研究证明，一个神经元内可以存在两种或两种以上的递质，故称为递质的共存。递质共存的生理意义可能在于协调某些生理过程。

递质种类很多，按其产生的部位不同，一般分为两大类。

1. 中枢神经递质

（1）乙酰胆碱（Ach）：Ach 是最早被确定的一种中枢神经递质。Ach 作为中枢神经递质，分布比较广泛，其作用多数为兴奋。在脊髓、脑干网状结构、丘脑、纹状体、边缘系统等处都有乙酰胆碱递质及其受体的存在，其功能与感觉、运动、学习记忆等活动有关。

（2）单胺类：单胺类递质是指多巴胺、去甲肾上腺素和 5- 羟色胺。由于动物实验中采用了荧光组织化学方法，目前对中枢内单胺类递质系统了解得比较清楚。多巴胺递质系统主要包括三个部位：黑质 - 纹状体通路、中脑 - 边缘系统部分和结节 - 漏斗通路。

（3）氨基酸类：现已明确存在氨基酸类递质，例如谷氨酸、门冬氨酸、甘氨酸和 γ- 氨基丁酸（GABA）等。在脑脊髓内谷氨酸含量很多，分布很广，谷氨酸可能是感觉传入神经纤维（粗纤维类）和大脑皮层内的兴奋性递质。γ- 氨基丁酸在大脑皮层的浅层和小脑皮层的浦肯野细胞层含量较高。γ- 氨基丁酸可能是大脑皮层部分神经元和小脑皮层浦肯野细胞的抑制性递质。此外，纹状体 - 黑质的纤维，也是释放 γ- 氨基丁酸的。

（4）肽类：早已知道神经元能分泌肽类化学物质，例如视上核和室旁核神经元分泌升压素（九肽）和催产素（九肽）；下丘脑内其他肽能神经元能分泌多种调节腺垂体活动的多肽，如促甲状腺释放激素（TRH，三肽)、促性腺激素释放激素(GnRH,十肽)等。脑内具有吗啡样活性的多肽,称为阿片样肽。阿片样肽包括β-内啡肽、脑啡肽和强啡肽三类。脑啡肽是五肽化合物,它可能是调节痛觉纤维传入活动的神经递质。

(5)其他可能的递质:近年来研究指出,一氧化氮具有许多神经递质的特征。此外,组织胺也可能是脑内的神经递质。

2. 外周神经递质　主要有乙酰胆碱和去甲肾上腺素。

凡末梢释放乙酰胆碱的神经纤维称为胆碱能纤维,包括交感和副交感神经的节前纤维、副交感神经的节后纤维和小部分交感神经的节后纤维(如支配汗腺、骨骼肌血管的舒血管纤维)以及躯体运动神经纤维。

凡末梢释放去甲肾上腺素的神经纤维,称为肾上腺素能纤维,包括大部分交感神经的节后纤维。

近年来在胃肠道等器官中发现了以嘌呤类或肽类物质为递质的神经纤维,称为嘌呤能或肽能纤维。

(二)受体

递质的受体一般指存在于突触后膜或效应器细胞膜上,能与神经递质相结合的某些特殊蛋白质。

1. 胆碱能受体　是指存在于突触后膜或效应器细胞膜上,能与乙酰胆碱结合而产生生理效应的特殊蛋白质。胆碱能受体可分为毒蕈碱型和烟碱型两种类型,它们也存在于中枢神经系统内。

(1)毒蕈碱型受体:这类受体主要分布于副交感神经节后纤维支配的效应器细胞膜上,毒蕈碱与其结合引起的效应,类似于乙酰胆碱与其结合引起的效应,故称其为毒蕈碱受体(muscarinic receptor, M 受体)。已发现的 M 受体有五种亚型。乙酰胆碱与 M 受体结合后,可产生一系列副交感神经末梢兴奋的效应,如心脏活动被抑制,支气管、消化管平滑肌和膀胱逼尿肌收缩,消化腺分泌增加,瞳孔缩小等。另外,由于汗腺和骨骼肌血管上也是 M 受体,故可引起汗腺分泌增多、骨骼肌血管舒张等反应。有些药物可与受体结合,使递质不能发挥作用,称为受体阻断剂。阿托品是毒蕈碱型受体阻断剂。临床上使用阿托品,可解除胃肠平滑肌痉挛,缓解疼痛,但也可引起心跳加快、唾液和汗液分泌减少等反应。

(2)烟碱型受体:烟碱与其结合引起的效应,类似于乙酰胆碱与其结合引起的效应,故称为烟碱型受体(nicotinic receptor, N 受体)。N 受体又分为两种亚型:位于神经节突触后膜上的受体为 N_1 受体;存在于骨骼肌运动终板膜上的受体为 N_2 受体。乙酰胆碱、烟碱等化学物质与 N_1 受体结合后,可引起自主神经节的节后神经元兴奋;如与 N_2 受体结合,则引起终板电位,导致骨骼肌的兴奋。六烃季铵主要阻断 N_1 受体的功能,十烃季铵主要阻断 N_2 受体的功能,筒箭毒碱既可阻断 N_2 受体,也可阻断 N_1 受体的功能。

2. 肾上腺素能受体　肾上腺素受体是指人体内能与儿茶酚胺类物质(包括肾上腺素、去甲肾上腺素等)相结合的受体,可分为α肾上腺素受体和β肾上腺素受体两类。

(1)α肾上腺素能受体:简称α受体,它又可分为 α_1 和 α_2 两种亚型。儿茶酚胺与α受体结合后产生的平滑肌效应主要是兴奋性的,如血管收缩、瞳孔开大肌收缩等,但对小肠平滑肌为抑制效应,使小肠平滑肌舒张。酚妥拉明为α受体阻断剂(对 α_1 和 α_2 两种受体均有阻断作用),可消除去甲肾上腺素引起血管收缩、血压升高的效应。

(2)β肾上腺素能受体:简称β受体,主要有 β_1 和 β_2 两种亚型。β_1 受体分布于心脏组织中,如窦房结、房室传导系统、心肌等处,其作用是兴奋性的,促使心率加快、心内兴奋传导速度加快、心肌收缩力加强。在脂肪组织中也有 β_1 受体,可促进脂肪的分解代谢。β_2 受体分布于支气管、胃、肠、子宫及许多血管平滑肌细胞上,作用是抑制性的,即促使这些平滑肌舒张。普萘洛尔(propranolol, 心得安)是重要的β受体阻断剂,它对 β_1 和 β_2 两种受体都有阻断作用。阿替洛尔(atenolol)能阻断 β_1 受体,使心率减慢,而对支气管平滑肌作用很小,故对于患有心绞痛、心率快但兼有支气管痉挛者比较适用。丁氧胺(butoxamine)则主要阻断 β_2 受体。目前,β受体阻断剂的研究发展很快,有利于临床上根据病情需要选择合适的受体阻断剂作为药物应用。

近年来的研究还发现,受体不仅存在于突触后膜,在突触前膜上也存在,称为突触前受体。多数突触前受体的作用是抑制突触前神经末梢递质的释放,起反馈抑制作用。例如,突触前膜释放递质去甲肾上腺素过多时，去甲肾上腺素与突触前膜 α_2 受体结合，产生的效应是抑制去甲肾上腺素的进一步释放。临床上应用 α_2 受体激动剂可乐定（clonidine）治疗高血压就是根据这一原理。但也有一些突触前受体的作用是易化神经递质的释放。现将胆碱能受体和肾上腺素能受体的分布及其效应综合列于表 10-2。

表 10-2　胆碱能受体和肾上腺素能受体的分布及其效应

	效应器	肾上腺素受体	效应	胆碱受体	效应
循环系统	窦房结	β_1	心率加快	M	心率减慢
	房室传导系统	β_1	传导加快	M	传导减慢
	心肌	β_1	收缩加强	M	收缩减弱
	脑血管	α	轻度收缩		
	冠状血管	α	收缩		
		β_2	舒张（为主）		
	皮肤黏膜血管	α	收缩		
	胃肠道血管	α	收缩（为主）		
		β_2	舒张		
	骨骼肌血管	α	收缩		
		β_2	舒张（为主）	M	舒张
呼吸器官	支气管平滑肌	β_2	舒张	M	舒张
	支气管腺体			M	分泌增多
消化器官	胃肠平滑肌	β_2	舒张	M	收缩
	小肠平滑肌	α	舒张	M	收缩
	括约肌	α	收缩	M	舒张
	唾液腺	α	分泌	M	促进分泌
	胃腺	α	抑制分泌	M	分泌增多
泌尿生殖器官	膀胱逼尿肌	β_2	舒张	M	收缩
	内括约肌	α	收缩	M	舒张
	妊娠子宫	α	收缩		
	未孕子宫	β_2	舒张		
眼	瞳孔开大肌	α	收缩，瞳孔开大		
	瞳孔括约肌			M	收缩，瞳孔缩小
皮肤	竖毛肌	α	收缩（竖毛）		
	汗腺			M	分泌
代谢	胰岛	α	抑制分泌	M	促进分泌
		β_2	促进分泌		
	糖酵解代谢	β_2	增加		
	脂肪分解代谢	β_1	增加		

四、反射中枢

（一）中枢神经元的联系方式

神经元依其在反射弧中所处地位的不同可区分为传入神经元、中间神经元和传出神经元三种。人体中枢神经系统的传出神经元的数目总计为数十万；传入神经元较传出神经元多 1～3 倍；而中间神经元的数目最大，仅大脑皮层的中间神经元就约有 140 亿个，这说明了中间神经元具有重要的生理作用。神经元的数量如此巨大，它们之间的联系也必然非常复杂，联系的方式也很多，但主要的有辐散式、聚合式、环式、链锁式等几种（图 10-9）。

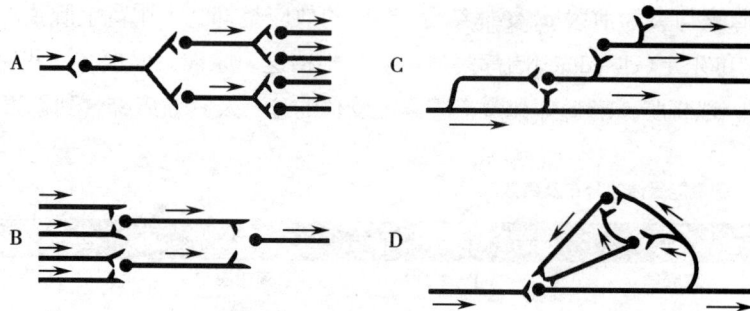

图 10-9　中枢神经元的联系方式
A: 辐散式；B: 聚合式；C: 链锁式；D: 环式

1. 辐散式　为一个神经元的轴突可以通过分支与许多神经元建立突触联系的方式，它能使一个神经元的兴奋引起许多神经元同时兴奋或抑制，形成兴奋或抑制的扩散。辐散式联系在感觉传导途径上多见。

2. 聚合式　为一个神经元的胞体与树突表面可接受许多来自不同神经元的突触联系的方式，这种联系方式可使许多神经元的兴奋作用聚合在一个神经元上，引起后者的兴奋；也可使来自许多不同神经元的兴奋和抑制作用在同一神经元上而发生拮抗。聚合式联系在运动传出途径上多见。

3. 环式　为一个神经元通过其轴突的侧支与中间神经元相连，中间神经元反过来再与该神经元发生突触联系，构成闭合环路。当兴奋通过环式联系时，如果其中的神经元都是兴奋性神经元，则兴奋得到加强或延续，起正反馈作用，并在停止刺激后，反射活动仍然持续一段时间，即称为后放（after discharge）。如果环路中的某些神经元是抑制性的，可使原来的神经活动减弱或终止，起负反馈作用。

4. 链锁式　链锁式联系可以在空间上加强或扩大作用范围。

神经元间的这种多样化联系方式，是中枢神经系统功能高度复杂化的结构基础，使中枢神经系统能对各种反射活动进行精确调节，并使中枢神经系统各不同部位保持相互配合与协调。

（二）中枢兴奋传布的特征

在反射活动中兴奋还必须通过反射弧的中枢部分。反射弧中枢部分兴奋的传布，不同于神经纤维上的冲动传导，其基本原因在于反射弧中枢部分的兴奋传递必须经过一次以上的突触接替，而突触传递比冲动传导要复杂得多。

1. 单向传递　中枢内大量存在的化学性突触处，兴奋只能由一个神经元的轴突向另一个神经元的胞体或突起传递，而不能逆向传递。单向传递是由突触传递的性质决定的，因为只有突触前膜能释放神经递质。

2. 中枢延搁　兴奋通过中枢部分比较缓慢，称为中枢延搁。这主要是因为兴奋越过突触要耗费比较长的时间，这里包括突触前膜释放递质和递质扩散发挥作用等环节所需的时间。根据测定，兴奋通过一个突触所需时间约为 0.3 ~ 0.5ms。因此，反射进行过程通过的突触数愈多，中枢延搁所耗时间就愈长。

3. 总和　在中枢内，由单根传入纤维的单一冲动，一般不能引起反射性传出效应。如果若干传入纤维同时传入冲动至同一神经中枢，则这些冲动的作用协同起来发生传入效应，这一过程称为兴奋的总和。兴奋的总和包括空间性总和、时间性总和两类。突触后神经元如何反应则决定于这些突触后电位总和的结果。

4. 兴奋节律的改变　在一反射活动中，如同时分别记录传入与传出的冲动频率，则可测得两者的频率不同。因为传出神经的兴奋节律来自传出神经元，而传出神经元的兴奋节律除取决于传入冲动的节律外，还取决于中间神经元和传出神经元的功能状态。

5. 后放（后发放、后放电）　在一反射活动中，刺激停止后，传出神经仍可在一定时间内继续发放冲动，这种现象称为后放。

6. 对内环境变化的敏感性和易疲劳性　在反射活动中,突触部位是反射弧中最易疲劳的环节。同时,突触部位也最易受内环境变化的影响,缺氧、二氧化碳、麻醉剂等因素均可作用于中枢而改变其兴奋性,亦即改变突触部位的传递活动。

(三)中枢抑制

在任何反射活动中,中枢内既有兴奋活动又有抑制活动。某一反射进行时,某些其他反射则受抑制,例如吞咽时呼吸停止、屈肌反射进行时伸肌反射则受抑制。反射活动有一定的次序、一定强度,并有一定的适应意义,是反射的协调功能的表现。反射活动之所以能协调,就是因为中枢内既有兴奋活动又有抑制活动;如果中枢抑制受到破坏,则反射活动就不可能协调。例如,用士的宁破坏脊髓抑制活动后,任何一个微弱刺激会导致四肢出现强烈的痉挛性收缩,失去了反射活动的协调性。根据中枢抑制产生机制的不同,抑制可分为突触后抑制(postsynaptic inhibition)和突触前抑制(presynaptic inhibition)两类。

1. 突触后抑制　在哺乳类动物中,所有的突触后抑制都是由抑制性中间神经元活动引起的。由这一抑制性神经元发出的轴突末梢释放的抑制性神经递质,能使突触后膜产生抑制性突触后电位,因而所有与其发生突触联系的其他神经元都发生抑制。根据抑制性神经元的功能和联系方式的不同,突触后抑制可分为传入侧支性抑制(afferent collateral inhibition)和回返性抑制(recurrent inhibition)。

(1)传入侧支性抑制:是指在一个感觉传入纤维进入脊髓后,一方面直接兴奋某一中枢的神经元,另一方面发出其侧支兴奋另一抑制性中间神经元;通过抑制性神经元的活动转而抑制另一中枢的神经元。例如,伸肌的肌梭传入纤维进入中枢后,直接兴奋伸肌的 α 运动神经元,同时发出侧支兴奋一个抑制性神经元,转而抑制屈肌的 α 运动神经元,导致伸肌收缩而屈肌舒张(图 10-10);这种抑制曾被称为交互抑制。这种形式的抑制不是脊髓独有的,脑内也有。这种抑制能使不同中枢之间的活动协调起来。

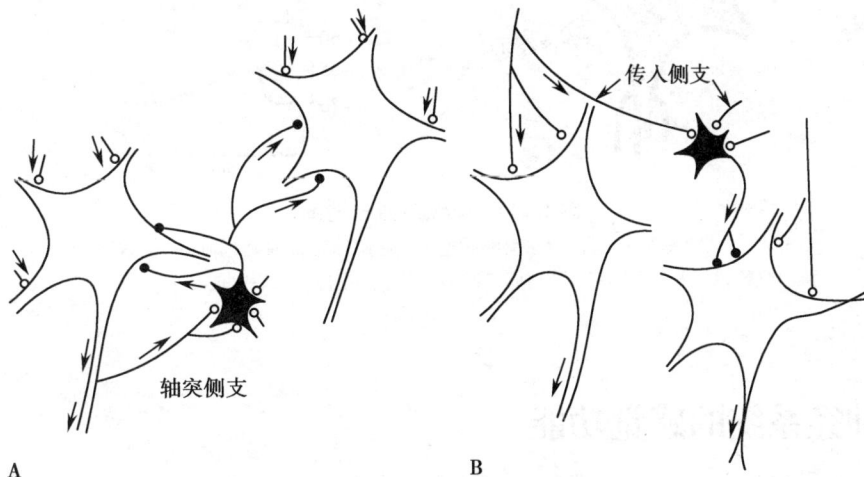

图 10-10　两类突触后抑制
A:回返性抑制;B:传入侧支性抑制
黑色神经元代表抑制性中间神经元

(2)回返性抑制:是指某一中枢的神经元兴奋时,其传出冲动沿轴突传递,同时又经轴突侧支去兴奋另一抑制性中间神经元;该抑制性神经元兴奋后,其活动经轴突反过来作用于同一中枢的神经元,抑制原先发动兴奋的神经元及同一中枢的其他神经元(图 10-10)。脊髓前角运动神经元与闰绍细胞之间的联系,就是这种抑制的典型。前角运动神经元发出轴突支配外周的骨骼肌,同时也在脊髓内发出侧支兴奋闰绍细胞;闰绍细胞是抑制性神经元,其活动经轴突回返作用于脊髓前角运动神经元,抑制原先发动兴奋的神经元和其他神经元。因此,当脊髓前角运动神经元兴奋时,其传出冲动一方面使骨骼肌收缩,同时又通过闰绍细胞反过来抑制该运动神经元的活动。这种形式的抑制在海马和丘脑内也明显存在。这种抑制是一种负反馈控制形式,它能使神经元的活动及时终止,也促使同一中枢内许多神经元之间的活动能步调一致。

2. 突触前抑制 指通过改变突触前膜的活动而使突触后神经元产生的抑制,因此称为突触前抑制。其结构基础是轴-轴式突触。

如图 10-11 所示,A 纤维末梢与运动神经元 C 构成轴-体式突触,能兴奋该运动神经元;B 纤维传入经过多突触接替后,末梢与 A 纤维末梢构成轴-轴式突触,不能直接影响运动神经元 C 的活动。当 A 纤维兴奋传入冲动抵达末梢时,可引致运动神经元 C 出现兴奋性突触后电位;当仅有 B 纤维兴奋冲动传入时,见不到运动神经元 C 有反应。如果先使 B 纤维兴奋,一定时间间隔后再使 A 纤维兴奋,则 A 纤维兴奋所引起的兴奋性突触后电位明显减小,说明 B 纤维的活动能抑制 A 纤维的兴奋作用,即产生突触前抑制。由此认为,突触前抑制产生的机制是:B 纤维传入经多突触接替后,兴奋抵达末梢并释放递质→递质作用于 A 纤维末梢使其去极化,从而使末梢跨膜静息电位变小→A 纤维兴奋时其末梢的动作电位变小,使释放的递质减少→运动神经元的兴奋性突触后电位减小,因此,B 纤维的抑制作用是通过使 A 纤维释放的兴奋性递质减小而实现的。A 纤维末梢的动作电位幅度变小的机制目前尚未完全明了。突触前抑制在中枢神经系统内广泛存在,尤其见于感觉传入途径,对调节感觉传入活动有重要作用。

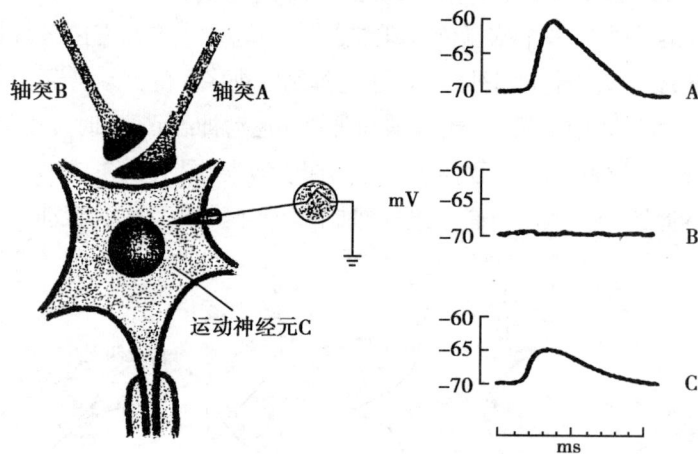

图 10-11 突触前抑制示意图

A:单独刺激轴突 A,引起兴奋性突触后电位;B:单独刺激轴突 B,不引起兴奋性突触后电位;C:先刺激轴突 B,再刺激轴突 A,引起兴奋性突触后电位减小

第二节 神经系统的感觉功能

感觉是神经系统的一项重要生理功能,它的产生依赖于从感受器感受各种刺激,并将这些刺激经感觉传入通路传至皮质下各级中枢,最终到达大脑皮质的特定区域。中枢神经系统从脊髓到大脑皮质对传入的感觉信息都有一定的整合作用,它们在产生感觉的过程中发挥不同的作用。

一、脊髓的感觉传导功能

由脊髓上传到大脑皮层的感觉传导路径可分为两类,一为浅感觉传导路径,另一为深感觉传导路径。浅感觉传导路径传导痛觉、温度觉和轻触觉;其传入纤维由后根的外侧部(细纤维部分)进入脊髓,然后在后角更换神经元,再发出纤维在中央管前进行交叉至对侧,分别经脊髓丘脑侧束(痛、温觉)和脊髓丘脑前束(轻触觉)上行抵达丘脑。深感觉传导路径传导肌肉本体感觉和深部压觉,其传入纤维由后根的内侧部

（粗纤维部分）进入脊髓后，其上行分支在同侧后索上行，抵达延髓下部薄束核和楔束核后更换神经元，再发出纤维进行交叉到对侧，经内侧丘系至丘脑。皮肤触觉中的辨别觉，其传导路径却和深感觉传导路径一致。因此，浅感觉传导路径是先交叉再上行，而深感觉传导路径是先上行再交叉；由于脊髓传导束的种类和成分比较复杂，在不同疾病的情况下，因受损部位和程度的差异，临床上可出现比较复杂的感觉损害的症状。

二、丘脑及其感觉投射系统

（一）丘脑的核团与感觉功能

丘脑是一个重要的感觉中枢，在大脑皮质发达的动物，丘脑是感觉传入的重要换元站，同时也能对感觉信号进行粗略的分析与综合。

丘脑的核群众多，根据我国著名神经生理学家张香桐的意见，丘脑的各种细胞群从功能上大致可以分为三大类：

1. 感觉接替核　它们接受感觉的投射纤维，并经过换元进一步投射到大脑皮层特定的感觉区，主要有腹后核（包括腹后内侧核与腹后外侧核）、内侧膝状体、外侧膝状体等。其中，腹后外侧核为脊髓丘脑束与内侧丘系的换元站，和躯体感觉的传导有关；腹后内侧核为三叉丘系的换元站，与头面部感觉的传导有关。腹后核发出的纤维向大脑皮层感觉区投射，不同部位传来的纤维在腹后核内换元有一定的空间分布，这种空间分布与大脑皮层感觉区的空间定位相对应。内侧膝状体是听觉传导通路的换元站，发出纤维向大脑皮层听区投射。外侧膝状体是视觉传导路的换元站，发出纤维向大脑皮层视区投射（图 10-12）。

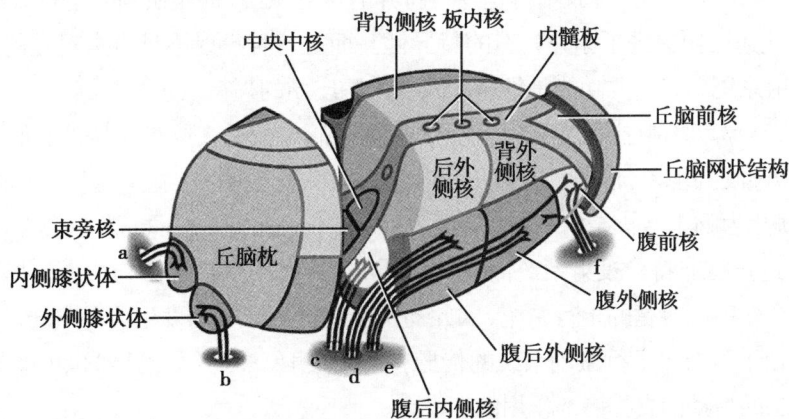

图 10-12　丘脑主要核团示意图

a：听觉传入纤维；b：视觉传入纤维；c：来自头面部的感觉传入纤维；d：来自躯干和四肢的感觉传入纤维；e：来自小脑的纤维；f：来自苍白球的纤维

2. 联络核　主要有丘脑前核、腹外侧核和丘脑枕等。它们不直接接受感觉的投射纤维，而是接受丘脑感觉接替核和其他皮层下中枢来的纤维，经过换元，发出纤维投射到大脑皮层的某一特定区域。它们的功能与各种感觉在丘脑和大脑皮层水平的联系和协调有关。

3. 非特异核群　是靠近中线的内髓板以内的各种结构，主要是髓板内核群，包括中央中核、束旁核、中央外侧核等。一般认为，这些非特异核群没有直接投射到大脑皮层的纤维，但它们可以间接地通过多突触接替换元后，有纤维弥散地投射到整个大脑皮层各区，与大脑皮层有着广泛的联系，对维持大脑皮层兴奋状态有重要作用。

（二）感觉投射系统

根据丘脑各部分向大脑皮层投射特征的不同，可把丘脑分成两大系统。

1. 特异投射系统 一般认为，经典的感觉传导通路，如皮肤浅感觉、深感觉、视觉、听觉、味觉（嗅觉除外）的传导束和神经元序列是固定的，它们经脊髓或脑干，上升到丘脑感觉接替核，交换神经元后，投射到大脑皮质的特定感觉区。主要终止于皮层的第四层细胞。每一种感觉的投射路径都是专一的，具有点对点的投射关系，故称为特异投射系统（specific projection system）。其主要功能是引起特定的感觉，并激发大脑皮层发出神经冲动。丘脑的联络核在结构上也与大脑皮层有特定的投射关系，所以也属于特异投射系统，但它不引起特定感觉，主要起联络和协调的作用（图 10-13）。

2. 非特异投射系统 非特异投射系统（nonspecific projection system）指非特异核群发出的纤维通过多次换元接替转而弥散地投射到大脑皮层各区的投射系统。感觉信号经该系统的上行通路是：上述经典传导路的第二级神经元纤维通过脑干时，发出许多侧支与脑干网状结构内神经元发生突触联系；然后在网状结构内反复换元上行，抵达丘脑的非特异核群，再由此发出神经纤维弥散地投射到大脑皮层的广泛区域。这一投射系统是不同感觉的共同上传途径，也就是说当不同感觉传入脑干部分由侧支进入网状结构后，就不再是专一特异的传导系统，而是由同一上行系统向上传导。因此特异感觉信号通过此途径便失去了原先具有的特异性。而且这种投射不具有点对点的关系，故这一投射系统称为非特异投射系统。其主要功能是维持和改变大脑皮质的兴奋状态。

实验研究发现，刺激动物中脑网状结构，能唤醒动物，脑电波呈去同步化快波；而在中脑头端中断网状结构时，出现类似睡眠的现象，脑电波呈现同步化慢波。由此说明，在脑干网状结构内具有上行唤醒的功能系统，这一系统称为脑干网状结构上行激动系统（ascending reticular activating system）。目前知道，上行激动系统主要就是通过丘脑非特异投射系统而发挥作用的，其作用就是维持与改变大脑皮质的兴奋状态。由于这一系统是一个多突触接替的上行系统，因此易于受药物的影响而发生传导阻滞。例如，巴比妥类催眠药作用可能就是由于阻断了上行激动系统的传导；一些全身麻醉药（如乙醚）也可能是首先抑制了上行激动系统和大脑皮层的活动而发挥麻醉作用的。

正常情况下，特异投射系统和非特异投射系统的作用相互协调和配合，才能使人既能处于觉醒状态，又能产生各种特定的感觉（表 10-3）。

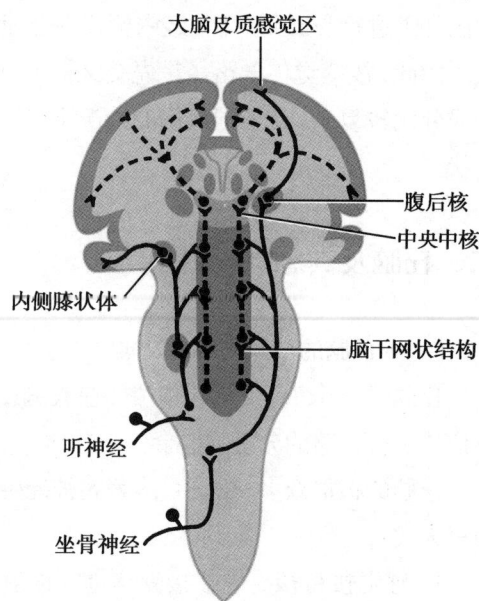

图 10-13 感觉投射系统示意图
实线代表特异性投射系统，虚线代表非特异性投射系统

大脑皮质感觉区　腹后核　中央中核　内侧膝状体　脑干网状结构　听神经　坐骨神经

表 10-3 特异投射系统和非特异投射系统的区别

项目	特异性投射系统	非特异性投射系统
传入丘脑前的途径	专一	不专一
途经丘脑的核团	感觉接替核	髓板内核群
传入神经元接替数目	三次更换神经元	多次更换神经元
投射部位	投射到大脑皮质特定区域（有点对点对应关系）	投射到大脑皮质广泛区域（无点对点对应关系）
功能	引起特定的感觉并激发皮层发出神经冲动	不引起特定的感觉，维持和改变大脑皮质的兴奋状态
药物作用	不易受药物阻断	易受药物阻断

三、大脑皮质的感觉分析功能

大脑皮层是产生感觉的最高级中枢。来自身体不同部位和不同性质的感觉信息投射到大脑皮层的不同区域，通过大脑皮层对这些传入信息的分析与综合，从而产生不同的感觉。因此大脑皮层不同的区域有着不同的感觉功能定位，即大脑皮层存在着不同的感觉功能代表区（图10-14）。

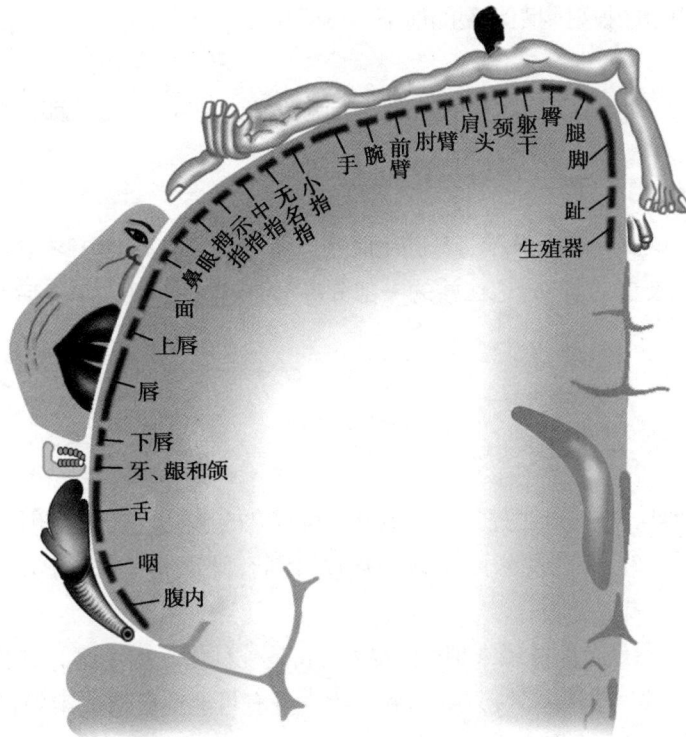

图 10-14　人大脑皮层感觉区示意图

（一）体表感觉区

全身体表感觉在大脑皮层的投射区主要位于中央后回，称为第一感觉区。通过在灵长类动物皮层诱发电位的引导研究，找出中央后回的感觉投射规律如下：①躯体感觉传入冲动向皮层投射具有交叉的性质，即一侧传入冲动向对侧皮层投射，但头面部感觉的投射是双侧性的；②投射区域的大小与不同体表部位的感觉分辨精细程度有关，分辨愈精细的部位在中央后回的代表区也愈大，例如大拇指和食指的代表区面积比胸部十二根脊神经传入支配的代表区总面积大几倍；③投射区域的空间排列是倒置的，即下肢代表区在顶部，上肢代表区在中间部，头面部代表区在底部，总的安排是倒置的，然而头面部代表区内部的安排是正立的。中央后回是第一感觉区所在部位，在人脑中央前回与岛叶之间还有第二感觉区。第二感觉区面积远比第一感觉区小，区内的投射也有一定的分布安排，安排属于正立而不倒置。刺激人脑第二感觉区可以引起体表一定部位产生主观上麻木感，这种感觉具有双侧性；但人类切除第二感觉区后，并不产生显著的感觉障碍。有人认为，第二感觉区与痛觉有较密切的关系，它可能接受痛觉传入的投射。

（二）本体感觉区

本体感觉是指肌肉和关节等的位置觉与运动觉。在人类，关节和肌梭等处的感觉信息投射到运动区，即中央前回，产生本体感觉。目前认为，中央前回既是运动区，也是本体感觉的投射区。

（三）内脏感觉区

人脑电刺激的研究发现，第二感觉区和运动辅助区（supplementary motor area）都与内脏感觉有关。刺激第二感觉区及其邻近部位会发生味觉、恶心或排便感等，刺激运动辅助区会产生心悸、脸发热感等。此外边缘系统的皮层部位也是内脏感觉的投射区域。

（四）视觉区

视觉投射区在大脑半球内侧面枕叶距状裂的上下缘。左侧枕叶皮层接受左眼的颞侧视网膜和右眼的鼻侧视网膜的传入纤维投射，右侧枕叶皮层接受右眼的颞侧视网膜和左眼的鼻侧视网膜的传入纤维投射。另外，视网膜上半部传入纤维投射到距状裂的上缘，下半部投射到它的下缘；视网膜中央的黄斑区投射到距状裂的后部，视网膜周边区投射到距状裂的前部。

（五）听觉区

听觉皮层代表区位于颞叶的颞横回和颞上回。听觉的投射是双侧性的，即一侧皮层代表区与双侧耳蜗感受功能有关。

（六）嗅觉区和味觉区

目前知道，嗅觉在大脑皮层的投射区随着进化而愈益缩小，在高等动物只有边缘叶的前底部区域与嗅觉功能有关（包括梨状区皮层的前部、杏仁核的一部分等）。味觉投射区在中央后回头面部感觉投射区之下侧。

四、痛觉

机体受到伤害性刺激时，往往产生痛觉。痛觉是一种复杂的感觉，常伴有不愉快的情绪活动和防卫反应，这对于保护机体是重要的。许多疾病都表现有疼痛，因此，认识痛觉的产生及其规律在医学上有着特殊重要的意义。

一般认为痛觉的感受器是游离神经末梢（有人认为它是一种化学感受器），其分布十分广泛。各种过热或过冷，以及机械性刺激等任何刺激，只要达到一定强度有可能或已造成组织损伤时，均可使其兴奋，产生痛觉，但其机制尚不清楚。许多事实表明，各种致痛刺激首先引起组织内释放某些致痛物质（如组胺、5-羟色胺、K^+、ATP 等），然后作用于游离神经末梢产生痛觉传入冲动，进入中枢从而引起痛觉。

（一）皮肤痛觉

伤害性刺激作用于皮肤时，可先后出现两种性质不同的痛觉，即快痛和慢痛。快痛是一种尖锐而定位清楚的"刺痛"；它在刺激时很快发生，撤除刺激后很快消失。慢痛是一种定位不明确的"烧灼痛"；它在刺激后过 0.5～1.0s 才能被感觉到，痛感强烈而难以忍受，撤除刺激后还持续几秒钟，并伴有情绪反应及心血管和呼吸等方面的变化。

疼痛的二重性质说明痛觉存在着不同传导速度的神经纤维。实验证明，传导快痛的外周神经纤维主要是有髓鞘的 Aδ 类纤维，其兴奋阈较低；传导慢痛的外周神经纤维主要是无髓鞘的 C 类纤维，其兴奋阈较高。痛觉的中枢传导通路比较复杂。前文已述及，痛觉传入纤维进入脊髓后，在后角更换神经元并发出纤维交叉到对侧，再经脊髓丘脑侧束上行抵达丘脑的感觉接替核，转而向皮层体表感觉区投射。此外，痛觉传入冲动还在脊髓内弥散上行，沿脊髓网状纤维、脊髓中脑纤维和脊髓丘脑内侧部纤维，抵达脑干网状结构、丘脑内侧部和边缘系统，引起痛觉的情绪反应。

（二）内脏痛的特征与牵涉痛

1. 内脏痛的特征　内脏痛是临床常见的症状。内脏痛与皮肤痛相比较有下列特征：①疼痛的性质是钝痛、酸痛、烧灼痛或绞痛，缓慢、持久、定位不清楚和对刺激的分辨能力差，如，腹痛时常不易明确分清疼痛发生的部位；②对牵拉、缺血、痉挛和炎症等刺激敏感，对切割、烧灼等刺激不敏感；③伴有不愉快的情绪活动和恶心、呕吐、心血管及呼吸活动的改变；④可出现牵涉痛。

上述的内脏痛是指内脏本身受到刺激时所产生的疼痛，还有一种内脏痛是由于体腔壁浆膜受到刺激时产生的疼痛，称为体腔壁痛(parietal pain)。例如，胸膜或腹膜受到炎症、压力、摩擦或牵拉等刺激时，也会产生疼痛。这种疼痛与躯体痛相类似，也是由躯体神经(膈神经、肋间神经和腰上部脊神经)传入的。

2. **牵涉痛** 内脏疾病往往引起身体远隔的体表部位发生疼痛或痛觉过敏的现象称为牵涉痛(referred pain)。例如，心肌缺血时，可发生心前区、左肩和左上臂的疼痛；胆囊病变时，右肩区会出现疼痛；阑尾炎时，常感觉上腹部或脐区有疼痛；肾结石可出现该侧腹股沟及会阴部的疼痛。

第三节　神经系统对躯体运动的调节

人类在生命活动中要进行大量的躯体运动。躯体运动是以骨骼肌的收缩和舒张活动为基础的运动，人体的任何运动，不论是反射性的或随意性的，都是在一定程度的肌紧张和一定姿势的前提下进行的。神经系统是肌紧张、姿势和随意运动这三大类运动的调度者。运动越复杂，越需要高级的中枢参与活动。在动物实验中，为了确定哪些活动与哪一级中枢有关，往往采取切断脑脊髓神经轴的方法。只有神经系统保持完整的动物，才能有随意运动，随意运动必须有大脑皮质的参与。

一、脊髓对躯体运动的调节

(一)脊髓的运动神经元和运动单位

1. **脊髓的运动神经元** 在脊髓的前角中，存在大量支配骨骼肌的运动神经元，主要分为三类：① α 运动神经元，是脊髓前角中较大的一种神经元。它既接受来自皮肤、肌肉和关节等外周传入的信息，也接受皮质下各级中枢下传的信息。α 运动神经元的轴突末梢支配骨骼肌(又称梭外肌)纤维。因此，α 运动神经元是躯体运动反射的最后公路。② γ 运动神经元，是脊髓前角中较小的一种神经元，其胞体分散在 α 运动神经元之间。γ 运动神经元的轴突支配骨骼肌的梭内肌纤维，调节肌梭对牵拉刺激的敏感性。一般情况下，当 α 运动神经元活动增加时，γ 运动神经元也相应增加。③ β 运动神经元，其发出的纤维对骨骼肌的梭内肌和梭外肌都有支配，功能尚不明确。

2. **运动单位** α 运动神经元的轴突末梢在肌肉中分成许多小支，每一小支支配一根骨骼肌纤维。因此，在正常情况下，当它兴奋时，兴奋可传导到受它支配的许多肌纤维，引起其收缩。由一个 α 运动神经元及其支配的全部肌纤维所组成的功能单位，称为运动单位(motor unit)。运动单位的大小，决定于神经元轴突末梢分支数目的多少，一般是肌肉愈大，运动单位也愈大。例如，一个眼外肌运动神经元只支配 6～12 根肌纤维，而一个四肢肌(如三角肌)的运动神经元所支配的肌纤维数目可达 2000 根。前者有利于肌肉进行精细的运动，后者有利于产生较大的肌张力。

(二)脊髓反射

1. **牵张反射** 骨骼肌受到外力牵拉而伸长时，可引起受牵拉的肌肉反射性的收缩，此种反射称为牵张反射(stretch reflex)。

(1)牵张反射的类型：牵张反射有两种类型，一种为腱反射，也称位相性牵张反射；另一种为肌紧张，也称紧张性牵张反射。

腱反射(tendon reflex)是指快速牵拉肌腱时发生的牵张反射。表现为被牵拉的肌肉出现迅速而明显的缩短(图 10-15)。例如，叩击膝关节下的股四头肌肌腱使之受到牵扯，则股四头肌即发生一次收缩，这称为膝跳反射；叩击跟腱使之受到牵拉，则小腿腓肠肌即发生一次收缩，这称为跟腱反射。这些反射都是由叩击肌腱引起，所以统称为腱反射。这类反射的反射时很短，约 0.7ms，只够一次突触传递的中枢延搁时间，故腱反射为单突触反射。正常情况下腱反射受高位中枢的下行控制，因此，临床上常用测定腱反射的方法来了解神经系统的功能状态,若腱反射减弱或消失,常提示反射弧的传入、传出通路或脊髓反射中枢的损害或中断;若腱反射亢进,则提示高位中枢的病变(例如锥体束综合征)。

肌紧张(muscle tonus)是指缓慢持续牵拉肌腱时发生的牵张反射,其表现为受牵拉的肌肉能发生紧张性收缩,阻止被拉长。肌紧张是由肌肉中的肌纤维轮流收缩产生的,所以不易发生疲劳,产生的收缩力量也不大,只是抵抗肌肉被牵拉,因此不表现明显的动作。肌紧张与腱反射的反射弧基本相似,感受器也是肌梭,但中枢的突触接替可能不止一个,即可能是多突触反射,肌紧张是维持躯体姿势最基本的反射活动,是姿势反射的基础。例如,由于重力影响,支持体重的关节趋向于被重力所弯曲,关节弯曲必使伸肌肌腱受到持续牵拉,从而产生牵张反射引起该肌的收缩,对抗关节的屈曲,维持站立姿势。由于重力经常作用于关节,因此这种牵张反射也就持续着。肌紧张反射弧的任何部分受到破坏,即可出现肌张力的减弱或消失,表现为肌肉松弛,这时身体的正常姿势无法维持。

(2)牵张反射的机制:牵张反射的基本反射弧比较简单。感受器是肌肉中的肌梭,中枢主要在脊髓内,传入和传出纤维都包含在支配该肌肉的神经中,效应器就是该肌肉的肌纤维。因此,牵张反射反射弧的显著特点,是感受器和效应器都在同一块骨骼肌中(图10-16)。

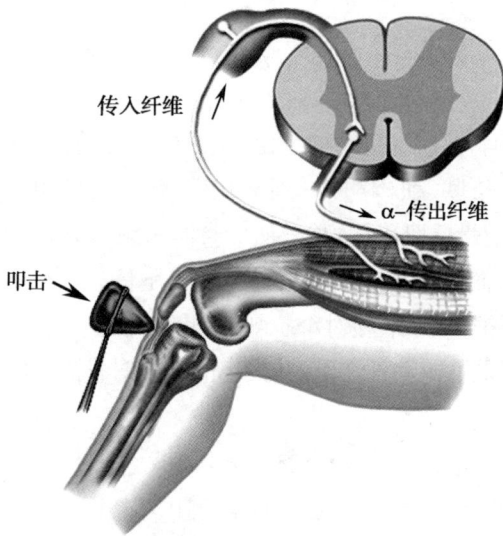

图 10-15　膝跳反射弧示意图

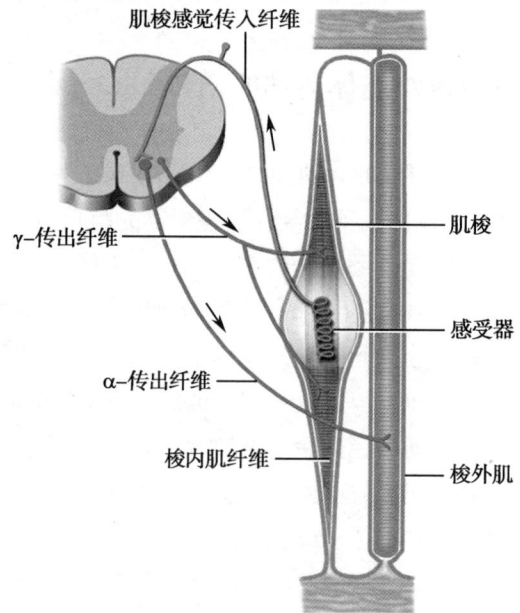

图 10-16　牵张反射示意图

肌梭是一种感受肌肉长度变化或感受牵拉刺激的特殊的梭形感受装置,长数毫米,外层为一结缔组织囊。肌梭囊内一般含有 6~12 根肌纤维,称为梭内肌纤维;而囊外的一般肌纤维就称为梭外肌纤维。整个肌梭附着在梭外肌纤维上,并与其平行排列呈并联关系。梭内肌纤维的收缩成分位于纤维的两端,而感受装置位于其中间部,两者呈串联关系。肌梭的传入神经支配有两类。I类传入纤维直径较粗,II类传入纤维直径较细。两类纤维的传入信号都抵达脊髓前角的 α 运动神经元。当梭外肌纤维被牵拉变长时,肌梭也被拉长,感受装置对牵拉刺激的敏感性增高,传入冲动增加,反射性地引起同一肌肉收缩,便产生牵张反射;当梭外肌纤维收缩变短时,肌梭也变短而放松,感受装置所受的牵拉刺激将减少,传入冲动减少甚至停止,梭外肌纤维又恢复原来的长度。γ 运动神经元支配梭内肌,当它兴奋时,梭内肌纤维收缩,可提高肌梭内感受装置的敏感性,因此 γ 运动神经元对调节牵张反射具有重要作用。

腱器官是肌肉内另一种感受装置,它分布在肌腱胶原纤维之间,与梭外肌纤维呈串联关系,其功能与肌梭功能不同,是感受肌肉张力变化的装置。一般认为,当肌肉受到牵拉时,首先兴奋肌梭的感受装置发动牵张反射,导致受牵拉的肌肉收缩以对抗牵拉;当牵拉力量进一步加大时,牵拉了腱器官,腱器官的传入冲动增加,通过抑制性的中间神经元可使支配被牵拉肌肉的运动神经元受到抑制,这一反射称为反牵张反射(inverse stretch reflex)。反牵张反射可以防止被牵拉肌肉因过度收缩而损伤,具有保护性意义。

2. 屈肌反射与对侧伸肌反射 在脊动物的皮肤接受伤害性刺激时,受刺激一侧的肢体出现屈曲的反应,关节的屈肌收缩而伸肌弛缓,称为屈肌反射。屈肌反射具有保持性意义。屈肌反射的强度与刺激强度有关,例如足部的较弱刺激只引致踝关节屈曲,刺激强度加大,则膝关节及髋关节也可发生屈曲。如刺激强度更大,则在同侧肢体发生屈肌反向的基础上出现对侧肢体伸直的反射活动,称为对侧伸肌反射。对侧伸肌反射是姿势反射的之一,具有维持姿势的生理意义,动物一侧肢体屈曲,对侧肢体伸直以支持体重。屈肌反射是一种多突触反射,其反射弧传出部分可通向许多关节的肌肉。

(三)脊休克

在整体内,脊髓的活动经常处于高位中枢的调控之下,不易单独表现出来。为了研究脊髓本身具有的功能,在动物实验中将脊髓与延髓的联系切断,但为了保持动物的呼吸功能,常在颈髓第五节水平以下切断,以保留膈神经对膈肌呼吸的传出支配。这种脊髓与高位中枢离断的动物称为脊动物。当脊髓与高位中枢离断后,离断面以下的脊髓暂时丧失反射活动的能力,进入无反应状态,这种现象称为脊休克(spinal shock)。脊休克的主要表现为:在离断面以下的躯体感觉和运动功能丧失,骨骼肌紧张性减低甚至消失,外周血管扩张,血压下降,发汗反射不出现,以及大、小便潴留等。

脊休克持续一段时间后,一些以脊髓为中枢的反射活动可以逐渐恢复,恢复的迅速与否,与动物种类有密切关系;低等动物如蛙在脊髓离断后数分钟内反射即恢复,在犬则需几天,而在人类则需数周以至数月(人类由于外伤等原因也可出现脊休克)。显然,反射恢复的速度与不同动物脊髓反射依赖于高位中枢的程度有关。反射恢复过程中,首先是一些比较简单、原始的反射先恢复,如屈肌反射、腱反射等;然后才是比较复杂的反射逐渐恢复,如对侧伸肌反射、搔反射等,血压也逐渐上升到一定水平,并可具有一定的排便与排尿反射,但随意运动和感觉将永远丧失。脊髓功能恢复后,有些反射反应比正常时加强并广泛扩散,例如屈肌反射、发汗反射等。脊休克的产生并不由于切断损伤的刺激性影响引起的,因为反射恢复后进行第二次脊髓切断损伤并不能使脊休克重现。所以,脊休克的产生是由于离断的脊髓突然失去了高位中枢的调控而兴奋性极度低下所致。

二、脑干对躯体运动的调节

脑干对肌紧张有重要的调节作用。有人用电刺激动物脑干网状结构的不同区域,观察到在网状结构中具有抑制肌紧张及肌运动的区域,称为抑制区;还有加强肌紧张及肌运动的区域,称为易化区。抑制区位于延髓网状结构的腹内侧部分(图10-17),电刺激抑制区可引致去大脑僵直减退。易化区分布于广大的

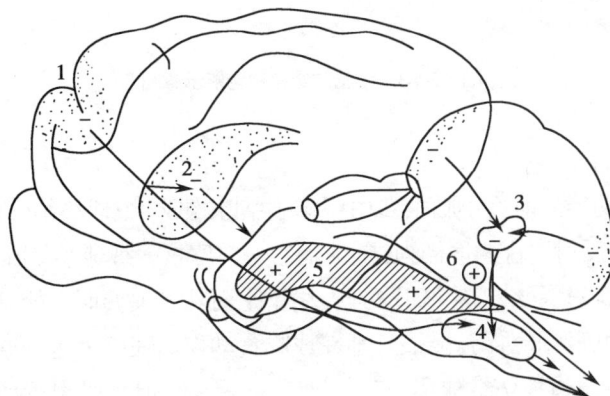

图10-17　脑干网状结构下行抑制(−)和易化(+)系统示意图

脑干中央区域,包括延髓网状结构的背外侧部分、脑桥的中央灰质及被盖;此外下丘脑和丘脑中线核群等部位也具有对肌紧张和肌运动的易化作用,因此也包括在易化区概念之中。从活动的强度来看,易化区的活动比较强,抑制区的活动比较弱,因此在肌紧张的平衡调节中,易化区略占优势。

目前知道,除脑干网状结构外,其他高级中枢部位也参与肌紧张的调节,它们与脑干内部的有关功能结构有功能上的联系。抑制肌紧张的中枢部位有大脑皮层运动区、纹状体、小脑前叶蚓部;易化肌紧张的中枢部位有前庭核、小脑前叶两侧部。例如,刺激小脑前叶蚓部,可以在网状结构抑制区获得诱发电位,因而小脑前叶蚓部的作用可能是通过网状结构抑制区来完成的;大脑皮层运动区和纹状体的作用可能也是通过网状结构抑制区来完成的。这些脑干外的抑制肌紧张的区域,不仅通过加强网状结构抑制区活动,使肌紧张受到抑制;而且也能控制网状结构易化区,使易化区的活动受到压抑,转而使肌紧张减退。在动物实验中发现,如果在中脑上、下丘之间切断脑干,此时动物会出现四肢伸直,头尾昂起,脊柱挺硬等伸肌(抗重力肌)过度紧张的现象,称为去大脑僵直(decerbrate rigidity)。它的发生主要是由于切断了大脑皮层运动区和纹状体等部位与网状结构的功能联系,造成抑制区活动减弱而易化区活动增强,使易化区的活动占有明显的优势,以致肌紧张过度增强而出现僵直现象。临床上如见到患者出现去大脑僵直现象,往往表明病变已严重地侵犯了脑干,是预后不良的信号。

三、小脑对躯体运动的调节

根据小脑的传入、传出纤维的联系,可以将小脑划分为三个主要的功能部分(图 10-18),即前庭小脑、脊髓小脑和皮层小脑,它们对躯体运动的调节,发挥不同的作用,其功能主要表现在以下几方面。

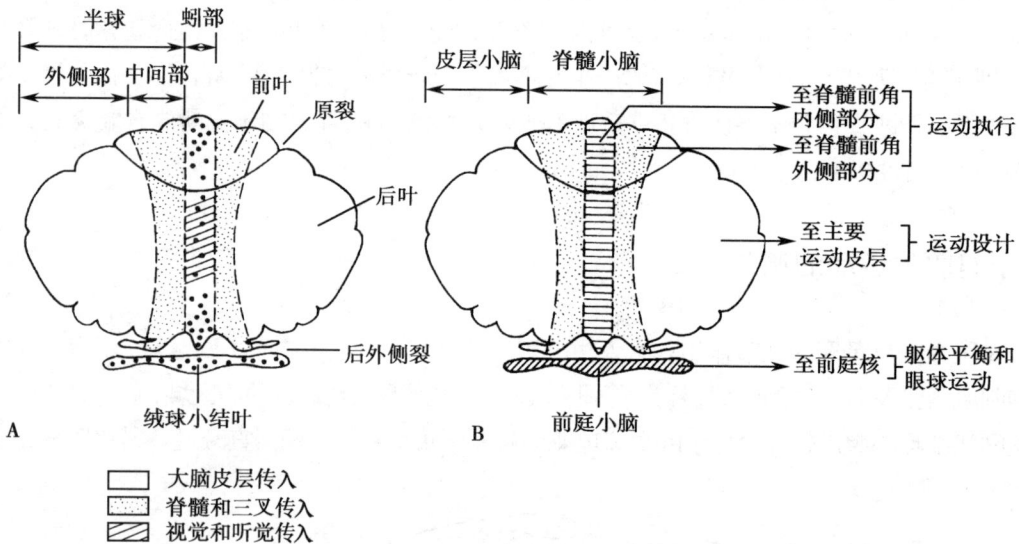

图 10-18　小脑的结构和功能示意图

(一)维持身体平衡

这主要是前庭小脑的功能。前庭小脑主要由绒球小结叶构成,绒球小结叶的平衡功能与前庭器官及前庭核活动有密切关系,其反射进行的途径为:前庭器官→前庭核→绒球小结叶→前庭核→脊髓运动神经元→肌肉装置。实验观察到,切除绒球小结叶的猴,由于平衡功能失调而不能站立,只能躲在墙角里依靠墙壁而站立,但其随意运动仍然很协调,能很好地完成吃食动作。临床上也观察到,在第四脑室附近出现肿瘤的患者,由于肿瘤往往压迫损伤绒球小结叶,患者站立不稳,但其肌肉运动协调仍良好。可见,前庭小脑对身体平衡的维持具有重要作用。

（二）调节肌紧张

脊髓小脑参与肌紧张的调节。脊髓小脑由小脑前叶（包括单小叶）和后叶的中间带区（旁中央小叶）构成。这部分小脑主要接受脊髓小脑传入纤维的投射，其感觉传入冲动主要来自肌肉与关节等本体感受器；但是前叶还接受视觉、听觉的传入信息，前叶的传出纤维主要在顶核换神经元，转而进入脑干网状结构；而后叶的中间带区还接受脑桥纤维的投射。后叶中间带区的传出纤维经间置核到红核，有一些纤维再投射到丘脑外侧腹核，最后抵达大脑皮层运动区。所以这部分小脑对大脑皮质有环路连接关系。小脑前叶对肌紧张的调节既有抑制又有易化的双重作用。前叶蚓部有抑制肌紧张的作用，这可能是通过脑干网状结构抑制区实现的。小脑前叶的两侧部有易化肌紧张的作用，这可能是通过脑干网状结构易化区实现的。

切除犬和猫等小脑前叶后，动物肌紧张明显增加，在猴，切除后肌紧张反而降低。因此，小脑对肌紧张的调节作用，不同动物表现各异。在进化过程中，前叶的肌紧张抑制作用逐渐减弱，而肌紧张的易化作用逐渐占主要地位。人类小脑损伤后，主要表现为肌紧张降低和共济失调等。人类共济失调的表现有：①意向性震颤，即肌肉在完成动作时抖动而把握不住动作的方向；②动作的分解，例如把正常的一个指鼻动作分解为屈前臂、屈臂及调节手指等三、四个动作；③运动时离开指定路线；④不能快速变换运动。

（三）协调随意运动

皮层小脑指小脑后叶的外侧部，它不接受外周感觉的传入信息，仅接受由大脑皮层广大区域（感觉区、运动区、联络区）传来的信息。这些区域的下传纤维均经脑桥换元，转而投射到对侧的后叶外侧部，后叶外侧部的传出纤维经齿状核换元，再经丘脑外侧腹核换元，然后投射到皮层运动区。皮层小脑与运动区、感觉区、联络区之间的联合活动和运动计划的形成及运动程序的编制有关。精巧运动是逐步在学习过程中形成熟练起来的。在开始学习阶段，大脑皮层通过锥体系所发动的运动不是协调的，这是因为小脑尚未发挥其协调功能。在学习过程中，大脑皮层与小脑之间不断进行着联合活动，同时小脑不断接受感觉传入冲动的信息逐步纠正运动过程中所发生的偏差，使运动逐步协调起来。在这一过程中，皮层小脑参与了运动计划的形成和运动程序的编制。当精巧运动逐渐熟练完善后，皮层小脑中就贮存了一整套程序；当大脑皮层要发动精巧运动时，首先通过下行通路从皮层小脑中提取贮存的程序，并将程序回输到大脑皮层运动区，再通过锥体束发动运动。这时候所发动的运动可以非常协调而精巧，而且动作快速几乎不需要思考。例如，学习打字运动的过程或演奏动作的过程，都是这样一个过程。在动物实验中如果仅切除小脑半球，未见运动有明显障碍。但有少数临床病例表明，皮层小脑损伤的患者不能很好地演奏提琴，一些精巧的运动受损。

四、基底神经节对躯体运动的调节

基底神经节包括尾（状）核、壳核、苍白球、丘脑底核、黑质和红核。尾核、壳核和苍白球统称纹状体，其中苍白球是较古老的部分，称为旧纹状体，而尾核和壳核则进化较新，称为新纹状体。尾核、壳核、苍白球与丘脑底核、黑质在结构与功能上是紧密联系的。其中苍白球是纤维联系的中心，尾核、壳核、丘脑底核、黑质均发出纤维投射到苍白球，而苍白球也发出纤维与丘脑底核、黑质相联系。

基底神经节有重要的运动调节功能，它对随意运动的稳定、肌紧张的控制、本体感觉传入冲动信息的处理都有关系。其躯体运动的调节机制尚不清楚。

临床上在基底神经节损害的主要表现可分为两大类：一类是具有运动过多而肌紧张降低的综合征，如舞蹈病与手足徐动症等；另一类是具有运动过少而肌紧张过强的综合征，如震颤麻痹（帕金森病）。临床病理的研究指出，舞蹈病与手足徐动症的病变主要位于纹状体，而震颤麻痹的病变主要位于黑质。

震颤麻痹患者的症状是：全身肌紧张增高、肌肉强直、随意运动减少、动作缓慢、面部表情呆板。此外,患者常伴有静止性震颤,此种震颤多见于上肢(尤其是手部),其次是下肢及头部。震颤麻痹患者的病理研究证明,其黑质有病变,同时脑内多巴胺递质明显下降。在动物中,如用药物(利舍平)使儿茶酚胺(包括多巴胺)耗竭,则动物会出现类似震颤麻痹的症状;如进一步给予左旋多巴(L-dopa,多巴胺的前体,能通过血脑屏障进入中枢神经系统)治疗,使体内多巴胺合成增加,则症状好转。由此说明,中脑黑质的多巴胺能神经元功能被破坏,是震颤麻痹的主要原因。但另一方面,震颤麻痹患者能用 M 型胆碱能受体阻断剂(东莨菪碱、苯海索)治疗,说明胆碱能神经元在其中也起一定作用。目前认为黑质上行抵达纹状体的多巴胺递质系统的功能,在于抑制纹状体内乙酰胆碱递质系统的功能(图 10-19)。震颤麻痹患者由于多巴胺递质系统功能受损,导致乙酰胆碱递质系统功能的亢进,才出现一系列症状。如果应用左旋多巴以增强多巴胺的合成,或应用 M 受体阻断剂以阻断乙酰胆碱的作用,均对震颤麻痹有一定的治疗作用。

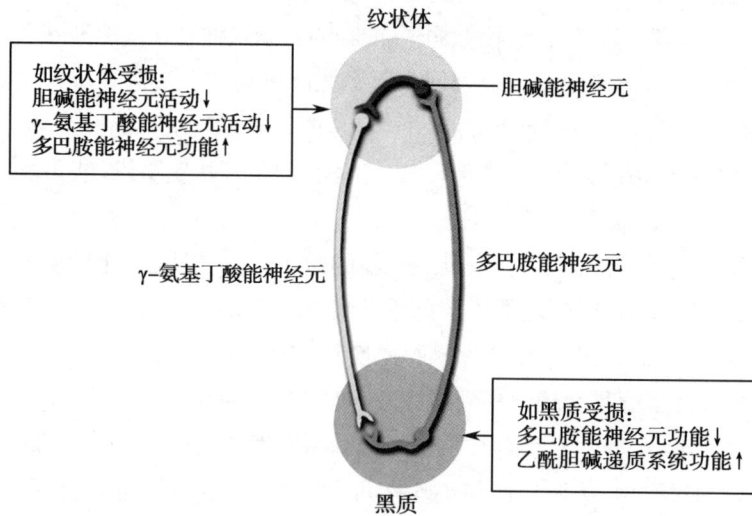

图 10-19　黑质纹状体环路系统

舞蹈病患者的主要临床表现为不自主的上肢和头部的舞蹈样动作,并伴有肌张力降低等。病理研究证明,遗传性舞蹈病患者有显著的纹状体神经元病变,新纹状体严重萎缩,而黑质-纹状体通路是完好的,脑内多巴胺含量一般也正常。在这类患者,若采用左旋多巴进行治疗反而使症状加剧,而用利舍平耗竭包括多巴胺在内的神经递质,却可使症状缓解。神经生化的研究发现,患者的纹状体中胆碱能神经元与γ-氨基丁酸能神经元的功能明显减退。因此认为,舞蹈病病变主要是纹状体内的胆碱能和γ-氨基丁酸能神经元功能减退,而黑质多巴胺能神经元功能相对亢进,这和震颤麻痹的病变正好相反,从而出现舞蹈病症状。

五、大脑皮层对躯体运动的调节

大脑皮层是调节躯体运动的最高级中枢。其信息经下行通路最后抵达位于脊髓前角和脑干的运动神经元来控制躯体运动。

(一)大脑皮层的主要运动区

人类的大脑皮层运动区主要在中央前回。它对躯体运动的控制有下列特征:①对躯体运动的调节支配具有交叉的性质,即一侧皮层主要支配对侧躯体的肌肉。但这种交叉性质不是绝对的,例如头面部肌肉的支配多数是双侧性的,像咀嚼运动和上部面肌运动的肌肉的支配是双侧性的;而面神经支配的下部面肌及舌下神经支配的舌肌则主要受对侧皮层控制。因此,在一侧内囊损伤后,产生所谓上运动神经元麻痹时,头面部多数肌肉并不完全麻痹,但对侧下部面肌及舌肌发生麻痹。②运动代表区的大小与运动的精细程度有关，即运动愈精细而复杂的肌肉，其代表区也愈大，手与五指所占的区域几乎与整个下肢所占的区域大小相等。③从运动区的上下分布来看，呈倒置排列（图10-20），下肢代表区在顶部（膝关节以下肌肉代表区在皮层内侧面），上肢代表区在中间部，头面部肌肉代表区在底部（头面部代表区内部的安排仍为正立而不倒置）。对正常人脑进行局部血流测定时观察到，足部运动时运动区足部代表区血流增加，手指运动时手部代表区血流增加。

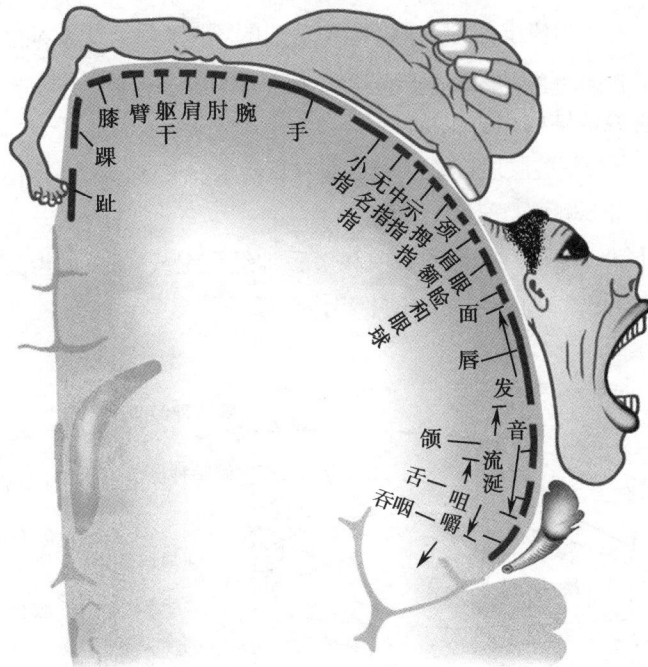

图 10-20　人大脑皮层运动区示意图

除中央前回以外，额叶和枕叶皮层的某些部位还发现与躯体运动有关，在大脑半球的内侧面还有运动辅助区。动物实验中刺激这些区域，可以引起一定的肢体运动，反应一般为双侧性。

（二）大脑皮层下行传导通路及其功能

皮层的躯体运动调节功能，是通过锥体系和锥体外系下传而完成的。

1. 锥体系　锥体系（pyramidal system）一般是指由皮层发出经延髓锥体而后下达脊髓的传导系（即锥体系，或称皮层脊髓束）。由皮层发出抵达脑神经运动核的纤维（皮层核束），虽不通过延髓锥体，但因它在功能上与皮质脊髓束相同，所以也包括在锥体系的概念之中。皮质脊髓束中约 80% 的纤维在延髓锥体跨越中线到达对侧，沿脊髓外侧索下行达脊髓前角，此传导束称为皮质脊髓侧束。皮质脊髓侧束的纤维与脊髓前角外侧部的运动神经元构成突触联系，控制四肢远端肌肉，与精细的、技巧性的运动有关。皮质脊髓束其余约 20% 的纤维不跨越中线，在同侧脊髓前索下行，此传导束称为皮质脊髓前束，此束的大部分纤维逐节段经白质前连合交叉至对侧，终止于对侧前角运动神经元，有少数纤维就终止于同侧前角运动神经元。皮质脊髓前束的纤维通过中间神经元与脊髓前角内侧部的运动神经元发生联系，主要控制躯干以及四肢近端的肌肉，与姿势的维持和粗大运动有关。

2. 锥体外系　锥体外系（extrapyramidal system）是指除锥体系以外与躯体运动有关的各下行传导通路。椎体外系的皮层起源较广泛，主要来自额叶和顶叶的感觉运动区，一般属于中、小型锥体细胞。它们发出的轴突较短，在基底神经节、丘脑、脑桥、小脑、脑干网状结构等处多次更换神经元，再经下行传导束到达脊髓前角，主要作用于 γ 运动神经元。锥体外系的功能与调节肌紧张和配合锥体系协调随意运动有关。

第四节 神经系统对内脏活动的调节

一、自主神经系统对内脏活动的调节

人体内脏器官的活动,主要受自主神经系统(autonomic nervous system)的调节。自主神经系统又称为植物神经系统。和躯体运动神经系统一样,自主神经系统也包括传入(感觉)神经和传出(运动)神经两部分,平时我们所说的自主神经主要指传出部分,按结构和功能的不同,分为交感神经系统(sympathetic nervous system)和副交感神经系统(parasympathetic nervous system)两大部分。

（一）交感和副交感神经的结构和功能特征(图 10-21)

1. **起源** 交感神经起自脊髓胸腰段(胸1~腰3)灰质侧角;副交感神经起源于脑干内副交感神经核和脊髓骶段第2~4节灰质相当于侧角的部位。

2. **节前纤维和节后纤维** 植物性神经由节前和节后神经元组成。节前神经元胞体位于中枢,其轴突组成节前纤维到达神经节换元,节后神经元的轴突组成节后纤维支配效应器。节前纤维属 B 类神经纤维,

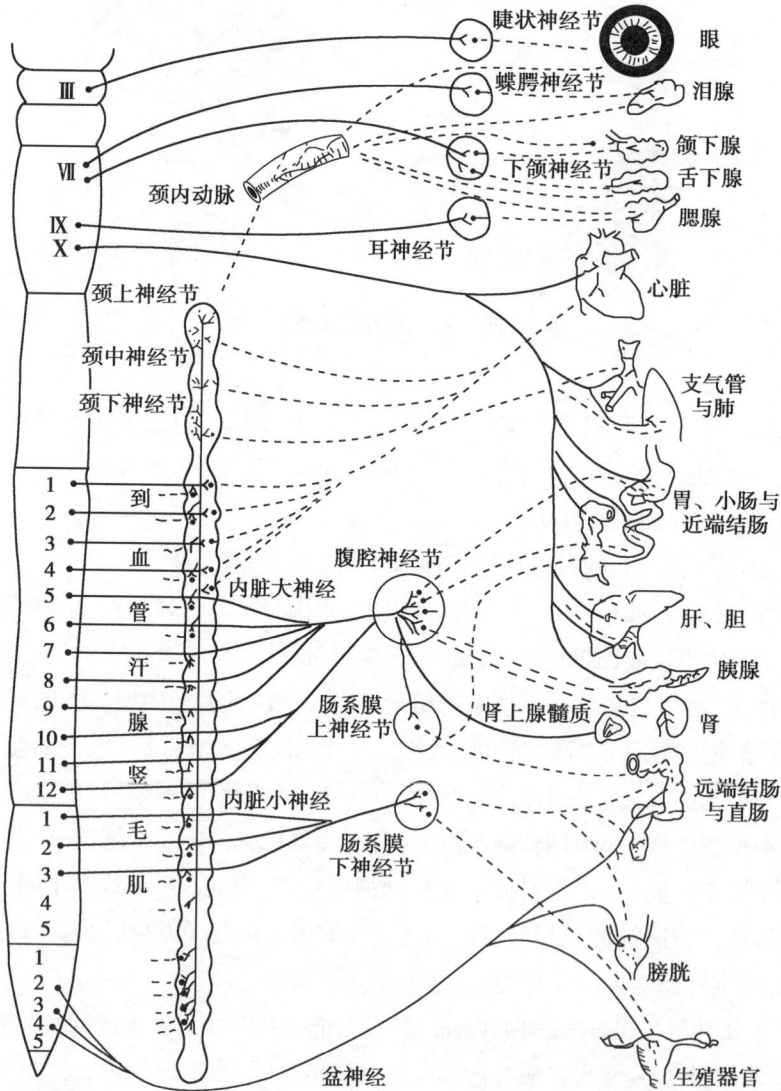

图 10-21 自主神经分布示意图

——节前纤维 ……节后纤维

传导速度较快；节后纤维属 C 类神经纤维，传导速度较慢。交感神经节离效应器官较远，因此节前纤维短而节后纤维长；副交感神经节离效应器官较近，有的神经节就在效应器官壁内，因此节前纤维长而节后纤维短。刺激交感神经的节前纤维，反应比较弥散；刺激副交感神经的节前纤维，反应比较局限，因为一根交感节前纤维往往和多个节内神经元发生突触联系，而副交感神经则不同，节前纤维与较少的节后神经元联系。

3. 双重神经支配　人体多数器官都接受交感神经和副交感神经双重支配，交感神经的全身分布广泛，几乎所有内脏器官都受它支配；而副交感神经的分布相对较局限，某些器官不具有副交感神经支配。例如，皮肤和肌肉内的血管、汗腺、竖毛肌、肾上腺髓质等，只有交感神经支配。

4. 功能相互拮抗　交感神经和副交感神经对同一器官的作用往往相互拮抗。例如，对于心脏，迷走神经具有抑制作用，而交感神经具有兴奋作用；对于小肠平滑肌，迷走神经具有增强其运动的作用，而交感神经却具有抑制作用。这种拮抗性使神经系统能够从正反两个方面调节内脏的活动，使其能很快适合于机体当时的需要。有时交感和副交感神经对某一器官的作用也有一致的方面，例如两类神经都能促进唾液的分泌，但仍有一定区别，交感神经兴奋可促进少量黏稠的唾液分泌；而副交感神经兴奋则能引起大量稀薄的唾液分泌。

5. 具有紧张性作用　植物性神经对于内脏器官持续发放低频率神经冲动，使效应器经常维持一定的活动状态，即紧张性作用。各种功能调节都是在紧张性活动的基础上进行的。

6. 受效应器功能状态影响　例如，刺激交感神经对动物子宫运动的作用明显受子宫功能状态的影响，对有孕子宫，增强其运动，而对无孕子宫则抑制其运动。

（二）交感神经和副交感神经的主要功能

交感神经和副交感神经在体内分布广泛，对许多器官都有一定的作用，前面的章节中也做过一些介绍。现将自主神经的主要功能按人体系统、器官的分类列表综合如下（表 10-4）。

表 10-4　自主神经的主要功能

器官	交感神经	副交感神经
循环器官	心率加快、心肌收缩力加强，腹腔内脏、皮肤、唾液腺、外生殖器血管收缩，骨骼肌血管收缩（肾上腺素受体）或舒张（胆碱受体）	心率减慢、心房收缩减弱，少数器官（外生殖器）血管舒张
呼吸器官	支气管平滑肌舒张	支气管平滑肌收缩 呼吸道黏膜腺体分泌
消化器官	抑制胃肠运动，促进括约肌收缩，使唾液腺分泌黏稠的唾液	促进胃肠运动、胆囊收缩，促进括约肌舒张、唾液腺分泌稀薄唾液，使胃液、胰液、胆汁分泌增加
泌尿生殖器官	尿道内括约肌收缩、逼尿肌舒张，有孕子宫平滑肌收缩、无孕子宫平滑肌舒张	尿道内括约肌舒张、逼尿肌收缩
眼	瞳孔开大肌收缩，瞳孔开大	瞳孔括约肌收缩，瞳孔缩小，睫状肌收缩，泪腺分泌
皮肤	汗腺分泌，竖毛肌收缩	
内分泌和代谢	肾上腺髓质分泌激素 肝糖原分解	胰岛素分泌

交感神经系统的活动一般比较广泛，常以整个系统参与反应。在环境急骤变化的情况下，交感神经系统可以动员机体许多器官的潜在力量，以适应环境的急变。例如，在剧烈肌肉运动、窒息、恐惧、失血或冷冻等情况下，交感神经系统将立即被调动起来，表现出一系列交感-肾上腺髓质系统亢进的现象，称为应急反应。这一反应包括：呼吸加快，肺通气量加大；心率加速，心肌收缩力增强，心输出量增多，血压升高；皮肤与腹腔内脏血管收缩，肌肉血流量增多，血液重新分配；代谢活动加强，为肌肉收缩提供充分能量。另外，肾上腺髓质激素分泌大量增加，除心血管功能亢进外，还伴有瞳孔散大、胃肠活动抑制等反应。这

些活动均有利于机体动员各器官的贮备力，以适应环境的急变。实验证明，动物切除双侧交感链后，尽管在平静的环境中能生存，但适应环境急剧变化的能力大大降低。

副交感神经系统的活动，不如交感神经系统的活动那样广泛，而是比较局限的。其整个系统的活动主要在于保护机体、休整恢复、促进消化、积蓄能量以及加强排泄和生殖功能等，保证机体安静时基本生命活动的正常进行。

可见，人体由于同时存在交感和副交感两个系统，它们之间密切联系又相互制约，共同调节内脏活动，使所支配的脏器，既不致活动过强，也不会减弱，经常保持动态平衡，以适应整体的需要。

二、脊髓对内脏活动的调节

脊髓是内脏活动调节的初级中枢，基本的血管张力反射、发汗反射、排尿反射、排便反射、勃起反射等可在脊髓水平完成，但这些反射平时受高位中枢的控制。依靠脊髓本身的活动不足以很好适应生理功能的需要。脊髓离断的病人在脊休克过去后，由平卧位转成站立时常感到头晕。因为这时体位性血压反射的调节能力很差，外周血管阻力不能及时发生适应性改变。此外，病人虽有一定的排尿能力，但反射不受意识控制，而且排尿也不完全。

三、低位脑干对内脏活动的调节

由延髓发出的植物性神经传出纤维支配头面部的所有腺体、心、支气管、喉、食管、胃、胰腺、肝和小肠等；同时，脑干网状结构中存在许多与内脏活动功能有关的神经元，其下行纤维支配脊髓，调节着脊髓的自主神经功能。许多基本生命现象（如循环、呼吸等）的反射调节在延髓水平已能初步完成。因此，称延髓为基本生命中枢。此外，中脑是瞳孔对光反射的中枢部位。延髓中的心血管功能、呼吸功能、消化功能等反射调节中枢，已分别在有关章节叙述，不再重复。

四、下丘脑对内脏活动的调节

下丘脑内有许多神经核团，在内脏活动的调节中起重要作用。过去，下丘脑曾被认为是交感和副交感神经的较高级中枢。现在发现，下丘脑不仅是单纯的交感和副交感神经中枢，而且能把内脏活动与其他生理过程联系起来，它与躯体运动及情绪反应等都有密切关系。因此，下丘脑是调节内脏活动的较高级中枢，下丘脑的主要功能有：

1. **体温调节** 下丘脑不仅有大量对温度变化敏感的神经元，而且调节体温的基本中枢即位于下丘脑。因此，对于维持体温的相对稳定，下丘脑起着十分重要的作用（见第七章）

2. **摄食行为调节** 摄食行为是动物维持个体生存的基本活动。用埋藏电极刺激动物下丘脑外侧区引致动物多食，而破坏该区则导致拒食，提示该区存在摄食中枢（feeding center）。刺激下丘脑腹内侧核可引起动物拒食，破坏此核则导致食欲增大而逐渐肥胖，提示该区存在饱中枢（satiety center）。一般情况下，摄食中枢与饱食中枢之间具有交互抑制的关系。

3. **水平衡调节** 水平衡包括水的摄入与排出两个方面，人体通过渴觉引起摄水，而排水则主要取决于肾的活动。损坏下丘脑可引致烦渴与多尿，说明下丘脑对水的摄入与排出调节均有关系。下丘脑控制摄入的区域与上述摄食中枢极为靠近。破坏下丘脑外侧区后，动物除拒食外，饮水也明显减少。但是，控制摄水的中枢确切部位还不清楚。下丘脑控制排水的功能是通过改变抗利尿激素的分泌来完成的。下丘脑内存在着渗透压感受器，它能按血浆渗透压变化来调节抗利尿激素的分泌。一般认为，下丘脑控制摄水的区域与控制抗利尿激素分泌的核团在功能上是有联系的,两者协同调节着水平衡。

4. 对腺垂体及其他内分泌功能的调节 下丘脑内有些神经元,可合成多种调节腺垂体功能的肽类物质,对人体的内分泌功能调节有着十分重要的作用(见第十一章)。

5. 对情绪生理反应的影响 动物实验证明,下丘脑有和情绪反应密切相关的神经结构,在间脑水平以上切除大脑的猫,常出现一系列交感神经系统兴奋亢进的现象,并且张牙舞爪,好似正常猫在搏斗时一样,故称之为"假怒"。平时下丘脑的这种活动受到大脑的抑制而不易表现。切除大脑后则抑制解除,下丘脑的防御反应功能被释放出来,在微弱的刺激下就能激发强烈假怒反应。研究指出,下丘脑内存在防御反应区,电刺激该区还可出现防御性行为。临床上,人类下丘脑的疾病也往往伴随着不正常的情绪生理反应。

6. 对生物节律的控制 机体内的各种活动常按一定的时间顺序发生变化,这种变化的节律称为生物节律。根据周期的长短可划分为日节律、月节律、年节律等。其中日节律表现尤为突出。一些重要的生理功能多呈现昼夜的周期波动,称为日节律,例如血细胞数、体温、动脉血压、促肾上腺皮质激素分泌等。据研究,下丘脑的视交叉上核可能是生物节律的控制中心。它通过视网膜 - 视交叉上核束与视觉感受装置发生联系,因此外环境的昼夜光照变化可影响视交叉上核的活动,从而使体内日周期节律与外环境的昼夜节律同步起来。

五、大脑皮层对内脏活动的调节

1. 边缘叶和边缘系统 大脑半球内侧面皮层与脑干连接部和胼胝体旁的环周结构,曾被称为边缘叶。其较外圈的一环状结构(包括扣带回、海马回等)称为旧皮层。边缘叶在结构和功能上和大脑皮层的岛叶、颞极、眶回等,以及皮层下的杏仁核、隔区、下丘脑前核等,是密切相关的,这些结构统称为边缘系统。有人把中脑的中央灰质、被盖等中脑结构也包括在该系统中,由此出现了边缘前脑(limbic forebrain)与边缘中脑(limbic midbrain)的概念。

边缘系统对内脏活动的调节作用复杂而多变。例如,刺激扣带回前部可出现呼吸抑制或加速、血压下降或上升、心率减慢、胃运动抑制、瞳孔扩大或缩小;刺激杏仁核可出现咀嚼、唾液和胃液分泌增加、胃蠕动增强、排便、心率减慢、瞳孔扩大;刺激隔区可出现阴茎勃起、血压下降或上升、呼吸暂停或加强。

2. 新皮层 电刺激新皮层,除了能引致躯体运动等反应以外,也可引致内脏活动的变化。刺激皮层内侧面 4 区一定部位,会产生直肠与膀胱运动的变化;刺激皮层外侧面一定部位,会产生呼吸、血管运动的变化;刺激 4 区底部,会产生消化道运动及唾液分泌的变化;刺激 6 区一定部位,可引致竖毛、出汗,以及上、下肢血管的舒缩反应;刺激 8 区和 19 区等,除了可引致眼外肌运动外,也可引致瞳孔的反应。所有这些结果,说明新皮层与内脏活动有关,而且区域分布和躯体运动代表区的分布有一致的地方。

近年来,随着医学模式由生物医学模式向生物 - 心理 - 社会医学模式的转变,人们愈来愈重视社会心理因素对人体功能的影响。大量研究表明,社会心理因素的刺激主要通过神经系统内分泌系统和免疫系统来影响各器官的功能。其中神经系统起主导作用,大脑皮层是社会心理因素影响人体健康的门户。

人在所处的社会环境发生联系时,各种心理活动与生理活动是可以互相作用的。其中社会心理性的紧张刺激,特别是突然性的超强刺激和持久性的消极情绪很容易引起疾病的发生。这些劣性的紧张刺激作用于大脑皮层以后,首先使下丘脑兴奋,肾上腺髓质释放大量肾上腺素和去甲肾上腺素,引起心血管、呼吸、消化等活动的变化。另一方面下丘脑还通过垂体使抗利尿激素、糖皮质激素、盐皮质激素等释放增加,引起机体更多器官和系统的功能发生变化。人体若经常处于紧张、愤怒、忧虑、烦闷等不正常的情绪中,造成植物性神经功能紊乱,导致与情绪有关的疾病,如冠心病、高血压、支气管哮喘、胃肠溃疡等疾病的发生。因此,紧张刺激引起的心身紊乱乃是心理和躯体患病的前奏,如能及早消除病源,进行矫正治疗,就有利于恢复健康;若任其发展下去,将可能使病势加重。

第五节　脑的高级功能与脑电活动

人类的大脑得到高度的发展,除具有感觉和运动功能外,还能完成一些更为复杂的高级功能活动。

一、条件反射

反射是中枢神经系统的基本活动方式,分为非条件反射和条件反射。非条件反射(unconditioned reflex)是机体先天固有的、数量有限的、比较固定和形式低级的反射活动,包括防御反射、食物反射和性反射等;而条件反射(conditioned reflex)则是机体后天逐步形成的,数量可以是无限的。条件反射是高级神经活动的基本方式,它具有更大的易变性和适应性。

(一)条件反射的建立与消退

由条件刺激引起的反射称为条件反射。例如,在巴甫洛夫的经典动物实验中,给狗喂食引起唾液分泌,这是非条件反射,食物是非条件刺激。给狗以铃声刺激,不会引起唾液分泌,铃声与唾液分泌无关,称为无关刺激。但是,每次喂食前先响铃一次,再给食物,经多次结合后,当铃声一出现,狗便出现唾液分泌。这时铃声已成为进食的信号,具有引起唾液分泌的作用。这时的铃声称为信号刺激或条件刺激。可见,形成条件反射的基本条件是无关刺激与非条件刺激在时间上的多次结合,这个过程称为强化。

条件反射建立以后,若多次只给予条件刺激(如铃声)而不给予非条件刺激(如进食)进行强化,已形成的条件反射会逐渐减弱,最后不再出现,称为条件反射的消退。

(二)人类的条件反射

人类与动物在大脑皮层形成条件反射的功能上存在本质的差别,主要表现在人类具备两个信号系统,产生了语言和思维活动。巴甫洛夫把具体的刺激信号称为第一信号,例如灯光、铃声等。大脑皮层对第一信号发生反应的功能系统称为第一信号系统(first signal system),这是人类和动物共有的。第二信号是具体信号的抽象概括,是第一信号的信号,如"食物"这个语词;大脑皮层对第二信号发生反应的功能系统称为第二信号系统(second signal system),这是人类区别于动物的主要特征。

(三)条件反射的意义

条件反射和非条件反射的基本区别是非条件反射是先天的本能行为,数量有限,而且比较恒定,很少变化或不变;条件反射则是后天获得的,是在非条件反射基础上建立起来的比较复杂的行为,具有极大的易变性,可以新建、消退、分化或改造。因此,在机体生命过程中,单纯具备非条件反射将无法适应多变的环境变化。只有条件反射活动才能使机体具有更大的预见性、灵活性、主动性和对环境的高度适应性。

二、学习与记忆

学习与记忆是脑的高级功能之一。学习(learning)是指人和动物不断接受环境的变化而获得新的行为习惯的过程。记忆(memory)是指人和动物将获得的新的行为习惯或新经验贮存一定时期的能力。在机体生命活动过程中,只有少量重要的信息被整合并形成有意识的行为活动,其余绝大多数的信息被贮存起来,用于大脑对客观环境的抽象思维以及控制以后的行为活动。信息的贮存主要是大脑皮质的功能,但边缘叶、丘脑、脑干网状结构的某些区域也具备一定的信息贮备能力。

(一)人类的学习与记忆过程

外界环境中的大量信息可通过感觉器官不断地传入大脑,但只有约1%的信息被较长期贮存起来,而其余大部分被遗忘。被长期贮存的信息可反复作用于大脑,对机体具有重要意义。记忆大体分为短时性记忆和长时性记忆两个阶段。短时性记忆指的是对短时间内输入的信息的记忆能力,信息的贮存是不牢固的、短暂的。例如一个电话号码,当人们刚刚看过它,没有通过反复运用而转入长时性记忆时,这个号码很快便会被遗忘。如果长时间反复运用,则所形成的记忆痕迹将随每一次的使用而加强,最后形成一种非常牢固的记忆,即长时性记忆。

人类的记忆过程可细分为四个连续的阶段,即感觉性记忆、第一级记忆、第二级记忆和第三级记忆。前两个阶段相当于短时性记忆,后两个阶段相当于长时性记忆。感觉性记忆是指信息经感受器进入大脑皮质感觉区短暂贮存的阶段,贮存时间不超过1秒钟。如果对信息经过加工处理,把那些不连续的先后传入的信息整合成新的连续性信息,则由感觉性记忆转入第一级记忆。但是,信息在第一级记忆中也只是贮存短短的数秒钟。只有经过反复学习和运用,信息贮存的时间才能延长,并从第一级记忆转入第二级记忆。第二级记忆是一个大而持久的信息贮存系统。信息可在这一阶段贮存数分钟至数年而不被遗忘。有些记忆的痕迹,如自己的名字和日常性的操作手艺等,经过长年累月的运用,永不被遗忘,这类记忆属于第三级记忆。

相关链接

遗忘症

遗忘症是临床上由于疾病所致的记忆功能障碍,分为顺行性遗忘症和逆行性遗忘症。顺行性遗忘症患者不能保留新近获得的信息,即易忘近事,但远的记忆依然存在,多见于慢性酒精中毒。其发生机制可能是信息不能从第一级记忆转入第二级记忆。逆行性遗忘症患者不能回忆脑功能障碍发生之前一段时间的经历,多见于脑震荡、电击和麻醉,其发生机制可能是第二级记忆发生了紊乱,而第三级记忆不受影响。

(二)学习与记忆的机制

近年来对突触可塑性的研究发现,突触的习惯化、敏感化、强直后增强、长时程增强和长时程抑制等现象存在于中枢神经系统的许多区域,尤其是在海马等与学习记忆相关的脑区内,这些突触的可塑性改变可能是学习和记忆的神经生理学基础。

从神经生物化学看,长时性记忆与脑内蛋白质的合成代谢有关。脑内蛋白质的合成代谢障碍,可导致患者丧失长时性记忆能力。

中枢神经递质与学习和记忆有关。临床研究发现,老年人的健忘症可能是由于中枢胆碱能递质系统功能减退所致,给予拟胆碱药可使其记忆功能改善。另外,正常人长期服用抗胆碱药阿托品,也可引起记忆减退,说明脑内神经递质乙酰胆碱可加强记忆。此外,儿茶酚胺、γ-氨基丁酸、血管升压素、纳洛酮均可增强学习与记忆活动。而抗胆碱药物、利舍平、催产素、脑啡肽等则抑制记忆活动。

从神经解剖学看,长时性记忆可能与新突触联系的建立有关。实验中观察到,在复杂环境中生活的大鼠,其大脑皮质较厚,而在简单环境中生活的大鼠,其大脑皮质较薄。说明学习和记忆活动越多,大脑皮质越发达,突触联系也越多。

三、大脑皮质的语言功能

(一)大脑皮质的语言中枢

人类大脑皮质的语言功能具有一定的分区(图10-22)。当某些特定区域损伤时,可引起特定的语言功能障碍。临床发现,损伤中央前回底部前方会引起运动失语症,患者可看懂文字,也能听懂别人说话,但自己不能讲话,不能用语言口头表达思想;若损伤额中回后部接近中央前回手代表区,则引起失写症,患者能听懂别人的谈话和看懂文字,会讲话,手的运动也正常,但不会书写;损伤颞上回后部会引起感觉失语症，患者能讲话，会书写，能看懂文字和听清别人谈话时的发音，但不理解别人的讲话，也回答不出别人所提的问题；角回的损伤则引起失读症，患者视觉正常，但看不懂文字含义，其他的语言功能健全。由此说明，完整的语言功能与大脑皮质的广大区域的神经活动有关。

（二）大脑皮质功能的一侧优势现象

人类两侧大脑半球的功能是不对称的。左侧大脑半球在语词活动功能上占优势，因此，被称为优势半球或主要半球，而右侧半球则称为次要半球。人类左侧大脑皮质在语言功能上占优势的现象，主要是在后天生活实践中逐渐形成的，这与人类习惯用右手劳动有关。儿童在 10～12 岁时，左侧优势逐步建

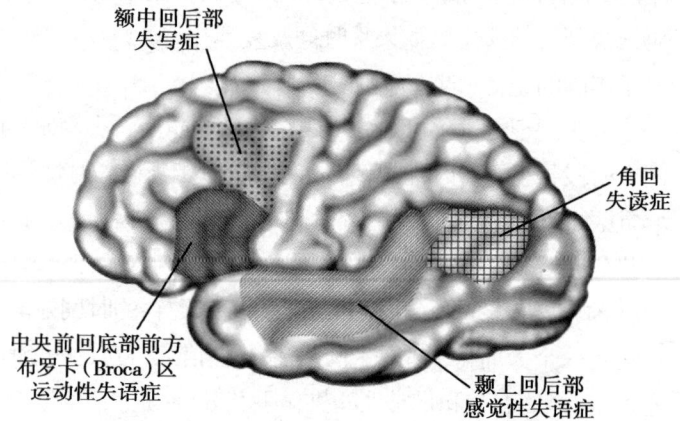

图 10-22　大脑皮质与语言功能有关的主要区域

立，左侧半球损伤后有可能在右侧大脑皮质再建立起语言中枢。发育到成年以后，左侧优势已经形成，左侧半球损伤后很难在右侧大脑皮质再建立起语言中枢。例如，习惯用右手劳动的成人，发生语言功能障碍时，其病变多发生在左侧大脑皮质。而右侧大脑皮质损伤并不产生明显的语言功能障碍。右侧大脑皮质在非语词性的认知功能上占优势，例如对于空间辨认、深度知觉、触觉认识及音乐欣赏等。上述一侧优势现象不是绝对的，因为左侧半球也具有一定的非语词性认知功能，右侧半球也具有简单的语词活动功能。

四、脑电活动

脑电活动来源于神经元本身的膜电位及其波动、神经冲动的传导和突触传递过程中产生的突触后电位。脑电活动有自发脑电活动和皮层诱发电位两种形式。

（一）自发脑电活动和脑电图

在无外加刺激条件下，大脑皮质经常自发地产生节律性的电位变化，称为自发脑电活动。临床上将引导电极安置在头皮表面，通过脑电图机记录到的大脑皮质自发电活动变化的图形称为脑电图（electroencephalogram，EEG）。将引导电极直接安置在大脑皮质表面引导出的皮层电位变化的图形称为皮层电图。

1. 脑电图的波形　正常脑电图波形不规则，主要根据其频率不同划分为 α、β、θ 和 δ 四种基本波形（图 10-23）。

α 波：频率为 8～13Hz，波幅为 20～100μV，在枕区最显著。正常成年人安静、清醒及闭目时出现。当受试者睁眼或接受其他刺激时，α 波立即消失并转为快波，这一现象称为 α 波阻断。

β 波：频率为 14～30Hz，波幅为 5～20μV，在额叶和顶叶比较显著。当受试者睁眼、思考问题或接受某种刺激时出现。一般认为，β 波是大脑皮质处于紧张活动状态的标志。

θ 波：频率为 4～7Hz，波幅为 100～150μV，在成年人困倦时出现。在幼儿时期，脑电波频率比成人慢，常可记录到 θ 波，青春期开始时才出现成人型 α 波。

δ 波：频率为 0.5～3Hz，波幅为 20～200μV，成人在清醒状态下几乎没有 δ 波，但在睡眠期间、极度疲劳及深度麻醉状态下也可出现。婴儿时期常出现。一般认为此波是睡眠状态的主要脑电波形。

脑电图描记对于诊断癫痫和探测肿瘤的部位具有重要参考价值，例如，癫痫患者脑电图可出现异常的高频高振幅波形。在皮层占位病变（如肿瘤等）区域，即使患者处于清醒状态也可引出 θ 波或 δ 波。

2. 脑电波的形成机制　脑电波是由大量神经元同步发生的突触后电位经总和后形成的。当皮层浅层的神经元发生兴奋性突触后电位时，皮层表面呈现负波，而当其发生抑制性突触后电位时，皮层表面呈现

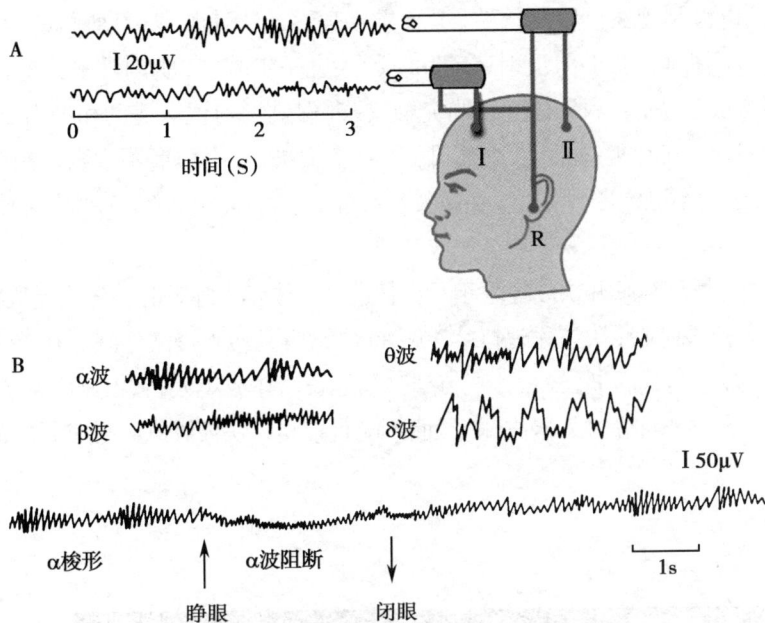

图 10-23 正常脑电图的描记与几种基本波形
A. 脑电图的描记方法；B. 正常脑电波的基本波形

正波。从皮层的神经元组成来看，锥体细胞排列整齐，其顶树突相互平行并垂直于皮层表面，因此，当大量的锥体细胞发生同步电活动时，突触后电位易于总和而形成强大的电场，引起皮层表面电位的变化。

（二）皮层诱发电位

感觉传入系统或脑的某一部位受刺激时，在大脑皮质某一局限区域引导出的电位变化称为皮层诱发电位（evoked cortical potential）。由于皮层具有自发性脑电活动，因此，诱发电位常出现在自发脑电波背景上。诱发电位非常微小，须借助电脑对重复刺激的信号进行叠加处理，将其放大，并从脑电波的背景中提取出来，才能加以描记。皮层诱发电位由主反应、次反应和后发放三部分组成。目前临床常用的诱发电位包括视觉诱发电位、脑干听觉诱发电位和体感诱发电位等，由于诱发电位具有高度敏感性，可对感觉障碍进行客观评价，对病变进行定量判断。

五、觉醒与睡眠

觉醒和睡眠都是人类所处的不同的两种状态，两者昼夜交替。人的睡眠时间随年龄而异，新生儿一般每天需要睡眠 18～20 小时，儿童为 12～14 小时，成年人为 7～9 小时，老年人为 5～7 小时。

（一）觉醒状态的维持

觉醒状态包括脑电觉醒和行为觉醒状态两种，两者的维持机制不同。脑电觉醒状态是指动物的脑电波表现为去同步化快波。研究表明，脑电觉醒状态的维持与脑干网状结构上行激动系统（乙酰胆碱递质系统）的时相性作用及蓝斑核上部去甲肾上腺素递质系统持续的紧张性作用有关。行为觉醒状态指动物出现觉醒时的各种行为表现，行为觉醒状态的维持可能是黑质多巴胺递质系统的功能。

（二）睡眠

睡眠可分为慢波睡眠（slow wave sleep，SWS）和快波睡眠（paradoxical sleep，PS）两种时相。

1. 慢波睡眠 脑电图表现为同步化慢波，易唤醒。此时，人体的视、听、嗅、触等各种感觉功能减退，骨骼肌的反射活动和肌紧张均减弱，伴有心率减慢、血压下降、瞳孔缩小、体温下降、代谢率下降、呼吸变慢、发汗功能增强等一系列自主神经功能的改变。垂体前叶生长激素的分泌明显增多，有利于生长发育和体力的恢复。

2. 快波睡眠 脑电波呈现去同步化快波，又称异相睡眠或快速眼球运动睡眠。在此期间，各种感觉功能进一步减弱，唤醒阈提高；骨骼肌反射运动和肌紧张进一步减弱，肌肉几乎完全松弛；生长激素的分泌减少；脑内蛋白质合成加快，有利于建立新的突触联系，促进学习记忆活动和精力的恢复。在此期间还间断地出现眼球快速运动、部分躯体抽动、血压升高、心率加快、呼吸快而不规则、脑代谢增高等。这是由于自主神经系统功能活动不稳定所致，某些疾病如心绞痛、哮喘、阻塞性肺气肿及脑血管病等在夜间突然发作可能与此有关。

在整个睡眠过程中，慢波睡眠和快波睡眠相互交替进行。成年人睡眠时首先由觉醒状态进入慢波睡眠，持续 80～120 分钟转入快波睡眠；快波睡眠持续 20～30 分钟后又转入慢波睡眠。在整个睡眠期间，两个时相反复转化 4～5 次。接近睡眠后期，异相睡眠持续时间延长。在成年人，慢波睡眠和快波睡眠均可直接转为觉醒状态，但觉醒状态只能首先进入慢波睡眠，而不能直接转入快波睡眠。做梦是快波睡眠的特征之一。

（张燕辉　苏莉芬）

学习小结

神经元在功能上可分为四个部位：胞体和树突膜上分布着受体，接受信息；始段产生动作电位；轴突传导神经冲动；神经末梢释放神经递质。所以神经元的主要功能是感受刺激信息，分析和整合信息，并传出指令，引起效应器活动的改变。

神经胶质细胞具有支持、修复和再生、免疫应答、绝缘和屏障、稳定细胞外液 K^+ 浓度，并参与某些神经递质和生物活性物质的代谢等重要生理作用。

突触是指神经元之间或神经细胞与效应器之间相连接并进行信息传递的部位，包含突触前膜、突触间隙和突触后膜三部分。突触传递过程包括：神经冲动使突触前膜去极化；钙通道开放，Ca^{2+} 内流；递质囊泡移位、融合、破裂，释放；递质与受体结合以及突触后电位的产生。突触后电位包括兴奋性突触后电位和抑制性突触后电位，分别对突触后神经元产生易化和抑制作用。

神经递质与受体结合，产生相应的受体效应。中枢抑制分突触后抑制和突触前抑制，突触后抑制包含传入侧支性抑制和回返性抑制，其作用是使中枢神经元活动相互协调或同步化。突触前抑制的作用是调节传入神经元的活动，控制外周感觉信息的传入。

根据丘脑向大脑皮质的投射特征可将感觉投射系统分成特异性和非特异性投射系统，其主要功能分别是引起特定感觉，激发大脑皮质产生传出神经冲动和维持大脑皮质的觉醒状态。

牵涉痛是由内脏病变引起的体表特定部位发生疼痛或痛觉过敏现象；体腔壁痛是指内脏疾患刺激邻近体腔浆膜而产生的疼痛，常表现为尖锐和定位清楚的疼痛。

复习参考题

1. 何谓突触？简述突触传递的过程。

2. 试比较兴奋性突触和抑制性突触传递的异同。

3. 何谓胆碱能纤维？哪些神经纤维属于胆碱能纤维？

4. 何谓特异性和非特异性投射系统？它们在结构和功能上各有何特点？

5. 内脏痛有何特征？牵涉痛发生的原因是什么？

6. 何谓脊休克？它们的主要表现和发生原因是什么？

7. 试比较腱反射与肌紧张的异同点。

8. 试述正常脑电波的分类及各波的意义。

第十一章 内分泌

11

与神经系统功能一样,内分泌系统也是体内重要的功能调节系统。内分泌系统是由内分泌腺和散在于某些器官组织中的内分泌细胞组成,通过所分泌的激素来发挥调节作用,且激素不经导管,直接释放于体液中,称为内分泌(endocrine)。内分泌系统与神经系统密切联系,相互配合,共同调节机体的各种功能活动,维持内环境相对稳定。

第一节 概述

人体的内分泌腺主要有垂体、甲状腺、甲状旁腺、肾上腺、胸腺、松果体等。内分泌组织是分散存在于其他器官组织中的内分泌细胞团块,例如胰腺内的胰岛、睾丸内的间质细胞、卵巢内的卵泡和黄体等。内分泌细胞分布更为广泛,如胃肠道黏膜、心血管、肾脏、肺、下丘脑、胎盘、皮肤等。

内分泌腺或内分泌细胞所分泌的高效能生物活性物质,经血液或组织液传递而发挥其调节作用,这种化学物质称为激素(hormone)。激素在细胞之间传递调节信息(图11-1)。大多数激素经血液循环运送到远距离的靶组织或靶细胞发挥作用,称为远距分泌(telecrine);某些激素仅由组织液扩散作用于邻近细胞,称为旁分泌(paracrine);如果内分泌细胞所分泌的激素在局部扩散又返回作用于该内分泌细胞,则称为自分泌(autocrine)。此外,下丘脑有许多具有内分泌功能的神经元,它们产生的激素可沿神经轴突内轴浆流动送到末梢释放,这种方式称为神经分泌(neurocrine)。

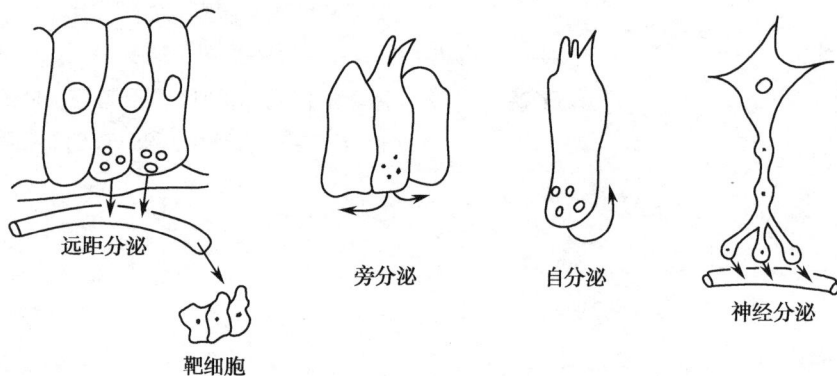

图11-1 激素的信息传递方式

激素主要有以下几方面作用:①调节新陈代谢:多数激素参与调节机体的物质代谢和能量代谢,维持机体的营养和能量平衡;②维持内环境稳态:激素参与水、电解质和酸碱平衡的调节,参与体温和血压调节等过程;③维持机体生长发育:许多激素可以促进组织细胞的生长、增殖、分化和成熟,参与细胞凋亡过程;④调控生殖过程:激素能维持生殖器官的生长发育、成熟和生殖过程。

一、激素的分类

按照化学性质,激素可分为以下几类:

(一)蛋白质和肽类激素

该类激素分子量有很大差异,从最小的三肽分子到几百个氨基酸组成的多肽链。下丘脑调节肽、腺垂体激素、胰岛素、胃肠激素、降钙素等激素都属于此类。

(二)胺类激素

主要为酪氨酸衍生物,包括甲状腺激素和肾上腺髓质激素等。

蛋白质激素、肽类激素和胺类激素也称含氮类激素，由于易被胃肠道消化液分解破坏，作为药物使用时不宜口服，一般须注射。

（三）类固醇激素

主要有肾上腺皮质激素与性激素，如皮质醇、醛固酮、雌激素、孕激素、雄激素等。另外，胆固醇的衍生物钙三醇（1,25-二羟维生素 D_3）也被归为固醇类激素。

（四）脂肪酸衍生物

如前列腺素，广泛存在于各种组织中，由花生四烯酸转化而成。

内分泌系统分泌的激素种类众多，主要的内分泌腺所分泌的激素及其化学本质见表11-1。

表 11-1　主要内分泌腺所分泌的激素及其化学本质

内分泌腺或内分泌组织	激素	英文缩写	化学本质
下丘脑	促甲状腺激素释放激素	TRH	3 肽
	促肾上腺皮质激素释放激素	CRH	41 肽
	促性腺激素释放激素	GnRH/LHRH	10 肽
	生长激素释放激素	GHRH	44 肽
	生长激素释放抑制激素（生长抑素）	GHRIH	14 肽
	催乳素释放肽	PRP	31 肽
	催乳素释放抑制激素	PIH	多巴胺
	促黑激素释放因子	MRF	肽
	促黑激素释放抑制因子	MIF	肽
	血管升压素（抗利尿激素）	VP（ADH）	9 肽
	缩宫素	OXT	9 肽
腺垂体	促甲状腺激素	TSH	糖蛋白
	促肾上腺皮质激素	ACTH	39 肽
	卵泡刺激素（精子生成素）	FSH	糖蛋白
	黄体生成素（间质细胞刺激素）	LH	糖蛋白
	生长激素	GH	蛋白质
	催乳素	PRL	蛋白质
	促黑激素	MSH	18 肽
甲状腺	甲状腺素（四碘甲状腺原氨酸）	T_4	胺类
	三碘甲状腺原氨酸	T_3	胺类
甲状腺 C 细胞	降钙素	CT	32 肽
甲状旁腺	甲状旁腺激素	PTH	蛋白质
肾上腺皮质	糖皮质激素		类固醇
	盐皮质激素		类固醇
	雄激素		类固醇
肾上腺髓质	肾上腺素	E	胺类
	去甲肾上腺素	NA	胺类
睾丸间质细胞	睾酮	T	类固醇
睾丸支持细胞	抑制素		糖蛋白
卵巢、胎盘	雌二醇	E_2	类固醇
	雌三醇	E_3	类固醇
	孕酮	P	类固醇
胎盘	人绒毛膜促性腺激素	hCG	糖蛋白
胰岛	胰岛素		蛋白质
松果体	褪黑素	MT	胺类
胸腺	胸腺激素		肽类
消化道、脑	促胃液素		17 肽
	胆囊收缩素 - 促胰酶素	CCK-PZ	33 肽
	促胰液素		27 肽
心房	心房钠尿肽	ANP	28 肽
	脑钠肽	BNP	26 肽
肾	钙三醇（1,25-二羟维生素 D_3）	1,25-$(OH)_2$-VD_3	固醇类
各种组织	前列腺素	PG	脂肪酸衍生物

二、激素作用的一般特性

激素种类众多,来源复杂,但其在发挥调节作用的过程中,表现出某些共同的特点。

(一)激素作用的特异性

激素释放进入体液后,被运送到全身各个部位,但激素只选择性地作用于某些器官、组织和细胞。激素选择性地作用于器官或细胞的特性,称为激素作用的特异性。激素作用的细胞、组织和器官,分别称为其靶细胞、靶组织和靶器官。激素作用特异性的本质是由于靶细胞上存在能与该激素发生特异性结合的受体。激素与受体相互识别,并发生特异性结合,从而发挥其功能调节作用。

(二)激素作用的高效能

各种激素在血液中含量极微,一般在纳摩尔(nmol/L),甚至在皮摩尔(pmol/L)数量级,但其作用却非常明显,这是激素的高效能生物放大作用。某内分泌腺分泌的激素稍有过多或不足,便可引起机体代谢或功能的异常,分别称为内分泌腺功能亢进或功能减退。

(三)激素的信息传递作用

激素作用于靶细胞,并不引起细胞产生新的功能活动,也不为原有功能活动提供能量,仅仅起着"信使"的作用,将生物信息传递给靶细胞,调节其原有的生理生化反应。

(四)激素间的相互作用

体内各种激素作用各异,但激素之间也可互相影响,表现为拮抗作用、协同作用和允许作用。例如,胰岛素降低血糖,而胰高血糖素升高血糖,这表现为拮抗作用;肾上腺素、糖皮质激素、生长激素等均能升高血糖,它们之间表现为协同作用;有的激素对某一生理反应不起直接作用,但它可为另一种激素的作用创造条件,例如糖皮质激素没有收缩血管作用,但只有在其存在时,去甲肾上腺素才能发挥收缩血管作用,称为允许作用。

三、激素的作用机制

激素作为信息物质,要与靶细胞上的受体结合后,才能将信息传递到细胞内,并最终影响细胞的生物效应。激素受体是指靶细胞上能识别并特异性结合某种激素,继而引起各种生物效应的功能蛋白质,也就是细胞接受激素信息的装置。根据受体分布部位不同,可分为细胞膜受体和细胞内受体。细胞内受体又分为胞浆受体和核受体。

激素对细胞发挥调节作用的实质是激素受体介导的细胞信号转导机制。细胞信号转导过程是一系列的复杂反应,主要包括几个基本环节:靶细胞受体对激素的识别与结合、激素 - 受体复合物的信号转导、转导的信号引起靶细胞的生物效应以及细胞作用的终止等。

(一)含氮激素的作用机制——第二信使学说

大多数含氮激素为水溶性激素,作为第一信使,经血液循环送到靶细胞后,与靶细胞膜表面的特异性受体结合,可激活膜上的鸟苷酸结合蛋白(G 蛋白),继而激活位于细胞膜内侧面的腺苷酸环化酶,在 Mg^{2+} 参与下,促使三磷酸腺苷转变为环 - 磷酸腺苷(cAMP),cAMP 作为"第二信使"激活细胞内蛋白激酶系统,激活的蛋白激酶可使多种蛋白质或酶发生磷酸化反应,进而调节细胞的各种功能,例如肌细胞收缩、腺体细胞分泌、细胞膜通透性改变以及细胞内各种酶促反应等(图 11-2)。

目前已知,除 cAMP 外,环磷酸鸟苷(cGMP)、Ca^{2+}、三磷酸肌醇(IP_3)、二酰甘油(DG)等也是重要的第二信使。

激素与受体的分子结构不是固定不变的,它们之间可以相互诱导而改变自身的构象以适应对方。此外,受体的数量以及受体与激素的亲和力可以随体内激素水平和人体功能状态的变化而变化。

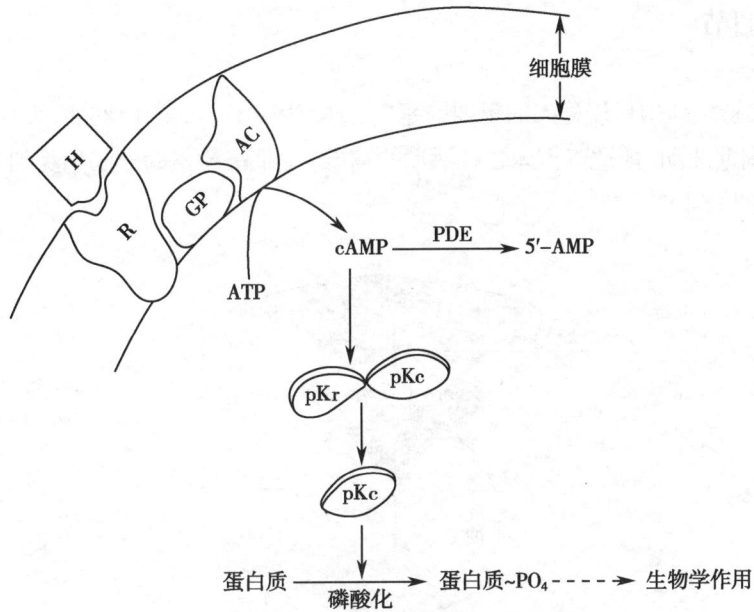

图 11-2　含氮激素作用机制示意图

H：激素；R：受体；AC：腺苷酸环化酶；cAMP：环磷酸腺苷
PDE：磷酸二酯酶；PKc：蛋白激酶 c；GP：鸟苷酸结合蛋白

（二）类固醇激素的作用机制——基因表达学说

类固醇激素分子量小，脂溶性高，能透过靶细胞膜进入细胞内，与胞浆受体结合，形成激素 - 胞浆受体复合物，再进入核内与核内受体结合，转变为激素 - 核受体复合物，从而作用于 DNA 的转录过程，生成新的 mRNA，诱导某种蛋白的合成而产生生理效应（图 11-3）。此外，有的激素（如甲状腺激素、钙三醇）可直接进入核内，与附着于 DNA 上的核内受体分子结合，调节蛋白质的合成。

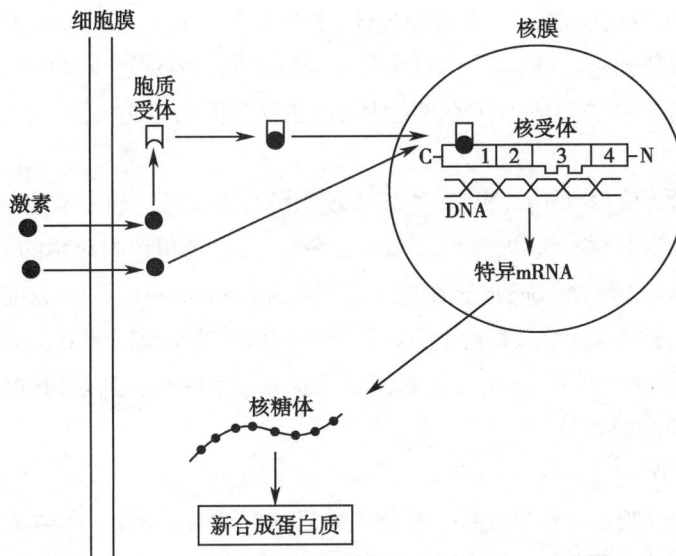

图 11-3　类固醇激素作用机制示意图

应该说明，上述两类激素作用机制不能绝对分开。例如，胰岛素除作用于细胞膜受体外，还能进入细胞内发挥作用。甲状腺激素也可通过进入细胞核膜调节蛋白质合成中的转录过程而发挥作用。

四、激素分泌的调节

激素是调节和维持机体内环境稳态的重要因素,分泌有序,呈明显的周期性,血中的激素浓度表现出日周期、月周期、年周期波动,能适应机体各种活动的需要。同时,激素的分泌也受到多种形式的调节,适应机体变化的需要(图11-4)。

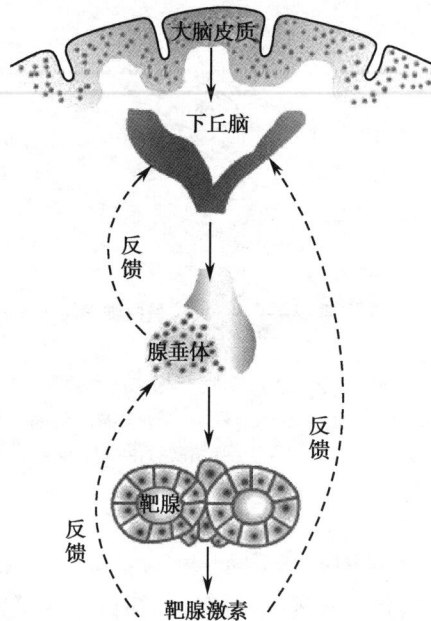

图 11-4　激素分泌的调节

(一)下丘脑-腺垂体-靶腺轴的调节

下丘脑-腺垂体-靶腺轴调节系统是控制一些激素分泌稳态的调节环路,包括下丘脑-腺垂体-甲状腺轴、下丘脑-腺垂体-肾上腺皮质轴、下丘脑-腺垂体-性腺轴等。在这种调节轴系中,激素的作用具有等级性,构成三级水平的调节轴系,一般高位内分泌细胞所分泌的激素促进下位内分泌细胞的活动,而下位内分泌细胞所分泌的激素对高位对应内分泌细胞活动产生反馈影响。这种轴系反馈调节是激素分泌维持稳态的基本调节方式。

反馈控制是内分泌系统的主要调节机制,主要表现为负反馈调节。通过反馈调节,下丘脑-腺垂体和靶腺激素的分泌量能保持相对稳定,以满足机体的正常需要,维持机体内环境的相对稳定。反馈作用按照调节距离的长短,可分为长反馈(long-loop feedback)、短反馈(short-loop feedback)和超短反馈(ultra short-loop feedback)。长反馈是指终末靶腺分泌激素对下丘脑和腺垂体活动的负反馈调节;短反馈是指腺垂体分泌的促激素对下丘脑活动的负反馈调节;超短反馈则指下丘脑分泌某些释放激素通过自分泌及刺激相应释放抑制激素的分泌实现的负反馈调节。

(二)体液代谢物调节

在体内,有些激素的分泌水平直接受控于其终末效应物的调节。例如,血中葡萄糖浓度升高时,可以促进胰岛素分泌,使血糖浓度降低;血糖浓度下降后,则对促进胰岛分泌胰岛素的作用减弱,胰岛素分泌减少,这样就保证了血中葡萄糖浓度的相对稳定。

(三)神经调节

神经活动对激素分泌的调节也具有重要意义,使激素分泌与机体功能的需求更加适应。下丘脑是神经系统与内分泌系统相互联络的重要枢纽,下丘脑的上行和下行神经通路广泛而复杂,内、外环境的变化可影响这些神经通路,从而影响下丘脑的神经内分泌细胞的分泌活动,实现对内分泌系统以及整体功能活动的高级整合作用。

第二节　下丘脑与垂体的内分泌

下丘脑和垂体位于大脑基底部,两者在结构和功能上有着密切的联系,构成下丘脑-垂体功能单位。

下丘脑有两类神经内分泌细胞,一类是视上核和室旁核,其神经纤维下行至神经垂体构成下丘脑-垂体束,所合成的血管升压素和缩宫素沿垂体束纤维的轴浆运输到神经垂体贮存,组成下丘脑-神经垂体系统;另一类是集中在下丘脑内侧基底部,构成下丘脑"促垂体区",其分泌的下丘脑促垂体激素,经垂体门脉系统运送到腺垂体,调节腺垂体功能,形成下丘脑-腺垂体系统。下丘脑与垂体的功能联系见图11-5。

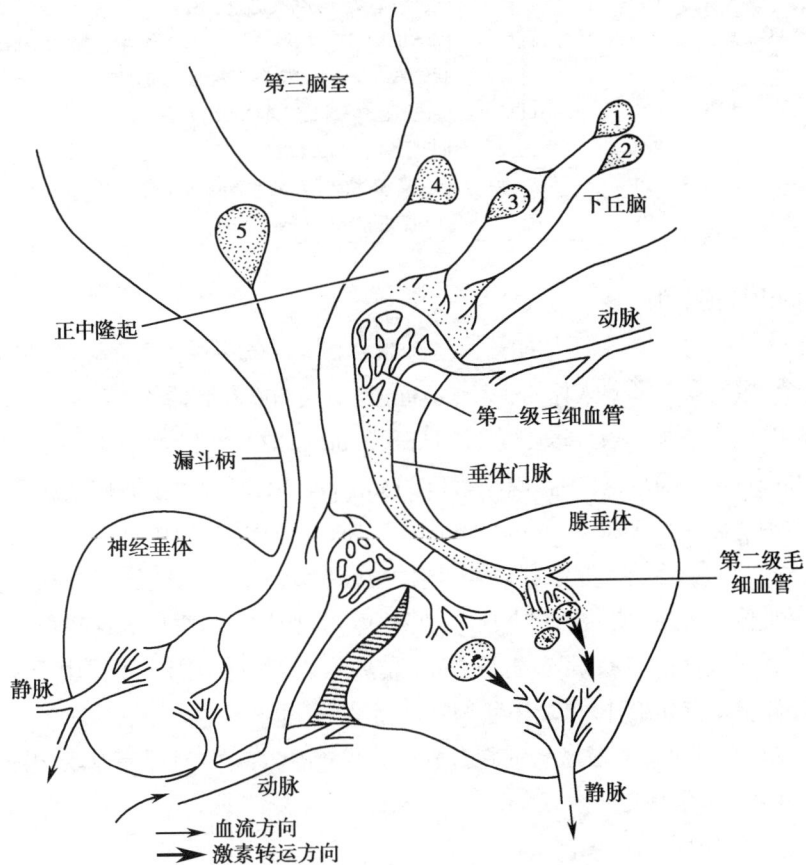

图11-5　下丘脑与垂体的功能联系

一、下丘脑-腺垂体系统

下丘脑与腺垂体之间没有直接的神经纤维联系,而是通过特殊的垂体门脉系统发生功能联系,构成了下丘脑-腺垂体系统。

(一)下丘脑调节肽对腺垂体的作用

下丘脑基底部存在促垂体区,主要包括正中隆起、弓状核、视交叉上核、室周核和腹内侧核等核团。这些核团的神经元(肽能神经元)能合成至少9种具有活性的多肽,通过垂体门脉系统运送至腺垂体,调节腺垂体的内分泌活动,因此这些多肽称为下丘脑调节肽(hypothalamic regulatory peptide,HRP)。在下丘脑调节肽中,对腺垂体具有兴奋作用,已经确定其化学结构的,称为释放激素;没有确定其化学结构的,称为释放因子;对腺垂体分泌具有抑制作用的,称为释放抑制激素,或释放抑制因子。

下丘脑调节性多肽的名称、主要作用及化学本质见表11-2。

表11-2 下丘脑调节肽的种类、化学性质及主要作用

下丘脑调节肽(HRP)	英文缩写	化学性质	主要作用
促甲状腺激素释放激素	TRH	3肽	促进腺垂体分泌促甲状腺激素(TSH),还可促进腺垂体催乳素的释放
促肾上腺皮质激素释放激素	CRH	41肽	促进腺垂体分泌促肾上腺皮质激素(ACTH),形成下丘脑-腺垂体-肾上腺皮质轴
促性腺激素释放激素	GnRH	10肽	促进腺垂体分泌卵泡刺激素(FSH)和黄体生成素(LH),形成下丘脑-腺垂体-性腺轴
生长激素释放激素	GHRH	44肽	促进腺垂体分泌生长激素(GH)
生长激素抑制激素/生长抑素	GHIH/SS	14肽	作用非常广泛,主要抑制腺垂体分泌GH,还抑制FSH、LH、TSH、PRL、ACTH、胰岛素以及胃肠激素等多种激素的分泌
催乳素释放肽	PRP	31肽	促进腺垂体催乳素(PRL)释放
催乳素释放抑制激素	PIH	多巴胺	抑制腺垂体PRL释放
促黑素细胞激素释放因子	MRF	肽	促进腺垂体促黑素细胞激素(MSH)释放
促黑素细胞激素抑制因子	MIF	肽	抑制腺垂体MSH释放

(二)腺垂体的内分泌功能

人腺垂体占垂体重量的75%,腺垂体能分泌多种激素,有"内分泌之首"之称,它所分泌的激素种类最多,作用广泛且复杂,主要参与调节人体的生长、发育、物质代谢以及脏器的生理活动。

腺垂体能合成和分泌7种激素:生长激素(growth hormone,GH)、催乳素(prolactin,PRL)、促黑激素(melanophore stimulating hormone,MSH)、促甲状腺激素(thyrotropin,TSH)、促肾上腺皮质激素(adrenocorticotropic thormone,ACTH)卵泡刺激素(follicle stimulating hormone,FSH)、黄体生成素(luteinizing hormone,LH)。其中,促甲状腺激素、促肾上腺皮质激素、卵泡刺激素、黄体生成素均有各自的靶腺,分别形成下丘脑-垂体-甲状腺轴、下丘脑-腺垂体-肾上腺皮质轴和下丘脑-腺垂体-性腺轴。腺垂体的这些激素是通过促进靶腺分泌激素而发挥作用,所以也称"促激素"。生长激素、催乳素、促黑激素则直接作用于靶组织和靶细胞,调节物质代谢、生长、乳腺发育和泌乳,以及黑色细胞代谢等。

1. 生长激素 GH是腺垂体生长激素细胞合成和分泌,人GH由199个氨基酸组成,化学结构与人催乳素相似,故两者的生理作用有交叉。

(1)生长激素的生理作用

1)促进机体生长:GH主要作用是促进人体生长,特别是促进骨骼、肌肉和内脏器官的生长。人在幼年时期GH分泌不足,将出现生长迟缓,身材矮小,称为侏儒症(dwarfism);若幼年时期GH分泌过多,身材过于高大,称为巨人症(gigantism);成年后GH分泌过多,因骨骺已闭合,长骨不再增长,可刺激手脚肢端短骨、面骨及软组织生长异常,出现手足粗大、鼻大唇厚、下颌突出等症状,称为肢端肥大症。

GH促进骨质生长的作用是通过生长素介质的间接作用造成的。目前已分离出两种生长素介质肽,其化学结构与胰岛素原近似,称为胰岛素样生长因子(insulin-like growth factor,IGF)。GH的促生长作用主要由IGF-1介导。IGF-1经血液循环作用于软骨,促进硫酸盐、氨基酸进入软骨细胞,加速软骨细胞蛋白质合成、增加软骨胶原组织、促进软骨细胞分裂,使软骨生长,软骨骨化后即变成骨,使长骨变长。如蛋白质缺乏时,GH不能刺激生长素介质生成,所以营养不良的儿童生长迟缓。

2)对代谢的影响:GH对代谢的影响较广泛,它可通过IGF-1促进氨基酸进入细胞,促进蛋白质的合

成,包括软骨、骨、肌肉、肝、肾、心、脑及皮肤等组织的蛋白质合成增加;GH能促进脂肪分解,增强脂肪氧化,抑制外周组织摄取与利用葡萄糖,减少葡萄糖的消耗,提高血糖水平。过量的GH则抑制糖利用,使血糖升高,引起垂体性糖尿。

（2）生长激素的分泌调节和影响因素

1）下丘脑对生长激素分泌的调节:GH分泌受下丘脑分泌的GHRH和GHIH的双重调节,GHRH促进GH的分泌,GHIH抑制GH分泌。因为GHRH呈脉冲式释放,所以GH呈脉冲式分泌,每隔1~4小时出现一次波动。一般认为,GHRH是GH分泌的经常调节者,而GHIH则在应急情况下GH过多时,才显著抑制GH的分泌。

2）其他影响因素:①睡眠的影响:人在觉醒状态下GH分泌较少。血中GH浓度在深睡1小时左右出现分泌高峰,往往与慢波睡眠时相相一致,快波睡眠时分泌减少。②代谢因素的影响:血中糖、脂肪酸与氨基酸可影响GH的分泌,低血糖时对GH分泌的刺激最强,血中脂肪酸和氨基酸增多时,也可引起GH的分泌;饥饿、低血糖、运动、应激状态等,可使GH分泌增加。

相关链接

垂体性巨人症和肢端肥大症

垂体是控制人体生长发育的重要器官。当垂体前叶(腺垂体)发生病变(多为良性肿瘤)时,可引起垂体功能亢进,激素分泌异常。

垂体性巨人症(gigantism)表现为骨骼、肌肉、内脏器官及其他组织的过度生长,致使身材异常高大,内脏器官也按比例增大。肢端肥大症(acromegaly)发病呈隐匿性,就诊时病程常已有数年之久,表现为头颅骨增厚,下颌骨、眉弓及颧骨弓增大突出,鼻、唇、舌由于软组织增生而增厚变大,皮肤粗糙增厚,呈现特有面容;四肢肢端骨、软骨及软组织增生使手、足宽而粗厚,手指及足趾粗钝,内脏器官也肥大,约有半数患者伴有其他内分泌功能障碍,如高胰岛素血症、性功能减退等。

2. 催乳素　催乳素是含199个氨基酸的多肽,分子量22kD;催乳素作用很广泛,主要作用是促进妊娠期乳腺发育生长,引起并维持成熟乳腺泌乳。

（1）催乳素生理作用

1）对乳腺及泌乳的作用:促进乳腺发育,引起并维持泌乳。女性青春期乳腺的发育主要是由于雌激素的刺激,糖皮质激素、生长激素、孕激素及甲状腺激素也起一定协同作用。在妊娠期,催乳素、雌激素和孕激素分泌增加,使乳腺进一步发育成熟并具备泌乳能力,但不泌乳;原因是此时血中雌激素与孕激素浓度过高,雌激素和孕激素与催乳素竞争乳腺细胞的受体,使催乳素失去作用。分娩后,血中雌、孕激素明显降低后,催乳素才能与乳腺细胞受体结合,发挥启动和维持泌乳的作用。

2）对性腺的作用:小剂量催乳素能促进排卵和黄体生长,促进雌激素和孕激素合成和分泌,大剂量则有抑制作用。在男性,催乳素可促进前列腺和精囊的生长,促进睾酮的合成,对生精过程也有调节作用。过多的催乳素可抑制男女两性的生殖功能。

3）参与应激反应:在应激状态下,催乳素在血中的浓度升高,与促肾上腺皮质激素和生长激素的浓度增加一同出现,因而被认为是应激反应中腺垂体分泌的三大激素之一。

此外,催乳素可参与人体免疫调节,并与胎儿肺的生长发育有关。

（2）催乳素分泌调节:催乳素的分泌调节受下丘脑PRF与PIF的双重调节。PRF促进催乳素的分泌,PIF抑制催乳素的分泌。哺乳期间,婴儿吸吮乳头的刺激,通过传入神经至下丘脑,导致下丘脑PRF释放增多,促使腺垂体催乳素大量分泌。应激刺激、紧张、剧烈运动、大手术等会出现催乳素水平升高的现象。

3. 促黑激素 促黑激素作用的靶细胞为黑素细胞。在人体，黑素细胞主要分布于皮肤与毛发、眼虹膜和视网膜的色素层及软脑膜。促黑激素的主要作用是促进黑素细胞中酪氨酸酶的合成和激活，从而促进酪氨酸转变为黑色素，使皮肤与毛发等的颜色加深，但对正常人的皮肤色素沉着关系不大。而在病理情况下，如肾上腺皮质功能过低（艾迪生病）时，血中ACTH、MSH都增多，患者的皮肤色素沉着可能与此有关。

促黑激素分泌主要受下丘脑分泌的MPF和MIF双重调节，两者分别促进和抑制垂体MSH的分泌。

4. 促激素 促激素（tropic hormone）对靶腺的主要作用见表11-3。

表11-3 促激素对靶腺的主要作用

腺垂体促激素		主要作用
促甲状腺激素（TSH）		促进甲状腺增生，增加甲状腺激素的合成和分泌
促肾上腺皮质激素（ACTH）		促进肾上腺皮质的组织增生，刺激糖皮质激素的分泌
促性腺激素（GnRH）	①卵泡刺激素（FSH）	促进女性卵巢卵泡生长发育成熟，使卵泡分泌雌激素；在男性，促进睾丸的生精过程
	②黄体生成素（LH）	促进女性排卵、黄体生成和分泌孕激素；在男性，可刺激睾丸间质细胞分泌雄激素

另外，下丘脑促垂体区受到中枢神经系统的控制，当内外环境变化时，可反射性地影响下丘脑调节性多肽的分泌，从而影响腺垂体和靶腺的分泌。

二、下丘脑-神经垂体系统

下丘脑与神经垂体有着直接的神经联系。下丘脑视上核和室旁核有神经纤维下行到神经垂体，构成下丘脑-垂体束。下丘脑视上核与室旁核合成的血管升压素与缩宫素通过下丘脑-垂体束纤维的轴浆运输到神经垂体贮存并释放。神经垂体无分泌功能，只是贮存和释放下丘脑合成和分泌的两种激素。

（一）血管升压素

血管升压素（vasopressin，VP）又称抗利尿激素（antidiuretic hormone，ADH），是含9个氨基酸的多肽。生理情况下，血浆中抗利尿激素浓度很低，浓度为0.1~0.4ng/L。抗利尿激素可促进肾远曲小管和集合管对水的重吸收，使尿量减少，也可作用于血管，使血管收缩。血管升压素的生理浓度很低，几乎没有收缩血管而致血压升高的作用，但在失血情况下血管升压素释放较多，对维持血压有一定的作用。大剂量的血管升压素，可使全身小动脉收缩，升高血压，但临床并不用于提高血压，而用于某些脏器出血。

若抗利尿激素分泌发生障碍可引起尿崩症，每日尿量达5~10L，排出大量低渗尿，引起严重口渴。

（二）缩宫素

缩宫素（oxytocin，OXT），也称催产素，是一种含有9个氨基酸的多肽，其化学结构与抗利尿激素极为相似，因此这两种激素的生理作用有一定程度的交叉。

1. 缩宫素的生理作用 缩宫素的主要靶器官是乳腺和子宫，具有刺激乳腺和子宫的双重作用，但以对乳腺的作用较为重要。

（1）对乳腺的作用：缩宫素可使乳腺周围肌上皮细胞收缩，使具有泌乳功能的乳腺排乳。此外，还有维持哺乳期乳腺不致萎缩的作用。

（2）对子宫的作用：缩宫素只有在分娩（或临产）和哺乳时才发挥其生理作用。对非孕子宫作用较弱，对妊娠子宫作用较强，使之强烈收缩。雌激素能增加子宫对缩宫素的敏感性，而孕激素则相反。

2. 缩宫素的分泌调节

（1）吸吮乳头的感觉信息传至下丘脑，可反射性引起神经垂体贮存的缩宫素释放入血，导致乳汁的排出，称为射乳反射。在射乳反射的基础上很容易建立条件反射，例如母亲看见婴儿或听到婴儿的哭声，甚至抚摸婴儿，均可引起条件反射性射乳反射。情绪反应如惊恐、焦虑等可抑制缩宫素分泌。

（2）在临产或分娩时，子宫和阴道受到压迫和牵拉刺激可反射性引起缩宫素分泌增加，促使子宫收缩加强，有利于分娩过程的进行。缩宫素在临床上的应用，主要是诱导分娩（催产）以及防止或制止产后出血。

第三节　甲状腺的内分泌

甲状腺重量约 20～25g，是人体内最大的内分泌腺。甲状腺主要由甲状腺腺泡构成，腺泡壁由单层立方上皮构成，中心为滤泡腔，腺泡腔内存有胶状物质，是甲状腺激素的贮存库。甲状腺腺泡上皮细胞能合成和释放甲状腺激素。在甲状腺组织中，还有滤泡旁细胞（又称 C 细胞），可分泌降钙素。

一、甲状腺激素的合成和代谢

甲状腺激素（thyroid hormone）主要有甲状腺素，又称四碘甲状腺原氨酸（thyroxine，T_4），以及三碘甲状腺原氨酸（3,5,3'-triiodothyronine，T_3），均为酪氨酸的碘化物。甲状腺分泌的 T_4 较 T_3 多，但 T_3 的生物活性却比 T_4 强约 5 倍，是甲状腺激素发挥生理作用的主要形式。

合成甲状腺激素的主要原料是碘和甲状腺球蛋白。碘主要来源于食物，人每日从食物中摄取的无机碘 100～200μg，正常人每日最低需要量 60～75μg，所以一般从食物中得到的碘是足够的。腺泡上皮细胞分泌甲状腺球蛋白，在甲状腺球蛋白的酪氨酸残基上发生碘化合成甲状腺激素。

甲状腺激素的合成包括甲状腺腺泡的聚碘与碘的活化、酪氨酸碘化、甲状腺激素的合成三个过程（图 11-6）。

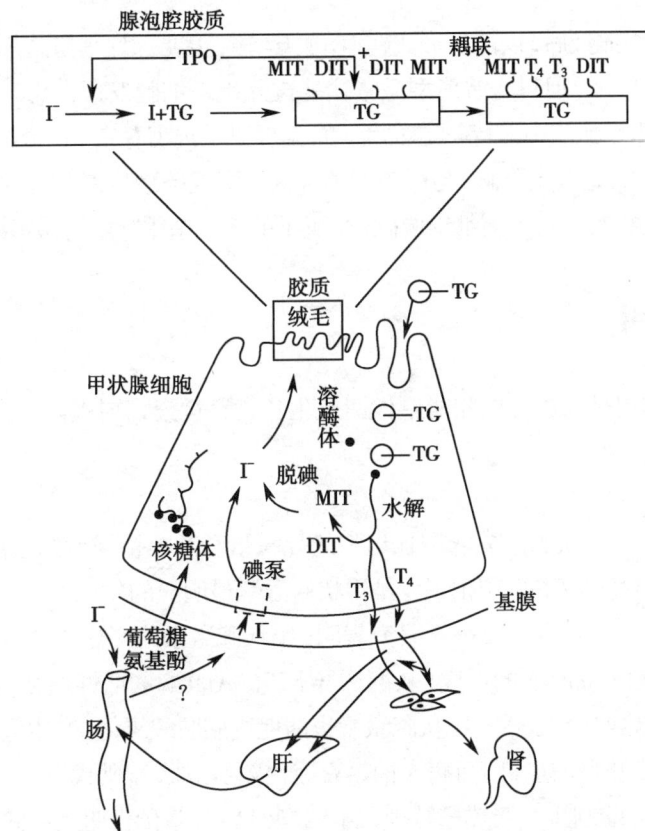

图 11-6　甲状腺激素合成及代谢示意图
TPO：甲状腺过氧化酶；TG：甲状腺球蛋白

（一）甲状腺腺泡的聚碘与碘的活化

人体每天从饮食中摄取的碘1/3被甲状腺摄取，甲状腺从血浆中摄取碘的能力极强，依靠甲状腺上皮细胞膜中的碘泵，是逆电化学梯度的主动转运过程。由腺泡上皮细胞摄取的I^-并不能与酪氨酸结合，首先需要在过氧化酶作用下氧化成具有活性的碘，这一过程称为碘的活化。

（二）酪氨酸碘化

在过氧化酶催化后，活化后的碘取代甲状腺球蛋白的酪氨酸残基上氢原子的过程称为酪氨酸碘化。活化碘迅速与甲状腺球蛋白分子中某些酪氨酸残基上的氢置换生成一碘酪氨酸（MIT）和二碘酪氨酸（DIT），这一过程称为碘化。

（三）甲状腺激素的合成

碘化后的酪氨酸先形成单碘酪氨酸残基（MIT）和双碘酪氨酸残基（DIT），然后两个分子的DIT耦联生成T_4，或一个分子的MIT与一个分子的DIT发生耦联形成T_3。在一个甲状腺球蛋白分子上，T_4与T_3之比为20:1，因此甲状腺分泌的激素主要是T_4。

以上I^-的活化、酪氨酸碘化以及耦联过程都是在同一过氧化酶系催化下完成的。临床上，能够抑制此酶活性的药物，如硫氧嘧啶类药物，有阻断T_4与T_3合成的作用，可用于治疗甲状腺功能亢进。

（四）甲状腺激素的贮存、释放、运输与代谢

1. **贮存**　甲状腺激素合成后，与甲状腺球蛋白分子结合，以胶质的形式贮存在腺泡腔中。由于甲状腺激素贮存于细胞外，故贮存量相当大，可供机体利用50～120天，是体内贮存量最多的激素。因此，在使用抗甲状腺药物治疗时应注意疗程应当足够长。

2. **释放**　甲状腺在TSH的刺激下，腺泡上皮细胞通过吞饮作用将腺泡腔内的甲状腺球蛋白吞入细胞内，与溶酶体融合形成吞噬体，在溶酶体蛋白水解酶的作用下，T_3、T_4从甲状腺球蛋白分子中水解下来并释放入血。

3. **运输**　T_3、T_4释放入血液后，以两种形式在血液中运输，主要一种是与血浆蛋白结合，占99%以上，另一种则呈游离状态，少于1%，但只有游离型激素才能进入组织细胞发挥作用。结合型与游离型之间可以互相转换，使游离型激素在血液中保持一定浓度。T_3主要以游离型存在，T_3量虽少但生物活性较T_4高。

4. **代谢**　20%的T_3和T_4在肝内降解，与肝脏的葡萄糖醛酸或硫酸盐结合后，经胆汁排入小肠，分解后随粪便排出。80%的T_3和T_4首先在外周组织脱碘，所脱下的碘可由甲状腺再摄取或由肾脏排出。

二、甲状腺激素的作用

甲状腺激素的主要作用是促进物质和能量代谢及生长发育过程，作用较广泛，对心血管、神经、消化系统等都有影响。

（一）对代谢的作用

1. **对能量代谢的作用**　甲状腺激素能增加组织的耗氧量和产热量，提高能量代谢水平，使基础代谢率增高，这些作用称为甲状腺激素的产热作用，是甲状腺激素最明显的作用之一。1mg甲状腺激素可使人体产热量增加4200kJ，基础代谢率提高28%。研究表明，甲状腺激素的产热效应可能是由于甲状腺激素能与靶器官的核受体结合，刺激mRNA的形成，从而诱导Na^+-K^+-ATP酶的活性增强，此酶促进细胞的Na^+、K^+主动转运，消耗ATP，使产热增加。此外，甲状腺激素也能促进脂肪酸氧化，产生大量热量。

甲状腺功能亢进时，产热量增加，因而病人怕热喜凉，极易出汗，基础代谢率明显增高，常超过正常值的50%～100%；而甲状腺功能减退时，产热量减少，病人喜热畏寒，基础代谢率可低于正常值的30%～45%。

2. **对糖、蛋白质和脂肪代谢的作用**

（1）糖代谢：生理浓度的甲状腺激素可促进小肠黏膜对葡萄糖的吸收，增强糖原的分解和糖异生作

用,并能增强肾上腺素、胰高血糖素、皮质醇和生长激素的生糖作用,使血糖升高;同时,由于T_4与T_3还可加强外周组织对糖的利用,也有降低血糖的作用。因此,在正常情况下,甲状腺激素对血糖浓度影响不大。但是在甲状腺功能亢进时,大量的甲状腺激素,使生糖作用强于促外周组织对糖利用的作用,患者血糖常常升高,甚至出现糖尿。

（2）蛋白质代谢:生理浓度的甲状腺激素可促进蛋白质的合成,肌肉、肝和肾的蛋白质合成明显增加,从而有利于机体的生长、发育。但当甲状腺激素分泌过多时,蛋白质的分解明显大于合成,特别是骨骼肌中的蛋白质大量分解,病人出现肌肉消瘦和肌无力;由于骨蛋白的分解,可致不同程度的骨质疏松。当甲状腺功能减低时,T_4与T_3分泌不足,则蛋白质合成减少,肌肉无力,但组织间的黏液蛋白增多,由于黏液蛋白可吸附一部分水和盐,在皮下形成一种压之不凹陷的特殊水肿,称为黏液性水肿。

（3）脂肪代谢:甲状腺激素既能促进脂肪和胆固醇的合成,又能加速脂肪的动员、分解,促进肝加速胆固醇的降解,但分解的速度大于合成。因此,甲状腺功能亢进患者血胆固醇常低于正常,而甲状腺功能减低的患者血胆固醇高于正常。

（二）对生长发育的作用

甲状腺激素是促进机体的正常生长、发育必不可少的激素,特别是对骨和脑的发育尤为重要。T_4、T_3对生长发育的影响在出生后最初的4个月内最为明显。先天性甲状腺功能不全的患者,不仅身材矮小,而且脑不能充分发育,智力低下,称克汀病(cretinism),又称呆小症。在胚胎期缺碘造成甲状腺激素合成不足,或出生后甲状腺功能低下,脑发育明显障碍,脑各部位的神经细胞变小,轴突、树突与髓鞘均减少,胶质细胞数量也减少,神经组织的蛋白质、磷脂,以及各种重要的酶和递质的含量减低。因此,治疗呆小症要抓住时机,在出生后三个月以前补充甲状腺激素,过迟难以奏效。

甲状腺激素影响生长、发育的机制,与它可促进神经细胞的生长以及可刺激骨化中心发育、软骨骨化,促进长骨的生长有关。此外,甲状腺激素还对垂体生长激素有允许作用,缺乏甲状腺激素,生长激素便不能很好发挥作用,而且生长激素的合成和分泌也减少。

（三）对神经系统的作用

甲状腺激素具有兴奋中枢神经系统的作用。甲状腺功能亢进时,中枢神经兴奋性增高,主要表现为注意力不集中、烦躁不安、失眠、多愁善感、喜怒无常等。甲状腺功能低下时,中枢神经系统兴奋性降低,表现为记忆力减退,说话缓慢,动作迟缓,表情淡漠,终日嗜睡等。

（四）对心血管的作用

甲状腺激素可直接作用于心肌,增加心肌的收缩力,并可增快心率,使心输出量增加。甲状腺功能亢进患者心动过速,严重者可致心力衰竭。甲状腺激素由于增加组织的耗氧量而使组织相对缺氧,以致小血管舒张,外周阻力降低,但同时心输出量增加,所以出现收缩压升高,舒张压降低,脉压增大。现已证明,T_4、T_3增强心活动是由于它直接作用于心肌,促使心肌细胞的肌质网释放Ca^{2+},激活与心肌收缩有关的蛋白质,增强肌球蛋白、横桥和ATP酶的活性,从而加强心肌的收缩力。

另外,甲状腺激素能增加食欲,并对男性生殖和女性生殖均有作用。甲状腺激素分泌过多或过少,均能导致生殖功能的紊乱。

三、甲状腺功能的调节

甲状腺激素分泌活动主要受下丘脑-腺垂体-甲状腺功能轴的调节,此外,还可进行一定程度的自身调节,神经调节也可影响其分泌活动(图11-7)。

（一）下丘脑-腺垂体-甲状腺功能轴

下丘脑促垂体区分泌的促甲状腺激素释放激素(TRH),经垂体门脉系统运至腺垂体,促进腺垂体合成、分泌促甲状腺激素（TSH）。下丘脑神经元可受某些环境因素的影响而改变 TRH 的分泌量，最后影响甲状腺的分泌活动。例如，寒冷刺激的信息到达中枢后，通过一定的神经联系，刺激甲状腺激素的分泌。

（二）甲状腺激素的反馈性调节

血中游离 T_3、T_4 浓度的改变，可对腺垂体 TSH 的分泌起反馈性调节作用。当血中 T_3、T_4 浓度增高时，可刺激腺垂体 TSH 细胞产生一种抑制性蛋白，TSH 的合成与分泌即减少，同时还可通过降低腺垂体对 TRH 的反应性，抑制了 TSH 的分泌，最终使血中 T_4 和 T_3 的释放也随之减少；反之则增多。此外，T_3、T_4 除对腺垂体有负反馈调节作用外，对下丘脑 TRH 神经元的活动也有负反馈调节作用（图 11-7）。与 T_4 相比，T_3 对腺垂体 TSH 分泌的抑制作用强，血液中 T_3 水平是 TRH 分泌最主要的反馈调节因素。这种负反馈作用是体内 T_4 和 T_3 浓度维持生理水平的重要机制。

地方性甲状腺肿是缺乏碘引起的一种疾病。由于水和食物中碘含量不足，体内 T_3、T_4 合成减少，因而引起代偿性甲状腺肿大。其发病机制是由于血中 T_3、T_4 长期降低，甲状腺激素对腺垂体的负反馈作用减弱，引起腺垂体 TSH 分泌增加，从而刺激甲状腺组织发生代偿性增生和肥大。

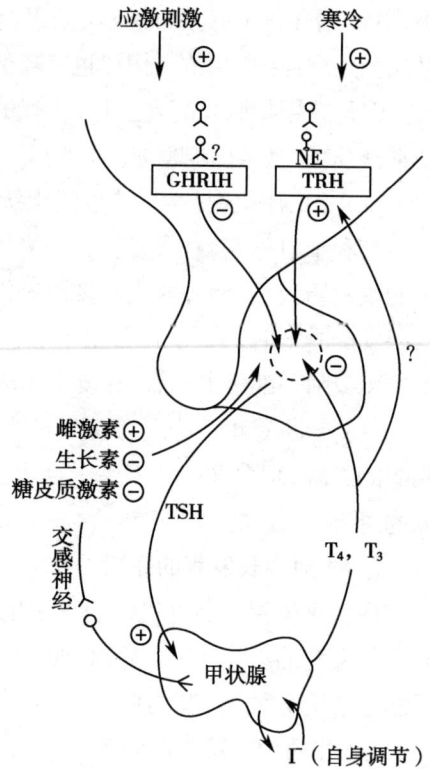

图 11-7　甲状腺激素分泌的调节
⊕表示促进或刺激　⊖表示抑制

（三）甲状腺的自身调节

甲状腺能根据机体碘供应的情况，调整自身对碘的摄取和利用，以及甲状腺激素的合成与释放，称为自身调节。这是一种有限度的、缓慢的调节。当饮食中碘含量不足时，甲状腺对碘的运转机制增强，对 TSH 的敏感性提高，T_4、T_3 合成与释放增加，因而使 T_4、T_3 的合成与释放不致因碘供应不足而比正常减少。反之，当碘供应过多时，甲状腺对碘的摄取减少，对 TSH 敏感性也降低，甲状腺激素合成与释放受到抑制。因此，甲状腺自身调节是甲状腺本身对碘供应变化的一种适应能力。

（四）自主神经对甲状腺活动的影响

甲状腺受自主神经的支配。交感神经兴奋可使甲状腺激素合成与分泌增加；副交感神经兴奋则使甲状腺激素的分泌减少。

第四节　肾上腺的内分泌

肾上腺左、右各一个，位于两侧肾脏的内上方，两腺共重约 12g。肾上腺表面有致密结缔组织的被膜。肾上腺的实质分为周围的皮质及中央的髓质两部分，两者在发生、结构与功能上均不相同，它们合成和分泌不同种类的激素，因此，从功能上看，肾上腺皮质和髓质实际上是两个独立的内分泌腺，皮质是腺垂体的靶腺。

一、肾上腺皮质激素

肾上腺皮质较厚，约占肾上腺的 80% ～ 90%，根据细胞排列形式，由外至内可分三层，即球状带、束状带、网状带。球状带合成和分泌盐皮质激素，以醛固酮（aldosterone）为代表，主要调节水盐代谢；束状带合成和分泌糖皮质激素，以皮质醇（cortisol）为代表，是调节机体糖代谢的重要激素之一；网状带合成和分泌雄性激素和少量的雌激素，如脱氢异雄酮和雌二醇。实验证明，摘除动物的双侧肾上腺后，如不适当处理，1~2周内即可死去，如仅切除肾上腺髓质，动物可以存活较长时间，说明肾上腺皮质是维持生命所必需的。

（一）肾上腺皮质激素的合成与代谢

合成肾上腺皮质激素的原料是胆固醇，主要来自血液。在皮质细胞的线粒体内膜或内质网中所含的裂解酶与羟化酶等酶系的作用下，使胆固醇先变成孕烯醇酮，然后再进一步转变为各种皮质激素。

皮质醇分泌入血后5%~10%呈游离状态，大部分与皮质激素运载蛋白或皮质激素结合球蛋白结合。少部分皮质醇也可与血中白蛋白结合。结合型与游离型可以互相转化，维持动态平衡。皮质激素结合球蛋白对皮质醇的转运、储备起重要作用。游离的皮质醇能进入靶细胞发挥其生物作用。

血浆皮质醇半衰期为60~100分钟，大部分在肝脏灭活，由尿排出。体内45%~50%的皮质醇是以17-羟皮质类固醇形式排出的，10%的皮质醇以17-氧类固醇形式排出。测定血浆中皮质醇浓度可了解肾上腺皮质激素的分泌水平。

（二）糖皮质激素的作用

因最早发现此类激素有升糖效应，故称为糖皮质激素。实际上它具有多方面的生理功能，也是维持生命所必需的激素。人体血浆中糖皮质激素主要为皮质醇，其次为皮质酮。糖皮质激素在调节三大营养物质的代谢，参与应激反应等方面都具有重要作用。

1. 对物质代谢的作用

（1）糖代谢：糖皮质激素是调节机体糖代谢的重要激素之一，它促进糖异生，增加肝糖原的贮存，同时有抗胰岛素作用，使外周组织对糖的摄取和利用减少，因而能够升高血糖，这对维持血糖浓度有重要意义。如果糖皮质激素分泌过多，可引起血糖升高，甚至出现糖尿，由此引起的糖尿称为类固醇性糖尿；糖皮质激素分泌不足时，出现肝糖原减少和低血糖。由于糖皮质激素具有升糖作用，故有诱发或加重糖尿病的趋向。

（2）蛋白质代谢：皮质醇对肝外组织，特别是肌肉组织的蛋白质有促进分解和抑制合成的作用，同时使蛋白质分解生成的氨基酸加速进入肝，成为糖异生的原料。因此皮质醇分泌过多常引起生长停滞、肌肉消瘦、皮肤变薄、骨质疏松、伤口不易愈合及淋巴组织萎缩以致影响免疫功能等。

（3）脂肪代谢：皮质醇促进脂肪分解，增强脂肪酸在肝内氧化过程，有利于糖异生。皮质醇对脂肪代谢的另一个作用是使体内脂肪的分布发生变化，表现为四肢脂肪分解增强，面部和躯干的脂肪合成增加，当肾上腺皮质功能亢进时，或长期使用糖皮质激素的病人，出现面圆、背厚而四肢消瘦的特殊体形，呈现"向心性肥胖"。

2. 对水盐代谢的影响　皮质醇可调节肾脏对水的排泄，既增加肾小球滤过率，也可有拮抗抗利尿激素的作用，减少肾小管对水的重吸收，故有利尿作用。肾上腺皮质功能不全患者，排水能力明显降低，严重时可出现"水中毒"，此时若补充糖皮质激素即可好转，而补充盐皮质激素则无效。此外，皮质醇也有类似醛固酮保钠排钾的作用，但作用较弱，只有在长期大剂量应用时才会出现。

3. 在应激反应中的作用　当机体受到各种有害刺激，如创伤、失血、感染、中毒、缺氧、饥饿、疼痛、寒冷、精神紧张等，血中促肾上腺皮质激素和糖皮质激素增多，这一反应称为应激（stress）。能引起应激的各种刺激称为应激刺激。通过应激，可增加机体对有害刺激的抵抗能力，对维持生命有重要意义。在应激中，人体主要靠ACTH和糖皮质激素的增加来使机体抵抗力增强从而渡过"难关"。例如，切除肾上腺皮质的动物给予维持量的糖皮质激素，可以在安静条件下生存，一旦遭受上述有害刺激时则易于死亡。

此外，在应激中，除了ACTH、糖皮质激素分泌增加外，其他许多激素如生长激素、催乳素、抗利尿激素和阿片肽等分泌亦增加，交感-肾上腺髓质系统的活动也大大增强，血中儿茶酚胺含量也相应增加，说明应激反应是多种激素参与的一种非特异性反应。

4. 对各系统组织的作用

（1）对血细胞的影响：糖皮质激素能增强骨髓造血功能，可使血中的红细胞、血小板的数量增加，同时，它能促使附着在小血管边缘的粒细胞进入血液循环，使血液中中性粒细胞增多。皮质醇还能抑制淋巴细胞 DNA 的合成过程，因而使淋巴细胞数量减少。此外，它可加强网状内皮细胞吞噬和分解嗜酸性粒细胞，使血中嗜酸性粒细胞的数量减少。

（2）对心血管系统的影响：糖皮质激素对维持正常血压有重要意义，它能增强血管平滑肌对儿茶酚胺的敏感性，从而提高儿茶酚胺收缩血管作用，这种作用称为皮质激素的允许作用。另外，糖皮质激素能降低毛细血管的通透性，抑制舒血管物质如前列腺素的合成，减少血浆的滤出，有利于维持血容量。在实验中还看到皮质醇对离体心脏有加强作用，但对在体心脏的作用不明显。

（3）对神经系统的影响：糖皮质激素有维持中枢神经系统正常功能的作用，皮质醇增多可提高中枢神经系统兴奋性，小剂量可引起欣快感，大剂量（肾上腺皮质功能亢进）则引起思维不能集中、烦躁不安和失眠等现象。

（4）对消化系统的影响：皮质醇能增加胃酸和胃蛋白酶的分泌，使胃黏膜的保护和修复功能减弱。因此，长期大量服用糖皮质激素，可诱发和加剧胃溃疡病，应加以注意。

大剂量糖皮质激素具有抗炎、抗毒、抗过敏、抗休克等药理作用。这是临床上应用皮质醇治疗多种疾病的依据。

（三）糖皮质激素分泌调节

糖皮质激素分泌调节与甲状腺功能调节类似，主要受下丘脑 - 腺垂体 - 肾上腺皮质轴的调节及糖皮质激素反馈性调节。

1. 下丘脑 CRH 的作用　　下丘脑分泌的促肾上腺皮质激素释放激素（CRH）经垂体门脉到达腺垂体，作用于腺垂体促肾上腺皮质细胞，促进 ACTH 的合成和分泌。各种应激刺激（如创伤、寒冷、剧痛、缺氧及精神紧张等）传入中枢神经系统，最后将信息汇集于下丘脑 CRH 神经元，使 CRH 分泌增加，通过下丘脑 - 腺垂体 - 肾上腺皮质系统的活动加强，血中 ACTH 和糖皮质激素水平明显升高。

2. 腺垂体 ACTH 的作用及分泌　　肾上腺皮质的束状带及网状带处于腺垂体促肾上腺皮质激素（ACTH）的经常性控制之下。ACTH 既可促进糖皮质激素的合成与分泌，又能刺激肾上腺皮质束状带和网状带的发育和生长。因此，当腺垂体功能低下时，ACTH 分泌减少，肾上腺皮质网状带和束状带萎缩。

ACTH 的分泌具有昼夜周期性变化，一般早晨 6~8 时达最高峰，以后逐渐下降，到下午 6~11 时最低。由于 ACTH 分泌的周期变化，使糖皮质激素的分泌也呈现出相应的周期性波动。临床在应用此类药物时，注意掌握用药时间，可以提高治疗效果。

3. 糖皮质激素的反馈调节　　当血中糖皮质激素浓度升高时，通过反馈作用既可抑制腺垂体 ACTH 的分泌，又可抑制下丘脑使 CRH 分泌减少，同时使腺垂体对 CRH 的反应性降低。此外，血中 ACTH 的升高也可通过反馈作用抑制 CRH 的释放。但是在应激状态下，可能是由于下丘脑和腺垂体对反馈刺激的敏感性降低，使这些负反馈作用暂时失效，ACTH 和糖皮质激素的分泌大大增加。

由于 ACTH 和糖皮质激素的分泌存在上述负反馈抑制，因此，长期大量使用糖皮质激素的病人，会引起肾上腺皮质萎缩，分泌功能降低或停止，如突然停药，可能出现糖皮质激素分泌不足的症状，严重者甚至危及生命，故应采取逐渐减量停药。长期应用时，也可间断给予 ACTH，防止肾上腺皮质萎缩。

综上所述，下丘脑分泌 CRH，通过垂体门脉系统促进腺垂体分泌 ACTH，ACTH 促进肾上腺皮质束状带和网状带生长发育，并促进肾上腺皮质分泌糖皮质激素。当血中糖皮质激素浓度升高时，可抑制腺垂体分泌 ACTH，使 ACTH 合成、分泌减少，这是糖皮质激素对腺垂体的负反馈作用。另外，糖皮质激素也可抑制下丘脑分泌 CRH，这种反馈称为长反馈。ACTH 可反馈抑制下丘脑合成分泌 CRH，这称为短反馈。

总之，糖皮质激素是维持生命活动的重要激素，其分泌直接受 ACTH 的调节，而 ACTH 的分泌又取决于 CRH 和血中糖皮质激素的浓度。正常情况下,下丘脑 - 腺垂体 - 肾上腺皮质之间密切地联系,协调统一,既维持血中糖皮质激素浓度相对稳定,又保证在应激状态下的生理需要量(图 11-8)。

二、肾上腺髓质激素

肾上腺髓质位于肾上腺的中央部,髓质细胞细胞质内的颗粒可被铬盐染成黄色,故称嗜铬细胞。肾上腺髓质嗜铬细胞能合成、分泌肾上腺素和去甲肾上腺素,二者都是儿茶酚胺的单胺类化合物,统称为儿茶酚胺。髓质中肾上腺素约占 80%,去甲肾上腺素约占 20%。

肾上腺素和去甲肾上腺素属于儿茶酚胺类化合物,是以酪氨酸为原料,合成过程依次为:酪氨酸→多巴→多巴胺→去甲肾上腺素→肾上腺素(图 11-9)。在血液中,去甲肾上腺素除由髓质分泌外,主要来自肾上腺素能神经纤维末梢,血中肾上腺素主要来自肾上腺髓质。体内的肾上腺素和去甲肾上腺素通过单胺氧化酶与儿茶酚 -O- 甲基移位酶的作用而灭活。

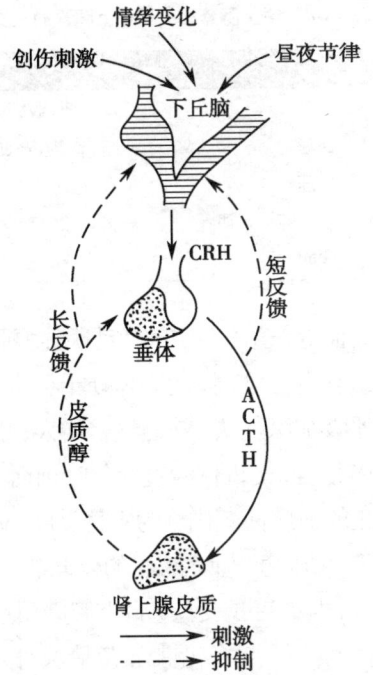

图 11-8 糖皮质激素分泌的调节示意图

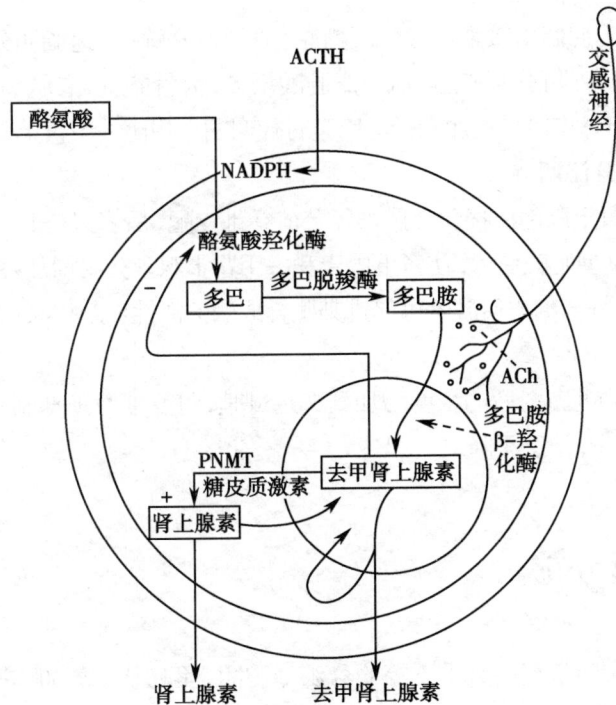

图 11-9 肾上腺髓质激素生物合成示意图
PNMT: 苯基乙醇胺 -N- 甲基转移酶

(一)肾上腺髓质激素的作用

肾上腺髓质激素的作用非常广泛而多样,对代谢、心血管、内脏平滑肌、骨骼肌乃至神经系统都有作用,主要生理作用见表 11-4。

1. 在应急反应中的作用 肾上腺髓质直接受交感神经节前纤维的支配,交感神经兴奋时,髓质激素分泌增多。肾上腺髓质激素的作用与交感神经兴奋时的效应相似,因此,把交感神经与肾上腺髓质在结构和功能上的这种联系,称为交感 - 肾上腺髓质系统。当人体遇到紧急情况时,如运动、恐惧、焦虑、剧痛、

表 11-4　肾上腺素和去甲肾上腺素的主要生理作用

	肾上腺素	去甲肾上腺素
心脏	心率加快,收缩力明显增强,心输出量增加	心率减慢(减压反射的作用)
血管	皮肤、胃肠、肾血管收缩;冠状动脉、骨骼肌血管舒张	冠状动脉舒张(局部体液因素),其他血管均收缩
血压	上升(心输出量增加)	明显上升(外周阻力增大)
支气管平滑肌	舒张	稍舒张
代谢	增加	稍增强

失血等,这一系统的活动明显增强,肾上腺髓质激素大量分泌(可达基础分泌的 1000 倍),此时中枢神经系统兴奋性增高,使人体处于警觉状态,反应灵敏;心率加快,心肌收缩力增强,心输出量增多,血压升高;呼吸加深加快,肺通气量增大;代谢增强,血糖升高等。这些变化都有利于调整机体各种机能,以应付环境急变,使机体渡过紧急时刻而"脱险"。这种在紧急情况下,通过交感 - 肾上腺髓质系统活动增强,所发生的适应性变化称为应急反应(emergency reaction)。

"应急"与"应激"的概念既有区别又有联系。引起应急反应的各种刺激实际上也是引起应激反应的刺激,但前者是交感 - 肾上腺髓质系统活动增强,使血液中肾上腺髓质激素浓度明显升高,从而充分调动人体的贮备能力,克服紧急情况对人体造成的困难;后者是下丘脑 - 腺垂体 - 肾上腺皮质系统活动加强,使血液中 ACTH 和糖皮质激素浓度明显升高,以增加人体对有害刺激的耐受能力。二者相辅相成,使机体的适应能力更加完善。

2. 对代谢的作用　肾上腺髓质激素可加强肝糖原、肌糖原分解;加速脂肪分解,促使乳酸合成糖原,抑制胰岛素分泌,使血糖升高;可分解脂肪,血中脂肪酸增多,为骨骼肌、心肌等活动提供更多的能量;还能增加组织耗氧量从而使机体产热量增加。肾上腺素对代谢的作用比去甲肾上腺素的作用稍强。

（二）肾上腺髓质激素分泌调节

1. 交感神经的作用　肾上腺髓质接受交感神经节前纤维支配,后者兴奋时,其末梢释放乙酰胆碱,通过肾上腺髓质嗜铬细胞上 N 型胆碱受体,使肾上腺素和去甲肾上腺素分泌增加(图 11-9)。

2. ACTH 的作用　ACTH 与糖皮质激素可促进某些合成酶的活性(以 ACTH 为主),促进肾上腺素和去甲肾上腺素的合成和分泌。

3. 负反馈作用　当血中儿茶酚胺的浓度增加到一定量时,可反馈性地抑制儿茶酚胺的某些合成酶类的活性,使儿茶酚胺合成减少,浓度下降。

第五节　胰岛的内分泌

胰岛是散在于胰腺腺泡组织之间大小不等的分泌细胞团,呈岛状,故称胰岛。人类的胰腺中约含有100万~200万个胰岛,主要有 A 细胞、B 细胞、D 细胞及 PP 细胞。A 细胞约占胰岛细胞的 20%,分泌胰高血糖素(glucagon);B 细胞占 70%,分泌胰岛素(insulin);D 细胞占 10%,分泌生长抑素;生长抑素最初是在下丘脑被发现和提纯的,它对生长素的合成和释放有抑制作用。目前认为胰岛 D 细胞分泌的生长抑素并不进入血液循环,而是通过旁分泌抑制 B 细胞和 A 细胞的分泌。PP 细胞数量很少,分泌胰多肽。本节只介绍胰岛素和胰高血糖素。

一、胰岛素

胰岛素是由 51 个氨基酸组成的小分子蛋白质,分子量为 5.8kD。由含有 21 个氨基酸的 A 链和含有 30

个氨基酸的 B 链,借助两个二硫键联结而成。正常人空腹状态下血清胰岛素浓度为 35～145pmol/L。血液中胰岛素以游离型和结合型存在,游离型具有生物活性,半衰期为 5 分钟,主要在肝脏灭活。

1965 年,我国科学家首先人工合成了具有高度生物活性的胰岛素,是人类历史上第一次人工合成蛋白质的创举。

(一)胰岛素的生理作用

胰岛素是调节营养物质代谢、维持血糖正常水平的重要激素之一,对机体能源物质的贮存和人体生长有重要作用。

1. 对糖代谢的调节 胰岛素能促进全身组织对葡萄糖的摄取、氧化和利用,加速肝糖原和肌糖原的合成,并促进葡萄糖转变为脂肪;此外,还能抑制糖原分解和糖异生,从而使血糖降低。胰岛素分泌不足最明显的表现为血糖升高,当血糖超过肾糖阈时,糖即随尿排出,造成糖尿病。糖尿病患者使用适量胰岛素,可使血糖维持正常浓度,但如使用过量,则可引起低血糖,乃至发生低血糖性休克。

2. 对脂肪代谢的调节 胰岛素促进脂肪的合成,促进葡萄糖进入脂肪组织,合成甘油三酯和脂肪酸。胰岛素可抑制脂肪酶的活性,减少脂肪分解,使血中游离脂肪酸减少。胰岛素缺乏可造成脂肪代谢紊乱,脂肪的贮存减少,分解加强,血脂升高,可引起动脉硬化,进而导致心血管和脑血管系统的严重疾患。由于胰岛素使脂肪酸分解的增多,加速脂肪酸在肝内氧化,生成大量酮体,引起酮血症与酸中毒。

3. 对蛋白质代谢的调节 胰岛素促进氨基酸进入细胞;促进 DNA、RNA 和蛋白质的合成;抑制蛋白质分解。由于生长激素促进蛋白质合成的作用,必须在有胰岛素存在的情况下才能表现出来,因此,胰岛素也是人体生长不可缺少的激素之一。同时,胰岛素缺乏时,蛋白质合成减少而分解增加,使血中氨基酸浓度升高,尿氮排出增加,造成负氮平衡。由于体内蛋白质减少,糖尿病病人伤口不易愈合,机体抵抗力降低,加上细胞外液葡萄糖浓度升高,是易于并发感染的一个重要原因。

总之,胰岛素是促进合成代谢的重要激素,其最明显的效应是降低血糖,它是体内唯一能降低血糖的激素。当胰岛素分泌不足时,不仅血糖升高,而且可发生一系列代谢方面的障碍。

(二)胰岛素分泌的调节

1. 血糖浓度 血糖浓度是调节胰岛素分泌的最重要因素。血糖升高可直接刺激 B 细胞,使胰岛素分泌增多,从而促进血糖降至正常;血糖降低则可抑制胰岛素的分泌,促使血糖回升。血糖浓度对胰岛素分泌的负反馈作用是维持血中胰岛素以及血糖正常水平的重要机制。

2. 氨基酸和脂肪酸的作用 血中游离脂肪酸、酮体和氨基酸(尤以精氨酸和赖氨酸)大量增加时,可刺激 B 细胞分泌胰岛素。如果血糖升高,同时伴有氨基酸升高时,则可成倍增强促进胰岛素分泌的作用。当代谢失调情况下长期高血糖、高血氨基酸和高脂血症,可经常刺激胰岛素分泌,使胰岛 B 细胞劳损以至衰竭,进而产生糖尿病。

3. 激素的作用 促胃液素、缩胆囊素、促胰液素和抑胃肽等胃肠激素,对胰岛素的分泌都有一定促进作用(尤以后两种促进胰岛素分泌的作用最强)。胰高血糖素在胰岛内既可通过旁分泌直接刺激 B 细胞分泌胰岛素,入血后又可通过提高血糖浓度而间接促进胰岛素的分泌。此外,甲状腺激素、生长激素、皮质醇、孕酮、雌激素等对胰岛素的分泌也有促进作用,肾上腺素对胰岛素的分泌则有抑制作用。必须指出的是,上述任何一种促进胰岛素分泌的激素长期大量分泌,或在临床上长期使用,都可能使胰岛 B 细胞衰竭而导致糖尿病,应予以注意。

4. 神经调节 胰岛受迷走神经和交感神经支配。迷走神经兴奋时,既可直接促进胰岛 B 细胞膜上的 M 受体引起胰岛素的分泌,又可通过刺激胃肠激素的分泌而间接促进胰岛素分泌;交感神经兴奋通过兴奋胰岛 B 细胞膜上 α 受体,抑制胰岛素分泌。

胰岛素与糖尿病

胰岛素是促进糖、蛋白质、脂肪合成代谢、维持血糖相对稳定的主要激素。在糖尿病患者，胰岛素分泌绝对或相对不足以及靶组织对胰岛素敏感性降低，引起糖、蛋白质和脂肪代谢紊乱，以及水和电解质的紊乱。临床上以高血糖为主要特征，以多尿、多饮、多食、体重降低（"三多一少"）为典型临床症状。

糖尿病患者最明显的表现为血糖升高。当血糖升高超过肾糖阈时，部分葡萄糖不能被近端小管重吸收，小管液渗透压增高，妨碍水重吸收，使尿量增多并出现糖尿，由于多尿造成失水，出现口渴多饮。因为葡萄糖不能充分利用，使人体处于半饥饿状态，故有强烈的饥饿感而多吃，但大量的脂肪和蛋白质分解，使体重降低。另外，糖尿病患者脂肪酸分解增多，加速脂肪酸在肝内氧化，生成大量酮体，可引起酮血症与酸中毒。由于血脂升高，引起动脉硬化，导致心血管和脑血管系统的疾患。由于蛋白质合成减少而分解增加，而影响机体的生长，并且抵抗力降低，易并发感染。

糖尿病的治疗，包括饮食疗法、运动疗法、口服降糖药及补充胰岛素，其中胰岛素是治疗糖尿病和严重并发症的重要手段。胰岛素治疗的主要副作用是低血糖反应和抗药性，所以糖尿病患者应注意监控血糖浓度，早发现早治疗。

二、胰高血糖素

胰高血糖素是动员体内供能物质的重要激素之一。人的胰高血糖素是含有 29 个氨基酸的多肽，分子量 3.5kD，血清浓度 50～100ng/L，循环中的半衰期 5～10 分钟，主要在肝脏灭活。

（一）胰高血糖素的生理作用

胰高血糖素的生理作用与胰岛素的促进合成代谢作用相反，胰高血糖素是体内促进分解代谢、促进能量动员的激素，肝脏是它的主要靶器官。胰高血糖素具有很强的促进肝糖原分解和糖异生的作用，从而使血糖浓度明显升高。它还能活化脂肪中的脂肪酶，促进脂肪的分解和脂肪酸的氧化，使血液酮体增多。胰高血糖素也有促进分解和抑制合成蛋白质的作用，因而组织蛋白质含量下降，同时能使氨基酸迅速进入肝细胞，脱去氨基，异生为糖。

（二）胰高血糖素分泌的调节

1. **血糖浓度的作用**　血糖浓度是重要的调节因素。血糖升高抑制胰高血糖素的分泌，血糖降低则促进胰高血糖素的分泌。

2. **激素的作用**　胰岛素可直接作用于 A 细胞，抑制胰高血糖素的分泌，也可通过降低血糖间接刺激胰高血糖素的分泌。

3. **神经调节**　交感神经兴奋促进胰高血糖素的分泌，迷走神经兴奋抑制胰高血糖素的分泌。

胰岛素与胰高血糖素是一对作用相反的激素，它们都受血糖浓度负反馈性调节。当机体处于不同的功能状态时，血中胰岛素和胰高血糖素的比值不同，饥饿时或长时间运动时，比值减小，胰岛素分泌减少与胰高血糖素分泌增加所致，这对于维持血糖浓度，保证大脑、心脏的葡萄糖能量供应，具有很重要的意义。

第六节　调节钙、磷代谢的激素

甲状旁腺分泌甲状旁腺激素，甲状腺 C 细胞分泌降钙素。甲状旁腺激素、降钙素和钙三醇（1,25-二羟维生素 D_3）是体内调节钙磷代谢的三种主要激素，它们共同作用，从而控制血浆中钙和磷的水平。甲状旁腺激素和降钙素的主要靶器官为骨和肾。

一、甲状旁腺激素

甲状旁腺为扁圆小体，呈棕黄色，形似大豆大小，位于甲状腺两侧叶的后面，上、下各一对。甲状旁腺分泌甲状旁腺激素（parathyroid hormone，PTH），甲状旁腺激素是由84个氨基酸组成的直链肽，正常人血浆PTH浓度为10～25ng/L，主要生理作用是升高血钙，降低血磷。

（一）甲状旁腺激素的生理作用

甲状旁腺激素是体内调节血钙浓度的最重要激素，它有升高血钙和降低血磷含量的作用。人体神经、肌肉正常兴奋性的维持与血钙浓度密切相关。外科甲状腺手术时，如不慎误将甲状旁腺切除，可引起严重的低血钙，使神经和肌肉的兴奋性异常增高，将导致手足搐搦，甚至因呼吸肌痉挛而窒息。

PTH的作用是通过下列途径引起的：

1. 对骨的作用　体内钙总量的99%以钙盐形式贮存在骨组织中。PTH能动员骨钙入血，使血钙浓度升高。此作用可分为快速效应和延缓效应两个时相。

（1）快速效应：在PTH作用几分钟即可出现，主要是增强骨细胞膜上钙泵的活动，将钙转运入细胞外液，2～3小时后血钙升高。

（2）延缓效应：在PTH作用后12～14小时才能表现出来，通常在几天或几周后达到高峰。这一效应是通过加强破骨细胞的溶骨作用而促进破骨细胞增生而实现的。PTH使骨钙溶解加速、钙大量入血，血浆钙长期升高。

PTH的上述两种效应相互补充，不但能保证机体对血钙的急需，而且能使血钙较长时间维持在一定水平。

2. 对肾的作用　PTH可抑制近球小管对磷酸盐的重吸收，增加尿磷排出，使血磷下降。同时，PTH促进远球小管对钙的重吸收，减少尿钙排出，使血钙升高，即保钙排磷作用。

3. 对肠道的作用　PTH能激活肾脏的1，25-羟化酶，使25-羟维生素D_3转化成有活性的1，25-二羟维生素D_3，后者促进小肠对钙的吸收，从而升高血钙。所以，PTH是通过间接影响钙在肠内的吸收升高血钙的。

此外，PTH还可直接作用于血管平滑肌，使血管扩张，出现降压效应。

（二）甲状旁腺激素分泌的调节

PTH的分泌主要受血钙浓度的反馈调节。血钙浓度降低时，PTH分泌迅速增加，长时间低血钙可使甲状旁腺腺体增生；反之，血钙浓度升高，则PTH分泌减少，长时间高血钙可使甲状旁腺萎缩。这种负反馈调节作用是人体PTH分泌和血钙浓度维持于相对稳定水平的重要机制。

此外，血磷升高可通过降低血钙而刺激PTH分泌，降钙素能促进PTH分泌。

二、降钙素

甲状腺C细胞分泌的降钙素（calcitonin，CT），CT由32个氨基酸组成的肽类激素，分子量3.4kD。

（一）降钙素的生理作用

CT的生理作用与PTH相反，主要降低血钙，也能降低血磷浓度。CT的靶器官与PTH相同。

1. 对骨的作用　CT抑制破骨细胞活动，使成骨细胞活动增强。由于溶骨过程减弱和成骨过程加速，骨盐沉积，使血钙、血磷浓度下降。

2. 对肾脏的作用　抑制肾小管对钙、磷、钠、氯等的重吸收，增加它们在尿中的排出量。

3. 对小肠的间接作用 CT 抑制肾脏的 1，25- 羟化酶，从而抑制肾脏 1，25- 二羟维生素 D_3 的合成，间接地影响小肠黏膜对钙的吸收，因而血钙浓度下降。

（二）降钙素分泌的调节

降钙素的分泌主要受血钙浓度的调节，血钙浓度升高时，其分泌增加；反之，分泌减少。此外，胰高血糖素和某些胃肠道激素，如促胃液素、缩胆囊素也可以促进 CT 分泌。

三、钙三醇

（一）钙三醇的生成

体内的维生素 D_3（VD_3）主要由皮肤中 7- 脱氢胆固醇经日光中紫外线照射转化而来，也可由动物性食物中获取。VD_3 无生物活性，它首先在肝脏中羟化为 25- 羟维生素 D_3，这是 VD_3 在循环血液中存在的主要形式。然后，进一步在肾脏中羟化为 1，25- 二羟维生素 D_3，也称钙三醇，这是维生素 D_3 发挥作用的主要形式。

（二）钙三醇的作用

钙三醇通过与靶细胞内的核受体结合后，通过影响基因表达而发挥对钙磷代谢的调节，其作用的靶器官主要是小肠、骨和肾。

1. 对肠道的作用 促进小肠黏膜上皮细胞对钙的吸收。这是因为它作用于小肠黏膜上皮细胞，促进钙结合蛋白合成，同时促进其他蛋白质如钙依赖的 ATP 酶、碱性磷酸酶的生成，并能增加膜的通透性，这些均有利于钙的吸收。如果钙三醇缺乏，正常成骨作用不能进行，在儿童可产生佝偻病。

2. 对骨的作用 对骨钙动员和骨盐沉积均有作用。一方面钙三醇促进钙和磷的吸收，增加血浆钙、磷含量，增加成骨细胞的活动，促进骨盐沉积；另一方面，当血钙下降时，提高破骨细胞的活性，动员骨钙入血从而升高血钙。

3. 对肾脏的作用 促进近曲小管对钙和磷的重吸收，升高血钙。

甲状旁腺激素、降钙素、钙三醇是调节血钙浓度的三种重要因素，它们对血钙的调节及相互关系归纳如图 11-10。

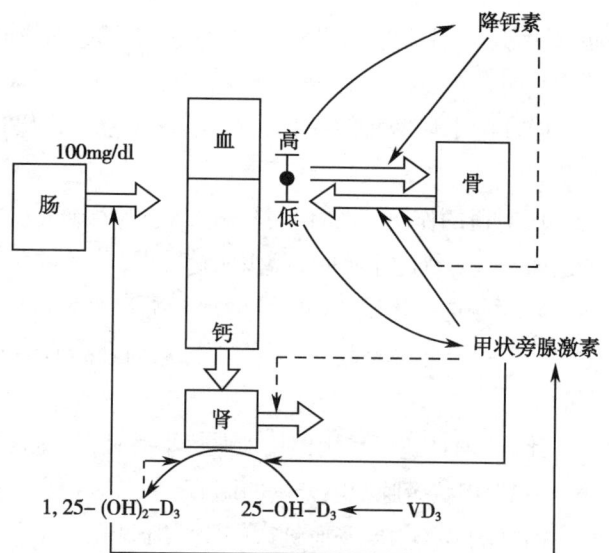

图 11-10　PTH、VD_3 和 CT 对血钙的调节
（实线表示促进，虚线表示抑制）

第七节　其他内分泌腺的内分泌

一、松果体的内分泌

松果体是椭圆形小体，位于丘脑后上方，以柄附于第三脑室顶的后部。松果体在儿童时期较发达，一般 7 岁逐渐萎缩，代之的是结缔组织，成年后不断有钙盐沉着。在头部 X 线片上可见其阴影，临床上常根据其位置的改变，作为颅内病变诊断的参考。

松果体细胞分泌的激素主要有褪黑素（melatonin，MT）和肽类激素，MT 对哺乳动物最明显的作用是抑制下丘脑 - 腺垂体 - 性腺轴和下丘脑 - 腺垂体 - 甲状腺轴的活动。切除幼年动物的松果体，出现性早熟，性腺与甲状腺的重量增加，功能活动增加。人类的松果体具有抗生殖、防止性早熟的作用。正常妇女血中褪黑素在月经周期的排卵前夕最低，随后在黄体期逐渐升高，月经来潮时达顶峰，表明妇女月经周期的节律与松果体活动的节律有关。松果体的肽类激素也能抑制性腺发育，抗生殖作用更强。

松果体分泌 MT 呈现明显的昼夜节律变化，白天分泌减少，黑夜分泌增加。近年来的研究表明，在人和哺乳动物，生理剂量的 MT 具有促进睡眠的作用，而且 MT 的昼夜分泌节律与睡眠的昼夜节律同步化。因此有人认为，MT 是睡眠的促发因子，并参与昼夜睡眠节律的调控。

二、胸腺的内分泌

胸腺位于胸腔内，在胸骨上部的后方和主动脉的前方。出生后两年内胸腺生长很快，到两岁时重量可达 10～15g，青春期达最高峰，重量约为 25～40g。20 岁后，胸腺逐渐退化，到 45 岁后逐渐萎缩，被脂肪组织所代替。

胸腺既是一个淋巴免疫器官，又兼有内分泌功能，它的网状上皮细胞分泌胸腺素，是多肽类激素，能促进淋巴细胞的生长与成熟。胸腺素在治疗胸腺发育不良等免疫缺陷症和辅助治疗恶性肿瘤上都有一定的效果。

胸腺素的主要作用是使淋巴干细胞成熟并转变为 T 淋巴细胞，从而参加机体的细胞免疫。人类胸腺于 14～16 岁时发育成熟，胸腺素的分泌于儿童期活跃，青春期分泌增多，青春期后开始退化，随着年龄增长逐渐萎缩，至老年期胸腺素水平最低。一般认为，免疫缺陷及老年期易患感染性疾病可能与此有关。

三、前列腺素

前列腺素（prostaglandin，PG）广泛存在于机体许多组织中，具有极高的生物活性，因其首先在精液中发现，推测由前列腺分泌，故命名为前列腺素。现在已知，体内许多组织均可合成 PG。各组织合成的 PG 大部分不进入血液循环，因此，血液中 PG 浓度很低。前列腺素在局部产生和释放，并在局部发挥作用，属于局部激素。

由于各组织内合成的酶系不同，生成的 PG 在结构上有所差异，按结构的差异，PG 分别为 A、B、C、D、E、F、G、H、I、J 十种。

前列腺素的作用广泛而复杂，几乎对人体各个系统的功能均有影响，PG 可参与炎症反应、体温调节、自主神经调节；PG 可调节甲状腺、肾上腺、卵巢、睾丸等腺体的分泌和胰腺、肠道黏膜等组织的外分泌；PG 可影响生殖系统、心血管系统、消化系统和呼吸系统平滑肌的功能；影响血小板聚集和免疫功能等。例如，血小板产生的血栓烷 A_2（TXA_2），能使血小板聚集，而由血管内皮细胞产生的前列环素（PGI_2）则抑制血小板聚集。对非孕子宫，PGE 抑制其收缩。而 PGF 促进其收缩，但对妊娠子宫，两者都促进其收缩。PGE 对胃液分泌有很强的抑制作用。对支气管平滑肌，PGE 可引起舒张，而 PGF 则引起收缩。近年来发现，在许多组织、细胞上存在着不同的 PG 受体，从而决定了 PG 的不同作用。

（金宏波　曾　艳）

内分泌系统是体内重要的功能调节系统,通过分泌高效能的生物活性物质(激素)来实现其调节作用。激素分为蛋白质和肽类激素、胺类激素、类固醇类激素和脂肪酸衍生物。激素作用的特征有:①激素作用的相对特异性;②激素的高效能作用;③激素的信息传递作用;④激素之间的相互作用等。

激素的作用机制:①多数水溶性激素是与细胞膜受体结合,通过激活 G 蛋白和效应器酶,产生 cAMP、cGMP、Ca^{2+}、IP_3、DG 等第二信使调节细胞的功能;②脂溶性激素直接进入细胞内,与胞浆受体结合形成激素 – 受体复合物,并进入核内调节基因的表达而实现其调节作用。

下丘脑分泌调节性多肽,通过垂体门脉系统转运到腺垂体,调节其活动,构成了下丘脑 - 腺垂体系统;下丘脑视上核和室旁核分泌血管加压素和催产素,通过下丘脑 - 垂体束运送到神经垂体贮存,构成了下丘脑 - 神经垂体系统。

腺垂体是体内最重要的内分泌腺,分泌七种激素。促甲状腺激素、促肾上腺皮质激素和促性腺激素分别调节其相应靶腺的发育和功能活动;生长激素主要促进机体的生长发育和代谢;催乳素促使乳腺泌乳并维持泌乳;促黑素促进黑色素细胞合成黑色素。

甲状腺激素促进新陈代谢,维持机体正常生长发育和成熟,尤其是脑,提高中枢神经系统的兴奋性。甲状腺激素的分泌受中枢神经系统下丘脑 - 腺垂体的调节,血中 T_3 和 T_4 的浓度变化反馈性作用于腺垂体而调节 T_3、T_4 的分泌。

肾上腺皮质分泌糖皮质激素和盐皮质激素。皮质醇主要促进糖异生、抑制葡萄糖的利用,促进脂肪分解和重新分布,促进蛋白质分解,参与应激反应,并提高机体对应激刺激的耐受能力和生存能力。醛固酮促进肾远曲小管和集合管重吸收 Na^+ 和排出 K^+,有保钠、保水、排钾及稳定细胞外液容量的作用。肾上腺髓质合成分泌肾上腺素和去甲肾上腺素。

胰岛分泌胰岛素,其主要作用是促进合成代谢、维持血糖正常水平。胰岛素是机体唯一降低血糖的激素。

调节钙、磷代谢的激素主要有:甲状旁腺激素、降钙素和钙三醇,通过对骨、肾和肠的作用,维持血中钙和磷水平的相对稳定。

1. 水溶性激素和脂溶性激素作用机制是否相同?

2. 下丘脑和垂体在结构和功能上有何联系?

3. 甲状腺激素与生长激素对生长发育作用有何异同点? 如分泌不足时会引起什么病症?

4. 为什么临床上长期应用糖皮质激素应逐渐减量而停药?

5. 根据胰岛素的生理作用,解释胰岛素分泌不足或缺乏时可能出现哪些异常改变?

第十二章 生 殖

12

生物体生长发育到一定阶段后，能产生与自己相似的子代个体，称为生殖（reproduction）。它是生物绵延和种系繁殖的重要生命活动。高等动物和人类的生殖要通过两性器官的活动来实现，包括两性生殖细胞的生成、交配与受精、受精卵着床、胚胎发育以及分娩等重要环节。生殖的全过程是在以下丘脑-腺垂体-性腺轴为主的神经内分泌的调节下完成的。

第一节　男性生殖

男性生殖器官由主性器官睾丸和附性器官附睾、输精管、精囊、射精管、前列腺、尿道球腺和阴茎等组成。睾丸具有产生精子和内分泌功能，附属性器官的功能是完成精子的成熟、储存、运输和排射。

一、睾丸的功能

睾丸由曲细精管和间质细胞组成。曲细精管上皮由生精细胞和支持细胞构成，是生成精子的部位，间质细胞具有合成和分泌雄激素的功能。

（一）睾丸的生精功能

睾丸的生精作用是指精原细胞发育成为精子的过程。

1. 精子的生成过程　原始的生精细胞为精原细胞，附着于曲细精管的基膜上。从青春期开始，精原细胞经多次分裂变成初级精母细胞；初级精母细胞经第一次减数分裂形成次级精母细胞；次级精母细胞再经过第二次成熟分裂形成精子细胞；精子细胞经过一系列形态变化成为精子（图 12-1）。从精原细胞发育成为精子平均需 64～74 天。曲细精管中生成的精子还未完全成熟，尚不具有运动能力，在附睾贮存并获得运动能力。

成年人每克睾丸组织一天可产生约 10^7 个精子。精子的生成受许多因素影响：①年龄：从青春期到老年，睾丸都有生精能力。45 岁以后，生精能力逐渐减弱。②温度：精子生成需要适宜的温度，阴囊内温度较腹腔内温度低 2℃左右，适于精子的生成。在胚胎发育期间，若由于某种原因睾丸没有下降进入阴囊而停留在腹腔或腹股沟内，称为"隐睾症"，将影响精子生成，应及早手术。③其他因素：生精细胞对多种因素敏感，局部炎症、放射性物质、酒精中毒、传染病等均可导致精子活力降低，畸形率增加，导致少精或无精。

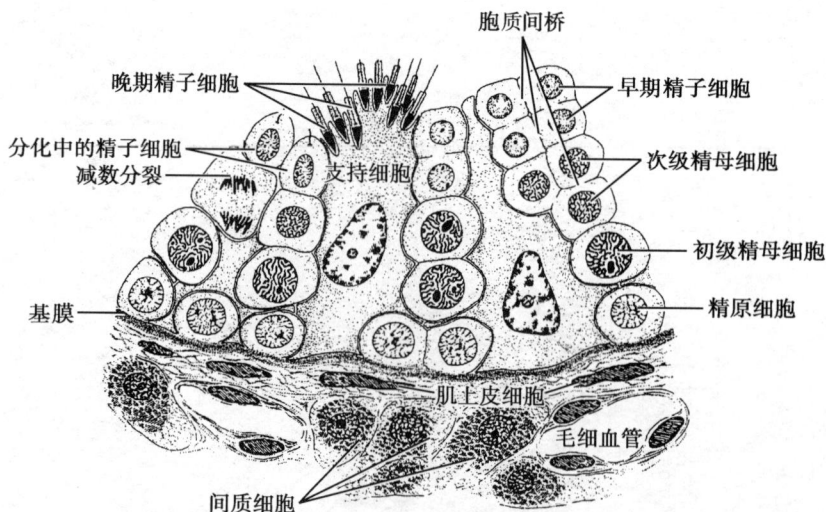

图 12-1　睾丸曲细精管生精过程示意图

2. 支持细胞的功能　不同发育阶段的生精细胞都附着于支持细胞,支持细胞为生精细胞提供营养并起保护和支持作用,为精子发育提供适宜的微环境。此外,还可分泌雄激素结合蛋白(androgen binding protein,ABP),ABP 与睾酮有较高的亲和力,可以提高曲细精管内雄激素浓度,有利于精子的生成。

(二)睾丸的内分泌功能

睾丸的内分泌功能是由睾丸间质细胞和支持细胞完成的。睾丸间质细胞分泌雄激素(androgen),支持细胞分泌抑制素(inhibin)。

1. 雄激素　睾丸分泌的雄激素主要包括睾酮(testosterone,T)、雄烯二酮、脱氢表雄酮及雄酮等,其中睾酮的生物活性最强。正常成年男性血中睾酮以 20～50 岁含量最高,50 岁以后随年龄的增长,睾酮的分泌量逐渐减少。

雄激素的生理作用主要表现在以下几方面:

(1)影响胚胎分化:胚胎时期,雄激素对男性胎儿生殖器的分化起重要作用。因此,在胚胎期任何原因若导致雄激素含量过低,胚胎则不能进行正常性分化,导致男性假两性畸形。

(2)维持生精作用:雄激素结合蛋白与睾酮结合,将其转运进入曲细精管,促进精子的生成。

(3)影响附性器官及副性征的发育。

(4)维持正常男性性欲和调节性行为。

(5)促进合成代谢作用:促进蛋白质合成,特别是肌肉、骨和生殖器官蛋白质的合成。

(6)促进红细胞的生成:雄激素可通过增加肾脏生成促红细胞生成素,或直接作用于骨髓,使造血功能加强,促进红细胞生成。

2. 抑制素　抑制素是由睾丸支持细胞分泌的一种糖蛋白激素。FSH 可促进抑制素的生成,生理剂量的抑制素对腺垂体 FSH 的分泌有抑制作用,对 LH 的分泌无明显影响,而剂量较大时,FSH 和 LH 的分泌均受到抑制。

二、睾丸功能的调节

睾丸的生精作用和内分泌功能均受到下丘脑 - 腺垂体的调节,而睾丸分泌的激素又能反馈调节下丘脑 - 腺垂体的分泌活动,它们在功能上互相联系,互相影响,称为下丘脑 - 腺垂体 - 睾丸轴。此外,睾丸还存在复杂的局部调节机制。

(一)下丘脑 - 腺垂体对睾丸活动的影响

下丘脑分泌的促性腺激素释放激素(GnRH)经垂体门脉系统到达腺垂体,促进腺垂体合成和分泌 FSH 和 LH,二者均参与对生精过程的调节。LH 是通过促进间质细胞分泌睾酮而间接发挥作用,FSH 对生精过程有启动作用,睾酮对生精过程则具有维持效应(图 12-2)。

(二)睾丸激素对下丘脑 - 腺垂体的反馈调节

血液中的睾酮对下丘脑和腺垂体具有负反馈调节作用。当血中睾酮达到一定浓度时,将分别抑制 GnRH 和 LH 的分泌。此外,支持细胞产生的抑制素对腺垂体 FSH 的分泌具有负反馈作用(图 12-2)。

(三)睾丸内的局部调节

睾丸内部还存在局部调节系统,对睾丸功能具有一定的调

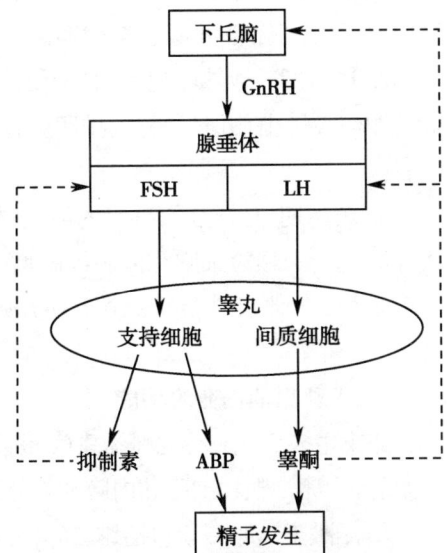

图 12-2　睾丸功能的调节示意图

GnRH:促性腺激素释放激素;FSH:卵泡刺激素;
LH:黄体生成素;ABP:雄激素结合蛋白
→促进　----抑制

节作用。间质细胞可产生多种肽类物质,如转化生长因子、胰岛素样生长因子、表皮生长因子等,通过自分泌或旁分泌的方式参与睾丸功能的局部调节。

相关链接

下丘脑 – 垂体功能单位与睾丸功能

早在1921年有人就发现,损伤狗的下丘脑可引起其睾丸的萎缩。此后又发现,下丘脑患病者,会出现睾丸萎缩和功能丧失等现象,说明下丘脑对睾丸的发育和正常功能起调节作用。实验条件下切除成年雄性动物的垂体后,睾丸会发生萎缩、变小、变软,某些动物的睾丸还退回到腹腔,附性器官完全萎缩;同时,睾丸的生精过程停止,生精细胞和间质细胞的数目均明显减少,并呈现退行性变,睾酮的分泌也受到抑制。这些实验说明下丘脑-腺垂体对睾丸功能的维持至关重要。

第二节　女性生殖

女性的主性器官是卵巢,附性器官有输卵管、子宫、阴道及外阴等。在下丘脑-腺垂体-卵巢功能轴系统的调控下,女性的生殖系统活动呈现月周期性变化特征。

一、卵巢的功能

(一)卵巢的生卵功能

女性性成熟以后,在腺垂体的调节下,卵巢的生卵功能呈现明显的周期性变化,称为卵巢周期。卵巢周期分为三个阶段。

1. **卵泡期**　卵泡期是指原始卵泡经历初级卵泡和次级卵泡的发育阶段,最终成为成熟卵泡的时期。育龄期妇女,除妊娠外,一般每个月都有几个甚至十几个初级卵泡同时生长发育,但通常只有一个卵泡发育成熟,称为"优势卵泡"。其他卵泡都在发育不同阶段退化形成闭锁卵泡。

2. **排卵期**　成熟卵泡在LH分泌高峰的作用下,向卵巢表面移动,卵泡壁破裂,卵细胞与透明带、放射冠及卵泡液排出,此过程称为排卵。若以28天为一个月经周期计算,排卵一般发生在月经来潮前的14天左右。

3. **黄体期**　排卵后,残存的卵泡壁塌陷,其腔内由卵泡破裂时流出的血液所填充。随着血液被吸收,残存卵泡内的颗粒细胞和内膜细胞增殖变大,转化为黄体细胞而形成黄体,此为月经黄体。若排出的卵子未受精,黄体仅维持9~10天便开始退化,转变成为白体。若卵子受精,黄体则继续生长,成为妊娠黄体。

(二)卵巢的内分泌功能

卵巢主要合成和分泌雌激素(estrogen,E)和孕激素(progestogen,P),此外还分泌少量雄激素、抑制素等。排卵前,由卵泡颗粒细胞和内膜细胞分泌雌激素,排卵后由黄体分泌雌激素和孕激素。

1. **雌激素**　雌激素包括雌二醇(estradiol,E_2)、雌三醇(estriol,E_3)和雌酮(estrone)三种,其中雌二醇的活性最强。雌激素的生理作用主要有以下几方面。

(1)对生殖器官的作用

1)卵巢:雌激素与FSH协同促进卵泡发育,诱导排卵前LH峰的出现,促进排卵。

2)输卵管:雌激素促进输卵管发育和节律性收缩,有利于精子和卵子的运行。

3）子宫：雌激素能促进子宫发育，使子宫内膜增生、腺体数增加，呈现增生期变化；刺激子宫颈分泌大量清亮和稀薄的黏液，有利于精子运行；在分娩前，雌激素可提高子宫平滑肌的兴奋性及对缩宫素的敏感性。

4）阴道：雌激素可使阴道上皮增生、角化，细胞内糖原含量增加。糖原分解产生乳酸可使阴道呈酸性（pH 4～5），有利于增强阴道的抵抗力。

（2）对乳腺和副性征的作用：雌激素可刺激乳腺导管和结缔组织增生，促进乳房发育；也可使脂肪沉积于乳房、臀部等部位，维持女性第二性征。

（3）对代谢的作用

1）骨骼：雌激素可促进青春期骨的成熟和骨骺愈合。此外，雌激素可刺激成骨细胞活动而抑制破骨细胞活动，从而促进钙、磷沉积于骨，减少骨量丢失。妇女更年期或卵巢切除后，由于雌激素分泌不足，骨基质合成不足，钙、磷沉积受阻，可发生骨质脱钙、骨质疏松等。

2）脂肪和蛋白质代谢：雌激素可促进多种蛋白质的合成，降低血浆胆固醇和 β- 脂蛋白含量而增加高密度脂蛋白含量，改善血脂成分。这可能是育龄期妇女冠心病患病率较低的原因之一。

3）水盐代谢：高浓度雌激素可使体液向组织间隙转移，由于血容量减少而刺激醛固酮分泌增加，引起机体水、钠潴留。

2. 孕激素　孕激素主要为孕酮（progesterone）。其作用主要在于保障受精卵的着床和维持妊娠。由于孕酮受体含量受雌激素调节，因此，孕酮绝大部分作用需要在雌激素作用的基础上才能发挥。孕激素的生理作用主要有以下几方面：

（1）对子宫的作用：孕激素使子宫内膜进一步增厚，转化为分泌期内膜，有利于受精卵着床；孕酮还具有降低子宫平滑肌兴奋性、降低子宫平滑肌对缩宫素敏感性等作用，有利于安宫保胎。此外，孕酮可使宫颈黏液分泌减少，且黏稠，阻止精子穿行。

（2）对乳腺的作用：在雌激素作用基础上，孕酮可进一步促进乳腺腺泡的发育和成熟，为分娩后泌乳做准备。

（3）升高基础体温：正常女性基础体温在排卵后升高 0.5℃左右，并在黄体期一直保持在此水平。由于体温在排卵前先表现短暂降低，排卵后升高，临床上将这一基础体温改变作为判断排卵日期的标志之一。女性绝经期后或卵巢摘除后，基础体温的特征性变化消失。

二、卵巢功能的调节

（一）月经周期

在卵巢激素周期性分泌的影响下，子宫内膜发生周期性剥脱，产生出血现象，称为月经（menstruation）。月经具有明显的周期性，约一个月出现一次，称为月经周期（menstrual cycle）。健康成年女性月经周期一般变动在 20～40 天，平均 28 天，每次月经持续 3～5 天，每次经血量为 50～100ml。

月经周期根据子宫内膜的变化特点可分为月经期、增生期和分泌期；根据卵巢活动的变化，月经周期可分为卵泡期、排卵期和黄体期，其中卵泡期相当于子宫内膜的月经期和增生期，黄体期相当于子宫内膜的分泌期（图 12-3）。

1. 月经期　月经周期第 1～5 天。由于血液中雌激素和孕激素均骤降至最低水平，子宫内膜缺乏性激素的支持，引起子宫内膜中螺旋动脉发生收缩、痉挛，造成子宫内膜缺血、缺氧，子宫内膜的功能层失去营养而剥离出血，经阴道流出，出现月经来潮。

2. 增生期　月经周期第 6～14 天。在卵泡分泌的雌激素的作用下，子宫内膜增厚，子宫腺体增多，并不断增长和弯曲，螺旋动脉也增长并弯曲。

3. 分泌期 月经周期第 15~28 天。子宫内膜在孕激素和雌激素的作用下,内膜进一步增生变厚、充血,子宫腺体迂曲并分泌含糖原的黏液,子宫内膜进入分泌期,此期子宫内膜变得松软,血供充足并富含营养物质,可为受精卵的植入提供适宜环境。

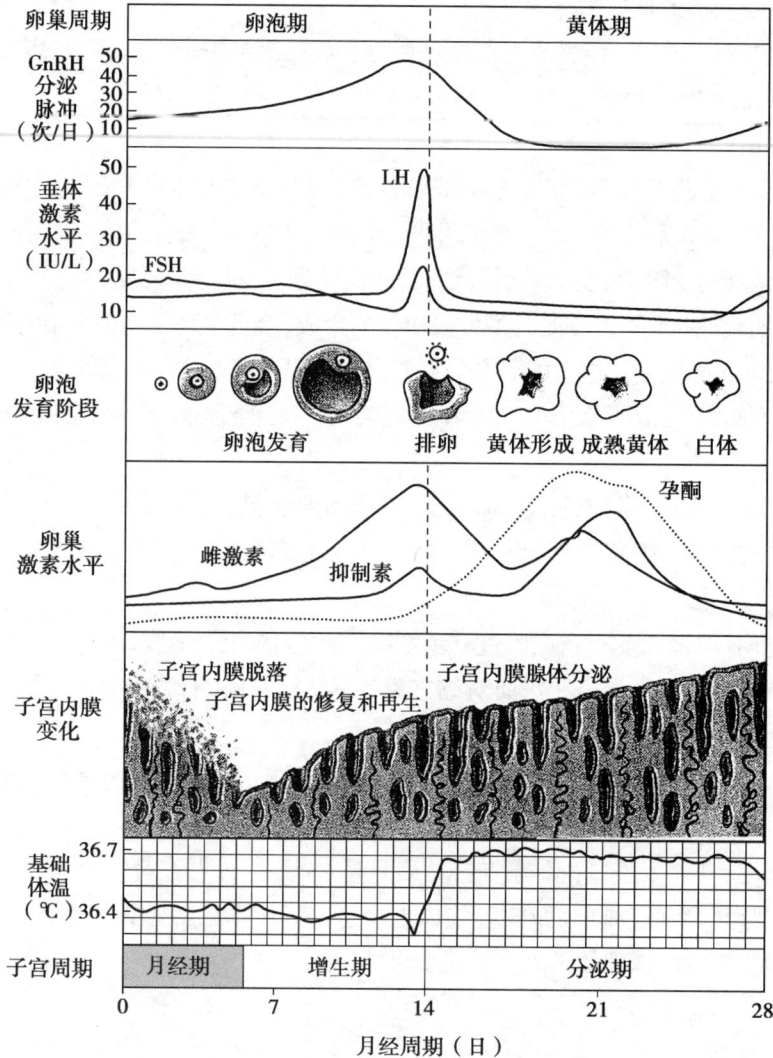

图 12-3 月经周期中有关激素含量与子宫内膜变化示意图
GnRH:促性腺激素释放激素;FSH:卵泡刺激素;LH:黄体生成素

(二)卵巢周期的激素调节

卵巢的周期性变化是在下丘脑 - 腺垂体 - 卵巢轴的调控下完成的,同时卵巢分泌的激素对下丘脑 - 腺垂体的活动也有反馈性调节作用(图 12-4)。

1. 卵泡期 在卵泡早期(月经周期的 1~5 天),卵泡发育未成熟,血中雌激素与孕激素均处于低水平,对腺垂体 FSH 与 LH 的反馈抑制作用较弱,血中 FSH 和 LH 先后增高,FSH 使卵泡不断发育,分泌的雌激素和抑制素逐渐增加;当雌激素和抑制素达到一定水平时,反馈抑制腺垂体 FSH 的分泌,使血液中 FSH 水平降低,大多数卵泡的发育因此停止,只有少数发育较大的优势卵泡继续发育形成成熟卵泡,并分泌雌激素,使血中雌激素持续升高。在排卵前一天左右,血中雌激素浓度达到第一次高峰,此时雌激素通过正反馈作用于下丘脑,使 GnRH 分泌活动加强,刺激腺垂体 LH 与 FSH 的分泌,其中以 LH 的分泌增加最为明显,形成 LH 峰(LH surge)。

2. 排卵期 LH峰出现后约24小时,机体开始排卵。LH峰是控制排卵发生的关键性因素,可作为排卵开始的标志。

3. 黄体期 黄体细胞在LH的作用下分泌孕激素和雌激素,血中孕激素和雌激素水平逐渐升高,一般在排卵后7~8天形成雌激素的第二次高峰和孕激素分泌峰。孕激素和雌激素浓度的增加,使下丘脑与腺垂体受到抑制,GnRH释放减少,FSH与LH在血中浓度相应下降。如果未受精,在排卵后9~10天,黄体开始退化,形成白体,雌激素和孕激素的分泌量逐渐减少,对腺垂体的负反馈作用减弱,FSH和LH分泌又开始增加,进入下一个卵巢周期。

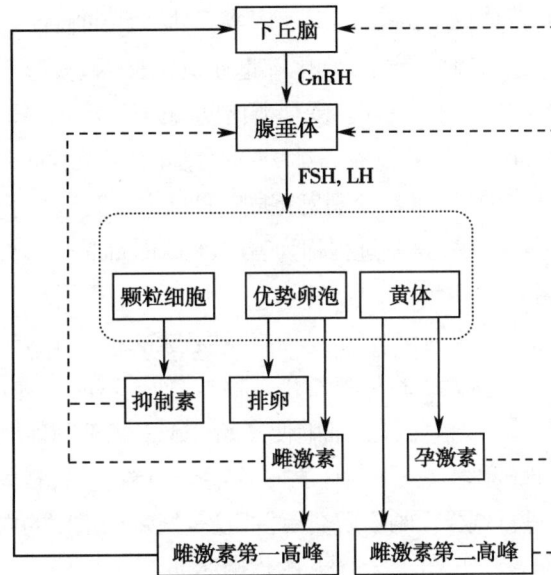

图12-4　卵巢功能的调节示意图
GnRH:促性腺激素释放激素;FSH:卵泡刺激素;LH:黄体生成素
→促进　····抑制

相关链接

月经周期与避孕

月经周期形成的过程充分显示,每个月经周期卵巢在下丘脑-腺垂体-卵巢轴的作用下提供一个成熟卵子,子宫内膜则不失时机地创造一个适合于胚泡着床的环境。因此,月经周期也可以被认为是为受精、着床、妊娠做周期性准备的生理过程。生活中可以利用月经周期中体温的变化预测排卵日期,借以在安全期进行性生活,而达到避孕的目的(安全期避孕);临床上常使用雌激素、孕激素及其类似物抑制下丘脑-腺垂体-卵巢轴的活动,抑制排卵,进而达到避孕目的(药物避孕)。目前应用的避孕药有多种,多数是雌激素和孕激素的复方制剂,主要机制是抑制生殖细胞生成和排放,扰乱女性生殖道内的环境,阻止卵子受精,影响胚泡着床与生长等。此外,绝育手术、宫内节育器、使用安全套等也是常用的避孕方法。

第三节　妊娠与分娩

妊娠(pregnancy)是新个体产生和孕育的过程,包括受精(fertilization)、着床(implantation)、妊娠的维持、胎儿的发育。分娩(parturition)指成熟胎儿及其附属物从母体子宫产出体外的过程。

一、妊娠

（一）受精与着床

受精是指精子与卵子结合形成受精卵的过程。正常情况下输卵管的壶腹部是受精发生的部位。而精子也必须在女性生殖道内停留一段时间，才能获得使卵子受精的能力，称为精子获能（sperm capacitation）。获能的主要场所是子宫，其次是输卵管和子宫颈。

卵子从卵巢排出后，被输卵管伞摄入，并停留在输卵管壶腹部。当精子与卵子在输卵管壶腹部相遇后，精子头部的顶体外膜与精子细胞膜融合、破裂，形成许多小孔，释放出顶体酶，使卵子外周的放射冠及透明带溶解，这一过程称为顶体反应（acrosomal reaction）。精子进入卵细胞后立即激发卵细胞完成第二次成熟分裂，并形成第二极体。进入卵细胞的精子，其尾部迅速退化，细胞核膨大形成雄性原核，随即与雌性原核融合，形成一个具有23对染色体的受精卵。受精卵借助输卵管蠕动和纤毛推动，逐渐运行至子宫腔。受精卵在运行过程中不断进行细胞分裂，在受精后第2~4天，分裂成桑葚胚，也称早期胚泡。在受精后第4~5天，桑葚胚或早期胚泡进入子宫腔，继续分裂发育成晚期胚泡。胚泡在子宫腔内漂浮1~2天之后，黏着于子宫内膜上，并逐渐植入子宫内膜，这一过程称为着床（implantation）。

（二）妊娠的维持及激素调节

正常妊娠的维持依赖于腺垂体、卵巢和胎盘分泌的各种激素的相互配合。受精和着床之前，在腺垂体促性腺激素的作用下，卵巢黄体分泌大量的孕激素和雌激素，使子宫内膜进入分泌期，为妊娠做好准备。如果受孕，在受精后的第6天左右，胚泡滋养层细胞便开始分泌人绒毛膜促性腺激素，刺激月经黄体转化为妊娠黄体，继续分泌孕激素和雌激素。妊娠黄体的寿命只有10周左右，以后便发生退缩。胎盘形成后，不仅在母体与胎儿之间可有效进行选择性的物质交换，而且是妊娠期重要的内分泌器官，可分泌大量的蛋白质激素、肽类激素和类固醇激素，调节母体与胎儿的代谢活动。

1. **人绒毛膜促性腺激素**　人绒毛膜促性腺激素（human chorionic gonadotrophin，hCG）是由胎盘绒毛组织的合体滋养层细胞分泌的一种糖蛋白激素，在胚泡着床后1天（或卵子受精后第6天左右）即可从母体血中或尿中检出，因此，检测母体血中或尿中的hCG是诊断早孕的一个指标。早孕时，hCG分泌量增长很快，到妊娠8~10周分泌达到高峰，随后逐渐减少，在妊娠20周时降至较低水平，一直持续到分娩。

2. **人绒毛膜生长素**　人绒毛膜生长素（human chorionic somatotropin，hCS）为胎盘合体滋养层细胞分泌的糖蛋白，与人生长激素类似，可调节母体与胎儿的糖、脂肪与蛋白质代谢，促进胎儿生长。

3. **孕激素**　在妊娠期间，母体血中的孕激素水平随着孕期的增长而稳步上升，妊娠第6周，胎盘开始分泌孕酮，12周以后孕酮含量迅速增加，到妊娠末期达到高峰。

4. **雌激素**　胎盘分泌的雌激素主要为雌三醇。雌三醇是胎儿与胎盘共同参与合成的。因此，检测母体血中雌三醇含量可反映胎儿在子宫内的情况，从而判断胎儿是否存活。

二、分娩

分娩是指成熟胎儿及其附属物从母体子宫产出体外的过程。分娩的全过程共分为三期，也称为三个产程。第一产程，即宫口扩张期，指从规律的子宫收缩开始到子宫颈完全扩张，此阶段长达数小时；第二产程，即胎儿娩出期，是从子宫颈口完全扩张到胎儿娩出为止，持续1~2个小时；第三产程，胎盘娩出期，在胎儿娩出后10分钟左右，胎盘与子宫分离并排出母体，同时子宫肌强烈收缩，压迫血管，防止过量失血。

（范晓梅）

睾丸生成精子，分泌雄激素和抑制素。睾丸的内分泌功能受到下丘脑 - 腺垂体调节，而睾丸分泌的激素又能反馈调节下丘脑 - 腺垂体的分泌活动；睾丸还存在复杂的局部调节机制。

卵巢生成卵子，分泌雌激素和孕激素。卵巢的内分泌功能受到下丘脑 - 腺垂体的调节，卵巢分泌的激素又能反馈调节下丘脑 - 腺垂体的分泌活动。

在一个月经周期中，卵巢的生卵功能呈现明显的周期性变化，包括卵泡期、排卵期和黄体期；子宫内膜则呈月经期、增生期和分泌期变化。

妊娠包括受精、着床、妊娠的维持、胎儿的生长。分娩全过程包括三个产程：宫口扩张期、胎儿娩出期和胎盘娩出期。

胎盘是妊娠期的重要内分泌器官，分泌人绒毛膜促性腺激素、人绒毛膜生长素、孕激素和雌激素。

复习参考题

1. 简述睾丸功能的调节。
2. 简述雌激素和孕激素的主要生理作用。
3. 简述月经周期中雌激素水平的变化及

对下丘脑 - 腺垂体的反馈调节作用。
4. 胎盘可分泌哪些激素？

参考文献

<<<<<< 1　彭波. 生理学. 2版. 北京: 人民卫生出版社, 2010.

<<<<<< 2　唐四元. 生理学. 2版. 北京: 人民卫生出版社, 2008.

<<<<<< 3　王云霞. 正常人体功能. 北京: 高等教育出版社, 2009.

<<<<<< 4　朱大年, 王庭槐. 生理学. 8版. 北京: 人民卫生出版社, 2013.

<<<<<< 5　唐四元, 邢德刚, 曲丽辉, 等. 生理学. 4版. 北京: 人民卫生出版社, 2017.

<<<<<< 6　朱启文, 高东明. 生理学: 案例版. 北京: 科学出版社, 2012.

<<<<<< 7　岳利民, 崔慧先. 人体解剖生理学. 6版. 北京: 人民卫生出版社, 2011.

<<<<<< 8　石波. 正常人体机能. 北京: 人民卫生出版社, 2013.

<<<<<< 9　郭争鸣. 生理学. 3版. 北京: 人民卫生出版社, 2014.

<<<<<< 10　武煜明, 李小山. 解剖生理学. 北京: 中国中医药出版社, 2016.

<<<<<< 11　杨宏静. 生理学. 北京: 人民卫生出版社, 2016.

<<<<<< 12　杜友爱. 生理学. 3版. 北京: 人民卫生出版社, 2013.

<<<<<< 13　王爱梅. 生理学. 北京: 人民卫生出版社, 2015.

<<<<<< 14　朱大诚, 于远望. 生理学. 北京: 清华大学出版社, 2012.

<<<<<< 15　朱大年. 生理学. 7版. 北京: 人民卫生出版社, 2008.

<<<<<< 16　白波. 生理学. 7版. 北京: 人民卫生出版社, 2014.

<<<<<< 17　姚泰, 罗自强. 生理学. 北京: 人民卫生出版社, 2001.

<<<<<< 18　姚泰. 人体生理学. 3版. 北京: 人民卫生出版社, 2001.

<<<<<< 19　关新民. 医学神经生物学. 北京: 人民卫生出版社, 2002.

<<<<< 20 星猛, 林秀生. 医科生理学展望. 东京: 丸善株式会社, 1998.

<<<<< 21 本乡利宪, 广重力. 标准生理学. 东京: 医学书院, 1998.

<<<<< 22 姚泰. 生理学. 北京: 人民卫生出版社, 2005.

<<<<< 23 刘玲爱. 生理学. 5版. 北京: 人民卫生出版社, 2008.

<<<<< 24 白波. 生理学. 6版. 北京: 人民卫生出版社, 2008.

<<<<< 25 王庭槐. 生理学. 2版. 北京: 高等教育出版社, 2008.

<<<<< 26 王瑞元. 生理学. 2版. 北京: 人民卫生出版社, 2013.

<<<<< 27 Naish, J. Court, DS. Medical sciences. 2nd ed. Philadelphia: Saunders, 2014.

<<<<< 28 Poulter NR, Prabhakaran D, Caulfield M. Hypertension. London: Lancet, 2015.

<<<<< 29 Lackland DT, Weber MA. Global burden of cardiovascular disease and stroke: hypertension at the core. The Canadian journal of cardiology, 2015, 31(5): 569-571.

<<<<< 30 Heophile Godfraind. Calcium channel blockers in cardiovascular pharmacotherapy. Journal of Cardiovascular Pharmacology and Therapeutics, 2014, 19(6): 501-515.

<<<<< 31 Guyton AC, Hall JE. Textbook of medical physiology. 10th ed. Philadelphia: Saunders, 2000.

<<<<< 32 Johnson LR. Essential medical physiology. 2nd ed. Philadelphia: Lippincott-Raven Publisher's, 1998.

索 引

40检